Gifte in Lebensmitteln?

Mythen und Fakten

Florencio Zaragoza Dörwald

Gifte in Lebensmitteln?
Mythen und Fakten

ISBN-13: 978-3-0001-8759-9
ISBN-10: 3-0001-8759-6

© Stritzinger Verlag, Dreieich, 2006

Redaktion: Florencio Zaragoza Dörwald
Gestaltung: comtank GmbH, Dreieich
Druck: Stritzinger GmbH Druck + Daten, Dreieich
Bindung: Buchwerk GmbH, Darmstadt

Inhaltsverzeichnis

Vorwort

Bücher über Gifte in Nahrungsmitteln gibt es viele. Die Autoren lassen sich grob in zwei Gruppen einteilen: Panikmacher (Journalisten, Biologen oder Politiker der Opposition) und Verharmloser (Chemiker, Vertreter der Lebensmittelindustrie oder Politiker der regierenden Partei). Ich bin Chemiker, und Sie dürfen mich gerne gleich als Verharmloser abstempeln; gerade wegen dieses Stigmas habe ich mich bemüht, sachlich und über die neuesten Forschungsergebnisse zu berichten.

Seit über zwanzig Jahren arbeite ich täglich mit z.T. hochgiftigen Substanzen. Da ich die Eigenschaften dieser Stoffe kenne, und deren Gefährlichkeit gut einschätzen kann, habe ich keinerlei Angst; nein, im Gegenteil, meine Arbeit macht mir großen Spaß.

Trotzdem begann ich in den 1990er Jahren, mir Sorgen über meine Mahlzeiten zu machen; BSE, GMO's, Maul- und Klauenseuche, Acrylamid, Dioxin, Pestizide, Tierarzneien, Salmonellen, usw.: die Lebensmittelskandale nahmen kein Ende [1]. Natürlich, Zeitungen verzerren und übertreiben die Nachrichten, sie leben ja vom Skandal, doch ich war verunsichert.

Angst aus Unwissen bekämpft man am effektivsten mit harten Fakten, und ich informierte mich deshalb genauer über die konkreten Gefahren in Lebensmitteln. Die Fachliteratur bietet ein ganz anderes Bild als die Medien: viele Verunreinigungen, die Zeitungen mit viel Dramatik immer neu zu Skandalen aufblasen, sind seit langem bekannt, und werden regelmäßig von den Lebensmittelkontrollen überwacht. Lebensmittel enthalten tatsächlich stark giftige Substanzen, doch die Konzentrationen liegen oft nur knapp über der Nachweisgrenze, so daß sie selbst bei einseitiger Ernährung gesundheitlich irrelevant sind.

Und welche Gifte sind die gefährlichsten, und wo kommen sie her? Nein, es sind weder Pestizide, noch Konservierungsmittel, noch Dioxin oder andere Umweltkontaminanten, auf deren An- oder Abwesenheit in Lebensmitteln wir, als Verbraucher, kaum Einfluß haben. Das Risiko, das wir beim Essen und Trinken eingehen, bestimmen wir selber: die gefährlichsten Verbindungen in Lebensmitteln sind Alkohol und Substanzen, die beim Räuchern, Braten, Grillen oder Backen entstehen.

In diesem Buch beschreibe ich die Gefahren, die von manchen Nahrungsmittelbestandteilen ausgehen. Das Thema wurde nach den Nahrungsmitteltypen organisiert. Das Buch richtet sich besonders an Leser ohne chemische oder toxikologische Vorkenntnisse, und ich habe alle fachlichen Begriffe gleich im Text oder im Glossar am Ende des Buches ausführlich erklärt.

Das bitterste im Leben ist Unsicherheit. Zwar ist diese meist durch die Unvorhersagbarkeit der Zukunft bedingt, doch viel Unsicherheit rührt auch von mangelhaften oder verzerrten Informationen her, die die Presse, das Fernsehen und Politiker oder Gruppen mit anderem Ziel, als bloßes 'informieren', verbreiten. Nüchterne Daten, die solche Mißinformationen widerlegen, finden Sie in diesem Buch. Gelänge es mir, Ihnen dadurch etwas 'Angst aus Unwissen' zu nehmen, und Sie Ihre Mahlzeiten wieder unbesorgt genießen zu lassen, dann hätten wir beide gewonnen.

Das Glasperlenspiel

Musik des Weltalls und Musik der Meister
Sind wir bereit in Ehrfurcht anzuhören,
Zu reiner Feier die verehrten Geister
Begnadeter Zeiten zu beschwören.

Wir lassen vom Geheimnis uns erheben
Der magischen Formelschrift, in deren Bann
Das Uferlose, Stürmende, das Leben
Zu klaren Gleichnissen gerann.

Sternbildern gleich ertönen sie kristallen,
In ihrem Dienst ward unserm Leben Sinn,
Und keiner kann aus ihren Kreisen fallen
Als nach der heiligen Mitte hin.

H. Hesse

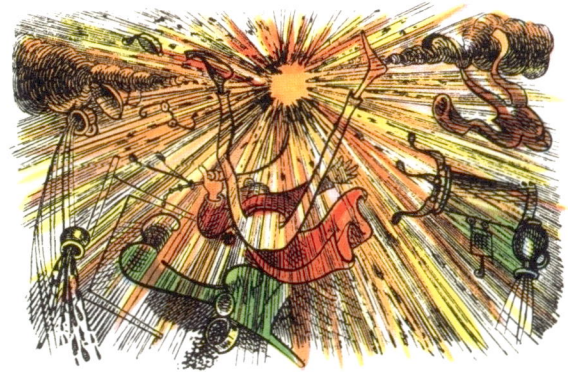

1 Chemie, eine Einführung

Dieses Kapitel ist nur für Sie gedacht, falls Sie mit den Grundbegriffen der Chemie nicht ganz vertraut sind. Falls Sie sich überhaupt nicht für Chemie interessieren, dann sollten Sie dieses Kapitel lieber überspringen.

Ich beabsichtige nicht, Sie hier zum Chemiker auszubilden, sondern möchte nur einige Grundlagen vorstellen, die Ihnen das Lesen dieses Buches erleichtern und interessanter gestalten sollen. Nach dem Lesen dieses Kapitels sollten Sie u.a. wissen, warum die Chemie des Kohlenstoffs so vielfältig ist, und wie man organische Verbindungen graphisch darstellt.

Chemie befaßt sich mit dem Aufbau und den Umwandlungen aller Substanzen. Als Substanz oder Stoff bezeichnet man ein Material, das sich durch die üblichen Trennungsmethoden (Destillation, Kristallisation, Extraktion, Chromatographie) nicht in weitere Komponenten auftrennen läßt.

Der kleinste Baustein des Chemikers ist das Atom, das aus einem Atomkern und einer Elektronenhülle besteht. Der Atomkern ist aus (einfach positiv geladenen) Protonen und (elektrisch neutralen) Neutronen zusammengesetzt. Die Anzahl der (einfach negativ geladenen) Elektronen, die den Atomkern mit hoher Geschwindigkeit umkreisen, muß im elektrisch neutralen Atom daher der Anzahl der Protonen entsprechen (Abb. 1.1).

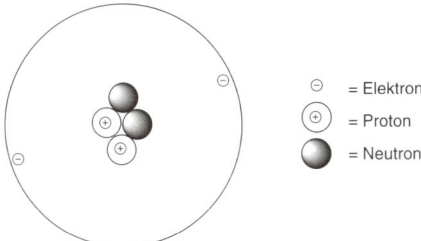

Abb. 1.1. Einfaches Modell eines Heliumatoms

Protonen und Neutronen sind nahezu gleich schwer, Elektronen wiegen praktisch nichts. Das Atomgewicht ergibt sich daher aus der Summe der Massen der Protonen und Neutronen. Weil das Gewicht von Atomen sehr gering ist, und solch kleine Zahlen umständlich zu gebrauchen sind, hat man eine Teilchenzahl definiert, deren Gewicht bequemer zu handhaben ist: als 'ein Mol' bezeichnet man die Anzahl Neutronen oder Protonen, die genau 1 g wiegen. Das sind 6.022×10^{23} Teilchen.

Es gibt etwa hundert verschiedene Atomsorten; aus diesen ist alle bekannte Materie aufgebaut. Substanzen, die nur aus einer Art Atom bestehen, heißen Elemente. Im 'Periodensystem der Elemente' (siehe Umschlag am Ende des Buches) sind diese nach ihrem Atomgewicht und Elektronenzahl geordnet. Viele dieser Stoffe sind Ihnen sicherlich bekannt.

Auf die Gründe für die eigentümliche Anordnung der Elemente im Periodensystem möchte ich hier nicht eingehen. Das schöne dieser Anordnung ist, daß übereinanderstehende Elemente (Gruppen) chemisch verwandt sind, und eine ähnliche Reaktivität zeigen. So kann man viele Reaktionen des Chlors ebenfalls mit Brom ausführen.

Zusätzlich zu den im Periodensystem aufgelisteten Elementen lassen sich einige schwerere Elemente künstlich herstellen, doch sind solche Atome äußerst instabil, und zerfallen mit kurzen Halbwertszeiten. Die meisten schweren Elemente sind ebenfalls instabil und daher radioaktiv.

Die Alchimisten haben immer wieder versucht, das Element Gold aus anderen Substanzen zu erzeugen. Heute wissen wir, daß sich stabile Elemente unter Normalbedingungen im Labor nicht ineinander umwandeln lassen. Gold kann man chemisch nur aus Substanzen herstellen, die schon Goldatome enthalten. Chemie beschränkt sich auf Umsetzungen, bei denen keine Veränderung der Atomkerne stattfindet. Manche Elemente können zwar ineinander umgewandelt werden, doch es sind hauptsächlich Physiker, die solche Prozesse untersuchen. Beispiele hierfür sind der radioaktive Zerfall instabiler Atome, die Spaltung des Urans zu leichteren Elementen im Atomreaktor oder die Fusion von Wasserstoff zu Helium in der Sonne.

Für die Bezeichnung der Atomsorten verwendet man Abkürzungen aus einem oder zwei Buchstaben, auch Symbole genannt. So ist das leichteste Element Wasserstoff; es besteht aus einem Proton und einem Elektron, und wird als H abgekürzt (vom lateinischen *hydrogenium*). Ein Mol Wasserstoffatome wiegt also 1 g. Verwechseln Sie bitte Wasserstoff nicht mit Wasser, dem Oxid des Wasserstoffs (H_2O). Für Schwefel (Element Nr. 16, je 16 Protonen, Neutronen und Elektronen, Atomgewicht 32 g/mol) benutzt man das Symbol S, das vom lateinischen *sulfur* stammt.

Die im Periodensystem angegebenen Atomgewichte sind nicht immer ganze Zahlen, weil es von den meisten Elementen Isotope gibt. Isotope sind Atome mit gleicher Protonenzahl aber unterschiedlicher Neutronenzahl. Weil chemische Eigenschaften nur durch die Anzahl der

Elektronen aber kaum durch die Kernmasse bedingt sind, zeigen alle Isotope eines Elements nahezu dieselbe Reaktivität. Die im Periodensystem angegebenen Massen sind der Mittelwert aller natürlichen Isotope des jeweiligen Elements. So besteht natürlicher Kohlenstoff zu 98.9% aus C mit sechs Neutronen (^{12}C), zu 1.1% aus C mit sieben Neutronen (^{13}C), und zu 10^{-10}% aus radioaktivem C mit acht Neutronen (^{14}C).

1.1 Chemische Bindungen

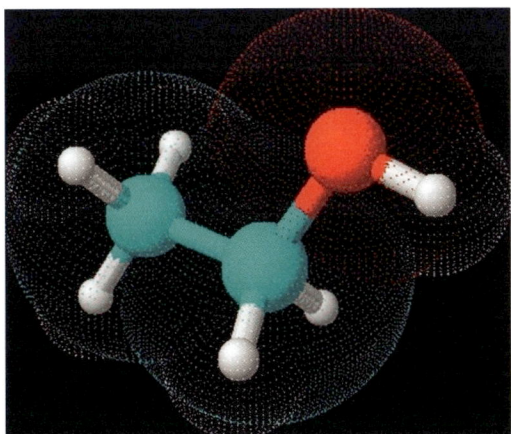

Modell von Ethanol. H: grau, C: blau, O: rot.
Die gepunktete Oberfläche deutet an, wo abstoßende Wechselwirkungen zu anderen Molekülen beginnen (Van der Waals-Radius).

Die Anzahl der Elektronen eines Atoms ist ausschlaggebend für dessen Neigung, mit anderen Atomen Bindungen zu bilden. Diese Neigung zur Bindungsbildung nennt man auch Reaktivität oder einfach 'chemische Eigenschaften'. Atome mit 2, 10, 18, 36, 54 und 86 Elektronen sind extrem unreaktiv, und zeigen keine Neigung zur Bindungsbildung. Diese Elemente heißen Edelgase, weil sie unreaktiv ('edel') sind, und als ungebundene Atome bei niedriger Temperatur sieden, und bei Raumtemperatur und Normaldruck als Gase vorliegen. Die Edelgase stehen in der 'nullten' Hauptgruppe des Periodensystems (ganz rechts).

Wären alle Elemente so unreaktiv wie die Edelgase, dann wäre Chemie eine recht langweilige Naturwissenschaft. Zum Glück gibt es aber nur sechs Edelgase. Alle anderen Elemente sind mit ihrer Elektronenzahl nicht ganz zufrieden, was zu oftmals heftigen Wechselwirkungen zwischen Atomen führt. Außer den Edelgasen tritt kein Element atomar auf, sondern nur als Aggregat mit anderen Atomen. Die Triebkraft der Chemie der Nicht-Edelgase entspringt ihrem Drang, sich mit derselben Zahl Elektronen zu umgeben wie ein Edelgas. Die Elektronenzahl der Edelgase ('Edelgaskonfiguration') ist sozusagen der Traumzustand, zu dem sich alle anderen Atome unwiderstehlich hingezogen fühlen. Dazu vereinigen sich zwei oder mehrere Atome zu sogenannten Molkülen, und versuchen so, indem sie ihre Elektronen zusammenlegen, eine Edelgas-ähnliche Elektronenzahl zu erreichen. So vereinigen sich z.B. zwei Wasserstoffatome spontan zu einem Molekül (H–H = H$_2$), in dem jedes

Atom sein Elektron dem Partner teilweise zur Verfügung stellt. Dadurch entsteht ein Gebilde mit zwei Elektronen, das dem Heliumatom ähnelt. Beide H-Atome in H_2 müssen zur Aufrechterhaltung der Bindung nahe beieinander verweilen. Ein anschauliches Modell für das Wasserstoffmolekül wäre eine Feder, die zwei Kugeln miteinander verbindet. Eine Bindung, in der zwei Atome ihre Elektronen dem Bindungspartner teilweise überlassen, heißt kovalente Bindung. In kovalenten Bindungen ist die Elektronendichte, d.h. die Wahrscheinlichkeit, Elektronen anzutreffen, zwischen den Atomen sehr hoch. Kovalente Bindungen spielen in der organischen Chemie eine große Rolle.

Eine andere Art von Wechselwirkung tritt ein, wenn wir z.B. Fluor mit Lithium reagieren lassen. Fluor (neun Elektronen) braucht nur noch ein einziges Elektron, um die Elektronenkonfiguration des Neons (zehn Elektronen) zu erreichen. Bei leichten Atomen treten besonders große Energieunterschiede bei der Veränderung der Elektronzahl auf, und deshalb ist Fluor das elektronengierigste Element. Chemiker nennen die Gier der Atome nach Elektronen 'Elektronegativität'. Fluor ist also stark elektronegativ.

Lithium hat drei Elektronen, und kann Edelgaskonfiguration entweder durch Abgabe eines Elektrons oder durch Aufnahme von sieben Elektronen erreichen. Letztere Option wäre allerdings energetisch ungünstig, weil dann ein siebenfach negativ geladenes Teilchen entstehen müßte. Deshalb neigt Lithium, ebenso wie die anderen Elemente der ersten Gruppe (Alkalimetalle), stark dazu, ein Elektron abzugeben: sie sind elektropositiv. Atome, die leicht Elektronen abgeben, klumpen oft zu Aggregaten vieler Atome zusammen, in denen sich die Elektronen frei bewegen. Solche Atomaggregate heißen Metalle. Metalle zeichnen sich durch gute elektrische Leitfähigkeit und Wärmeleitfähigkeit aus.

Leitet man Fluor (F_2, ein Gas) über Lithium, dann tritt eine explosionsartige Reaktion ein: das extrem elektronegative Fluor entreißt dem elektropositiven Lithium ein Elektron, und wird dabei zu Fluorid (F^-). Dem Lithium ist das nur recht, weil es als Li^+ ebenfalls Edelgaskonfiguration erreicht. Das einzige Problem dieses Geschäftes zwischen Fluor und Lithium ist, daß beide Elemente nun elektrisch geladene Teilchen (Ionen) sind. Weder die F^--Ionen noch die Li^+-Ionen sind alleine existenzfähig. Jede Substanz muß elektroneutral sein, d.h. ebensoviele positive wie negative Ladungen enthalten. Deshalb ordnen sich die F^-- und Li^+-Ionen in einem dreidimensionalen Gitter an, das gleichviele positiv und negativ geladene Ionen enthält, und in dem die Ionen nur durch elektrostatische Kräfte fixiert sind. Das Produkt der Reaktion des Fluors mit Lithium ist Lithiumfluorid (LiF), eine ionische Verbindung oder 'ein Salz', eine geometrisch regelmäßige Anordnung von F^-- und Li^+-Ionen in einem Kristallgitter. Zwischen den Ionen in diesem Gitter ist die Elektronendichte sehr niedrig. Diese Art von Bindung heißt ionische Bindung. Wichtiger als Lithiumfluorid ist für die Lebensmitteltoxikologie das ebenfalls ionische Natriumchlorid (NaCl, Kochsalz).

Die tiefgreifende Veränderung der Materie durch eine chemische Reaktion ist faszinierend: zwar sind Lithium und Fluor mit Lithiumfluorid chemisch verwandt, doch unterscheiden sich diese drei Stoffe in allen Eigenschaften grundsätzlich voneinander: Fluor ist ein hochreaktives, stark giftiges Gas, Lithium ein weiches Metall, das mit Wasser heftig reagiert und in Flammen aufgeht, Lithiumfluorid ein farbloses, wasserlösliches Salz, kaum reaktiv und kaum giftig. Keine der physikalischen, chemischen oder biologischen Eigenschaften der Ausgangsmaterialien sind im Produkt wiederzufinden.

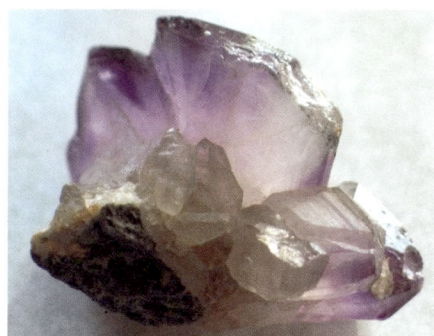 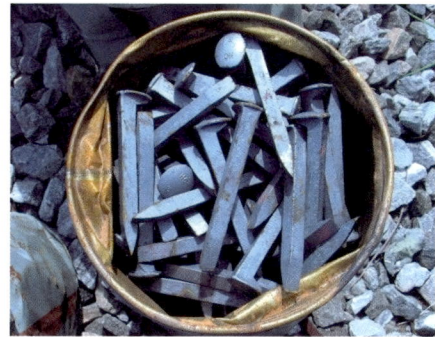

Kristalline Substanz   Metall

Dies gilt für alle Substanzen: die Eigenschaften sind allein durch die Struktur bedingt, nicht durch die Eigenschaften der Ausgangsmaterialien. Daher ist es auch nicht weiter von Belang, ob man z.B. Zucker oder Vanillin aus Pflanzen isoliert, oder aus Erdölbestandteilen synthetisiert. Zucker hat immer genau dieselben Eigenschaften, unabhängig vom Syntheseweg.
Je weniger Elektronen ein Atom abgeben oder aufnehmen muß, um Edelgaskonfiguration zu erreichen, umso leichter bildet es ionische Bindungen. Besonders die Alkalimetalle und die Halogene (= Salzbildner) neigen dazu. Andererseits bilden Atome der dritten und vierten Hauptgruppe eher kovalente Bindungen. Wegen seiner zentralen Lage im Periodensystem ist Kohlenstoff zu weit von den Edelgasen entfernt, um ionische Bindungen zu bilden. Daher werden die meisten Kohlenstoffderivate von starken kovalenten Bindungen zusammengehalten.
Kohlenstoff kann mit sich selbst und mit fast allen anderen Elementen kovalent gebunden sein, und viele dieser Verbindungen sind an der Luft stabil. Daher ist die Chemie des Kohlenstoffs außerordentlich vielfältig, und wird als eigenständiges Gebiet behandelt: die organische Chemie.

1.2 Organische Chemie

Die Hauptbestandteile sowie die meisten gesundheitsschädlichen Bestandteile unserer Nahrungsmittel sind organische Verbindungen. Weil man aus der Summenformel organischer Substanzen die Struktur nur selten herleiten kann, ist ihre graphische Darstellung besonders wichtig (Abb. 1.2). Dazu haben Chemiker eine international geltende Kurzschreibweise entwickelt, die auch in diesem Buch angewandt wird, und die ich hier kurz erläutern möchte.

Die wichtigsten organischen Verbindungen in lebenden Organismen enthalten nur wenige Elemente: Kohlenstoff (C), Wasserstoff (H), Stickstoff (N), Sauerstoff (O), Schwefel (S) und Phosphor (P). Diese Atomsorten bilden miteinander stabile, kovalente Bindungen.

Die Anzahl Bindungen, die ein Atom mit anderen Atomen eingehen kann, nennt man Wertigkeit. Diese sind 4 für C, 1 für H, 3 oder 4 für N, 2 oder 3 für O, 2, 3, 4 oder 6 für S und 3, 4 oder 5 für P. Mehrwertige Atome vermögen ebenfalls sogenannte Doppel- oder Dreifachbindungen zu bilden, d.h. Bindungen, in denen zwei Atome nicht nur je ein Elektron beisteuern, sondern mit zwei oder drei Elektronen zum Aufbau der Bindung beitragen. Doppel- und Dreifachbindungen stellt man mit zwei oder drei parallelen Bindestrichen dar: $H_2C=CH_2$ (Ethen), $HC\equiv CH$ (Ethin, Acetylen).

Weil C und H in allen organischen Verbindungen auftreten, verzichtet man in der Kurzschreibweise auf das Symbol für C und für C-gebundenen H. Die Beispiele in Abb. 1.2 zeigen, daß die Kurzschreibweise nicht nur das Zeichnen, sondern auch das Erkennen der Strukturen erleichtert. Die im Menthol verwendeten fetten oder gestrichelten Bindungen sollen die räumliche Orientierung dieser Bindungen verdeutlichen: fette Bindungen zeigen zum Leser hin, d.h. aus der Papierebene heraus, gestrichelte vom Leser weg.

Weil es in diesem Buch mehrmals um aromatische Kohlenwasserstoffe geht, möchte ich diese Terminologie hier kurz erklären. Benzol (Abb. 1.2) ist ein Beispiel für einen Kohlenwasserstoff, weil es nur aus Kohlenstoff und Wasserstoff besteht (C_6H_6), ebenso wie Octan und Butadien. Weiterhin ist Benzol 'aromatisch' oder 'ein Aromat'. Dies hat nichts mit dem Geruch des Benzols zu tun. Chemiker bezeichnen Substanzen als aromatisch, wenn es cyclische Verbindungen mit einer, drei, fünf, sieben, neun, usw. cyclisch-konjugierten Doppelbindungen oder Elektronenpaaren sind. Zwei Doppelbindungen heißen konjugiert, wenn sie durch genau eine Einfachbindung voneinander getrennt sind. So sind z.B. die beiden Doppelbindungen im 1,3-Butadien (Abb. 1.2) konjugiert. Weil es aber zwei Doppelbindungen sind, die auch keinen Ring bilden, ist 1,3-Butadien kein Aromat. Benzol und Anilin sind Aromaten, weil in ihnen drei Doppelbindungen cyclisch-konjugiert vorliegen.

Name	Summenformel	Struktur (lange Schreibweise)	Kurzschreibweise
Octan	C_8H_{18}	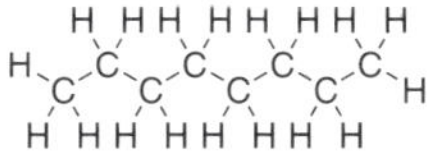	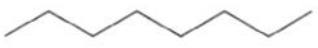
Ethanol	C_2H_6O	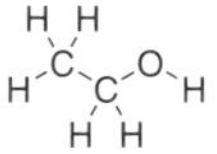	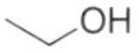
1,3-Butadien	C_4H_6	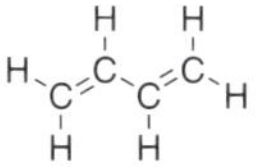	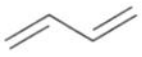
Benzol	C_6H_6	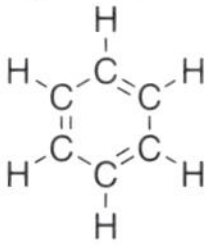	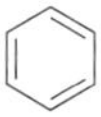
Anilin	C_6H_7N	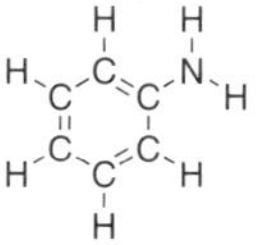	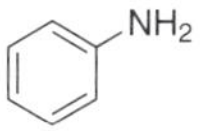
Menthol	$C_{10}H_{20}O$	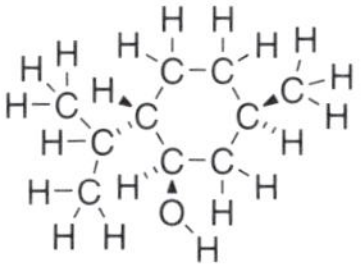	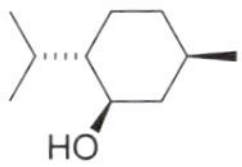

Abb. 1.2.

Der Grund für die Aufteilung organischer Substanzen in Aromaten und Nicht-Aromaten ist deren Reaktivität. Aromaten sind viel stabiler, d.h. weniger reaktiv, als ähnliche, nicht-aromatische Verbindungen. So reagiert z.B. 1,3-Butadien bei Raumtemperatur heftig mit Brom, während Benzol unter diesen Bedingungen nicht mit Brom reagiert.

1.3 Die Hauptbestandteile der Nahrungsmittel

Die große Auswahl an Lebensmitteln läßt Sie vielleicht befürchten, dieses werde ein langes Kapitel. Weit gefehlt. Trotz ihrer Vielfalt, bestehen Lebensmittel nur aus wenigen Chemikalien. Neben Wasser enthalten sie in größeren Mengen nur Kohlenhydrate, Proteine und Fette. Aroma- und Farbstoffe, sowie Vitamine und anorganische Salze sind zwar für die Ernährung ebenfalls wichtig, doch die Mengen dieser Stoffe belaufen sich meistens auf weniger als ein Prozent des Gesamtgewichts.

Nahrung dient zur Deckung des Energiebedarfs, und zur Versorgung des Körpers mit Chemikalien zum Aufbau und zur Instandhaltung unserer Organe. Der Körper kann nahezu alle erforderlichen Substanzen aus anderen Stoffen selber herstellen. Die Anzahl essentieller Substanzen, d.h. lebensnotwendiger Stoffe, die unser Körper nicht selber herstellen kann, ist nur gering. Diese Verbindungen müssen wir mit der Nahrung aufnehmen. Dazu gehören z.B. die Vitamine und einige Amino- und Fettsäuren.

1.3.1 Kohlenhydrate

Pflanzen wandeln Sonnenenergie in chemische Energie um, indem sie, mit Hilfe von Sonnenlicht, aus Kohlendioxid (CO_2) und Wasser (H_2O) Kohlenhydrate herstellen (Abb. 1.3). Kohlenhydrate heißen so, weil sie formal Addukte von Wasser an Kohlenstoff sind. Bei der Verbrennung oder dem enzymatischen Abbau von Kohlenhydraten in Gegenwart von Sauerstoff (O_2) zu CO_2 und H_2O wird ein Teil der gespeicherten Sonnenenergie wieder freigesetzt.

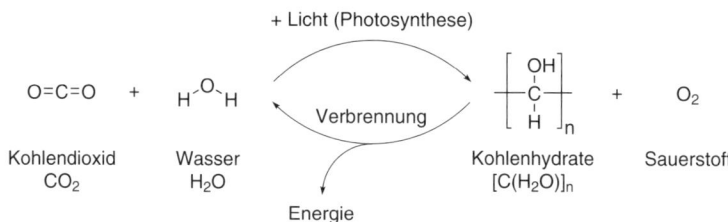

Abb. 1.3. Photosynthese

Die in Abb. 1.3 gezeigte Reaktion ist von außerordentlicher Bedeutung für das Leben auf diesem Planeten. Der ganze Sauerstoff in der Atmosphäre (etwa 20%) ist durch Photosynthese über Millionen von Jahren entstanden. Die riesigen Mengen an Kohlenhydraten, die dabei anfielen, wurden mit der Zeit begraben und in Kohle, Erdöl und Erdgas ('Naturgas') umgewandelt. Deshalb würde die Verbrennung aller fossilen 'Brennstoffe' wieder zu einer Atmosphäre ohne Sauerstoff führen. Soweit werden wir es natürlich nie treiben können, weil uns das entstehende Kohlendioxid viel früher vergiften würde. Luft mit mehr als 1% Kohlendioxid ist für den Menschen in der Regel tödlich.
Kohlenhydrate in Lebensmitteln dienen in erster Linie als Energielieferanten und als Kohlenstoffquelle zur Biosynthese von Fett- und Aminosäuren. Die wichtigsten Kohlenhydrate in Lebensmitteln sind Stärke und Saccharose (Zucker, Abb. 1.4). Stärke ist ein Polymer (ein

Polysaccharid), der aus tausenden miteinander verknüpften Molekülen Glucose (Trauben-zucker) besteht. Saccharose, ein Disaccharid, besteht aus nur zwei Einheiten (Mono-sacchariden): aus Glucose und aus Fructose. Andere wichtige Polymere der Glucose sind Cellulose, der für uns unverdauliche Hauptbestandteil des Papiers und die weltweit häufig-ste organische Chemikalie, und Glycogen. Glycogen dient als Glucosespeicher in Muskeln und in der Leber, und wird, bei fallender Glucosekonzentration im Blut, wieder in Glucose umgewandelt.

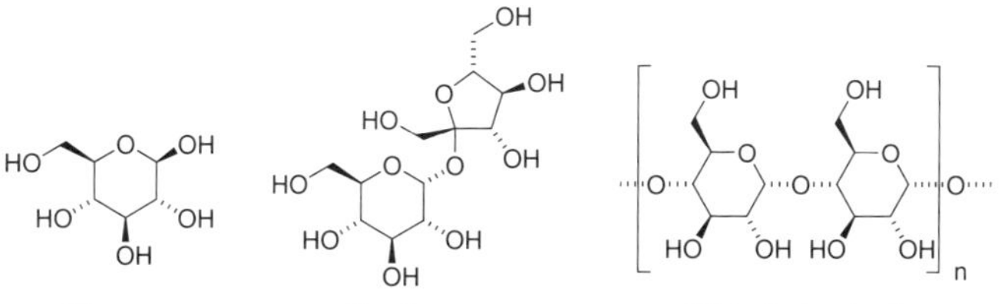

Glucose   Saccharose   Stärke (α-Amylose)

Abb. 1.4. Wichtige Kohlenhydrate

Die biochemischen Prozesse unseres Körpers benötigen eine Vielzahl weiterer Kohlen-hydrate. Diese stellen wir jedoch selber her, und brauchen sie daher nicht über die Nahrung aufzunehmen. Im Prinzip wäre eine kohlenhydratfreie Ernährung möglich, weil unser Kör-per Kohlenhydrate aus Aminosäuren herstellen kann. Eine solche Diät führt auf die Dauer jedoch zu Stoffwechselstörungen [2].

1.3.2 Proteine

Peptide und Proteine sind lange Ketten (Oligomere) aus miteinander verknüpften α-Amino-säuren (Abb. 1.5). Die biologische Funktion dieser wichtigen Substanzen ist durch die Art und Reihenfolge der Aminosäuren gegeben.
Alle Lebewesen auf diesem Planeten verwenden, von wenigen Ausnahmen abgesehen, zwanzig verschiedene Aminosäuren zum Aufbau von Proteinen. Diese bezeichnet man daher als proteinogene Aminosäuren. Mit zwanzig Aminosäuren lassen sich eine immense Vielfalt unterschiedlicher Peptide und Proteine herstellen. So sind 20^{10} verschiedene Peptide mit je zehn Aminosäuren (Decapeptide) oder 20^{100} unterschiedliche Proteine mit je hundert proteinogenen Aminosäuren herstellbar.
Peptide und Proteine übernehmen Schlüsselfunktionen in allen biochemischen Prozessen. Manche Proteine (Enzyme) katalysieren chemische Reaktionen, andere (Hormone) dienen

als Signalstoffe, andere dienen zur Umwandlung chemischer Energie in mechanische Arbeit (Myosin in Muskeln) oder von Lichtenergie in elektrische Signale (Rhodopsin im Auge).

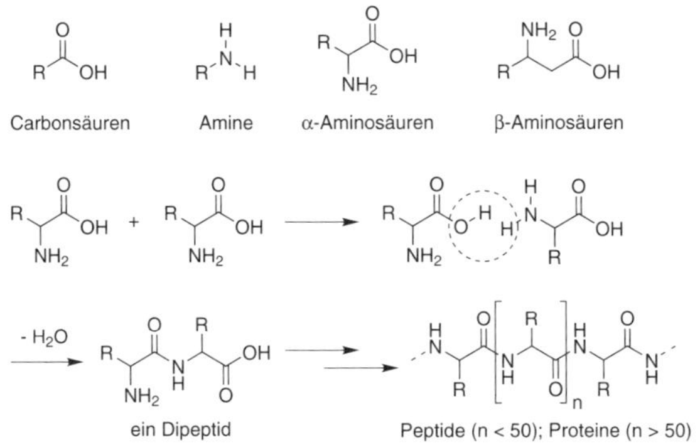

Abb. 1.5. Struktur von Aminosäuren, Peptiden und Proteinen. R = variable Gruppe

Jede Spezies verwendet in der Regel eigene Proteine, die sich von den Proteinen anderer Spezies in der Aminosäuresequenz unterscheiden, auch wenn diese Proteine dieselbe Funktion haben. So benötigen alle Warmblüter Insulin, ein Peptidhormon aus 51 Aminosäuren. Jede Spezies erzeugt jedoch ihr eigenes Insulin, das sich in einigen wenigen Aminosäuren von den Insulinen anderer Arten unterscheidet.

Bei der Verdauung werden Peptide und Proteine in die Aminosäuren zerlegt, die dann als Ausgangsmaterial zur Herstellung körpereigener Proteine dienen. Weiterhin sind Aminosäuren die wichtigste Stickstoffquelle in unserer Nahrung, weil Kohlenhydrate und Fette kein Stickstoff enthalten.

Etwa die Hälfte der proteinogenen Aminosäuren kann der menschliche Körper aus Glucose und Ammoniak (NH_3) selber herstellen. Diese Aminosäuren bezeichnet man als nicht-essentiell. Die andere Hälfte ist jedoch essentiell, d.h. wir müssen sie über die Nahrung aufnehmen. Deshalb sind Proteine ein notwendiger Bestandteil unserer Ernährung.

1.3.3 Fette

Fette, auch Lipide, Triacylglycerine oder Triglyceride genannt, sind Ester[1] der Fettsäuren mit Glycerin (Abb. 1.6). Diese Stoffe dienen hauptsächlich als Energiespeicher, und sind

---

[1] Ester: organische Verbindungen mit einer Alkoxycarbonylgruppe [R-C(=O)-OR]. Ester können aus Alkoholen und Carbonsäuren durch Wasserabspaltung (Kondensation) hergestellt werden

der energiereichste Bestandteil von Nahrungsmitteln. So enthält 1 g Fett 9.4 kcal, während 1 g Zucker oder Protein nur 4 kcal enthält. Fettsäuren sind lange Alkylcarbonsäuren, die entweder vollständig gesättigt, d.h. doppelbindungsfrei, oder eine oder mehrere Doppelbindungen enthalten. Öle sind niedrigschmelzende Fette mit einem hohen Anteil an ungesättigten Fettsäuren.

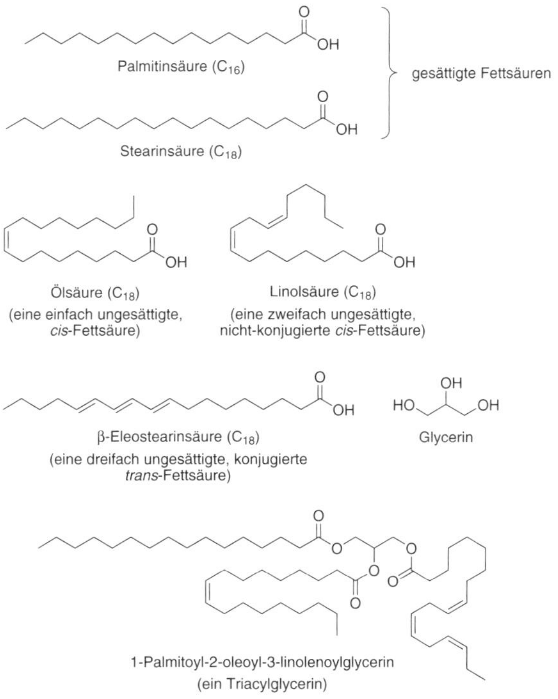

Abb. 1.6. Strukturen einiger Fettsäuren und eines Triacylglycerins

Fettsäurederivate sind am Aufbau von Zellwänden beteiligt, und für das korrekte Funktionieren unseres Nervensystems unentbehrlich. Im Gegensatz zu Kohlenhydraten und Aminosäuren sind Fette und Fettsäuren in Wasser nur wenig löslich.
Aus Glucose kann der menschliche Körper viele der erforderlichen Fettsäuren selber herstellen. Einige wenige lebensnotwendige Fettsäuren, z.B. Linol- und Linolensäure, müssen wir allerdings über die Nahrung aufnehmen. Manche Vitamine (A, D, E, K) sind nicht wasser- sondern nur fettlöslich, und eine weitere wichtige Funktion der Fette und Öle ist es, als Lösungsmittel diese Vitamine bereitzustellen.

Die verdammten Ochsenbraten

Die Römer, die, vor vielen hundert Jahren,
Das erste Volk der Erde waren,
Doch wenigstens sich dünkten es zu sein;
Die große Schreiber ihrer Taten,
Und Dichter auch, und große Redner hatten,
Und Weise, groß und klein;
Die stolz auf ihrer Helden Scharen,
Auf ihre Regulos und ihre Scipione waren,
Und Ursach hatten es zu sein;
Die fingen endlich an und aßen Ochsenbraten,
Frisierten sich, und tranken fleißig Wein -
Da war's geschehn um ihre Heldentaten,
Um ihrer Dichter edlen Reih'n,
Um ihre Redner, ihre Schreiber;
Da wurden's große, dicke Leiber,
Und Memoirs- und Zeitungsschreiber,
Und ihre Seelen wurden klein;
Da kamen Oper und Kastraten,
Und Ehebruch und Advokaten,
Und nistelten sich ein.
Oh, die verdammten Ochsenbraten!
Oh, der verdammte Wein!

M. Claudius

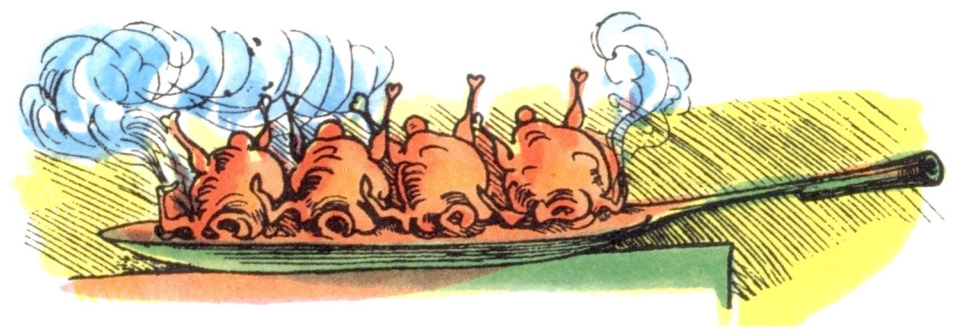

2 Fleischwaren

Obwohl unsere afrikanischen Vorfahren vor 3 Millionen Jahren hauptsächlich Früchte und Blätter aßen, bereicherten sie ihre Kost gelegentlich mit Fleisch [3]. Um 7000 v. Chr., als die ersten großen Zivilisationen entstanden, begannen die Menschen, Schafe zu halten, und schon 5000 v. Chr. züchtete man Rinder und Schweine.

Fleisch ist besonders reich an Proteinen und Mineralstoffen, und wird heute als Lebensmittel in den meisten Ländern geschätzt. Besonders die Leber ist reich an Vitamin A (Retinol), Vitamin B_2 (Riboflavin), Nicotinsäureamid und Pantothensäure. Verzehrt man große Mengen Leber, dann kann es sogar zu einer Überdosierung dieser Vitamine und folglich zu Vergiftungssymptomen kommen (Hypervitaminose [2]). Weiterhin enthält Fleisch viel Eisen (10–180 mg/kg) in einer leicht verdaulichen Form, nämlich als Eisen-Porphyrin-Komplex (Häm). Pflanzliche Nahrungsmittel enthalten z.T. ebenfalls viel Eisen (Weizenkeime: 85 mg/kg; Spinat: 38 mg/kg [4]), doch liegt dieses oft als schwer resorbierbarer Komplex vor, z.B. als Phytat oder Oxalat [5], und kann bei der Verdauung nur teilweise ins Blut gelangen und verwertet werden.

Seit dem 2. Weltkrieg bis Anfang der neunziger Jahre nahm der Fleischverbrauch in Deutschland stetig zu, doch in den letzten Jahren fiel er leicht. Fleisch stellt nur für ein Drittel der Weltbevölkerung ein Hauptnahrungsmittel dar; die übrigen Menschen ernähren sich nahezu ausschließlich von pflanzlichen Produkten, Eiern und Milch.

Die Hauptbestandteile repräsentativer Fleischwaren sind in Tabelle 2.1 angegeben.

Tabelle 2.1. Zusammensetzung von Fleischprodukten

	Protein	Fett	Wasser	kcal/100 g
Hühnerbrust	23%	1.2%	73%	50
Schweinekotelett	15%	29%	55%	175
Schweineleber	20%	4.9%	72%	130
Schweineschinken	18%	33%	43%	365
Salami	21%	33%	40%	377

Zahlreiche Studien haben eine deutliche Korrelation zwischen dem Genuß von Fleisch und Fisch, und der Erkrankung an Darm- und Brustkrebs aufgezeigt [6–11]. Die Ursachen hierfür sind noch unbekannt. Man vermutet, daß hauptsächlich die bei der Zubereitung entstehenden heterocyclischen Amine, polycyclischen Kohlenwasserstoffe und Nitrosoverbindungen für die krebsauslösende Wirkung von Fleischwaren verantwortlich sind [6] (s.u.). Diese Kanzerogenizität ist allerdings weitaus geringer als die alkoholischer Getränke oder des Rauchens.

Tierische Proteine und Fette sind auch in Ei- oder Milchprodukten reichlich vorhanden. Daher ist Fleisch für eine gesunde Ernährung nicht unbedingt erforderlich.

2.1 Purin und Gicht

Die Nucleinsäuren DNA (Desoxyribonucleinsäure) und RNA (Ribonucleinsäure) sind Träger der genetischen Information, und für die Proteinbiosynthese unentbehrlich. Wichtige Bestandteile von DNA und RNA sind u.a. die Purinnucleotide Adenosin- und Guanosin-monophosphat (Abb. 2.1). Die meisten Derivate des Purins lösen sich in Wasser oder Blut nur schlecht, was die Biosynthese und Metabolisierung solcher Substanzen erschwert. Dazu gehört auch Harnsäure, das Endprodukt des biologischen Abbaus der Purinnucleotide. Der Großteil der über die Nahrung aufgenommenen Purine wird nicht verwertet, sondern als Harnsäure im Harn ausgeschieden [2, 5].

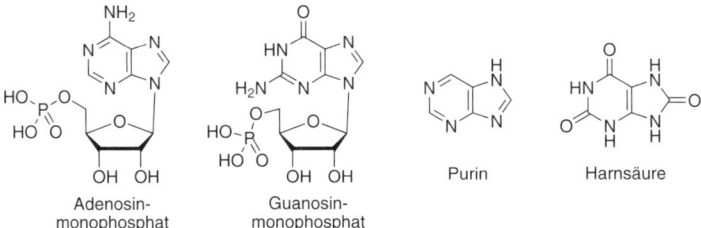

Abb. 2.1

Adenosin-monophosphat   Guanosin-monophosphat   Purin   Harnsäure

Eine häufige Stoffwechselstörung ist Gicht (Hyperuricämie); 1–2% aller Männer und 0.4% der Frauen leiden an dieser, meist symptomlosen und daher unerkannten, Krankheit. Bei Gicht steigt die Harnsäurekonzentration im Blut stark an, und Harnsäure oder dessen Salze kristallisieren in Gelenken, den Nieren und anderen Geweben aus. Schwere Gichtanfälle sind sehr schmerzhaft, und führen zu angeschwollenen, steifen Gelenken (Gichtknoten), z.B. an den Zehen. Weitere Folgen der Gicht sind hoher Blutdruck und eingeschränkte Nierenfunktion.

Wie auch Diabetes ist Gicht eine Folgeerscheinung zu reichlicher Ernährung: in Notzeiten fällt die Gichthäufigkeit auf etwa 0.1–0.2% [2]. Hoher Alkohol-, Fleisch- und Fischkonsum erhöht das Gichtrisiko, Milchprodukte und vitamin- und ballaststoffreiche, pflanzliche Nahrungsmittel senken es [12–15].

2.2 Konservierungsmittel

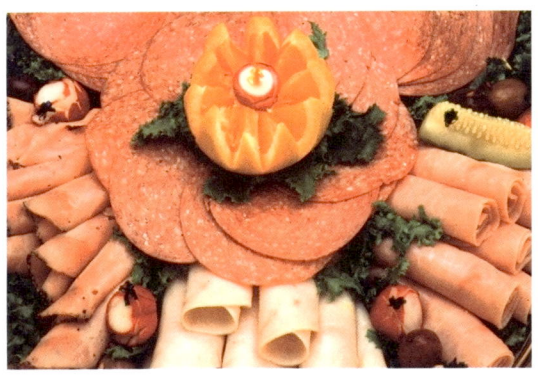

Unsere Vorfahren entwickelten vor Jahrhunderten viele unserer heutigen Fleischwaren, nicht um neue Geschmacksvarianten zu erforschen, sondern nur um die Haltbarkeit des Fleisches zu erhöhen. Vor der Erfindung des Kühlschranks mußte man Frischgeschlachtetes entweder sofort zubereiten und verzehren, oder das Fleisch durch Trocknen, Salzen oder Pökeln in eine lagerfähige Form überführen. Dadurch kann man jedoch nicht immer die Vermehrung von Bakterien, Schimmelpilzen oder anderen Wesen in Fleischwaren verhindern. Fleischvergiftungen waren daher früher keine Seltenheit.

Neben Bakterien und Schimmelpilzen kann Fleisch ebenfalls Finnen oder Trichinen enthalten. Diese Parasiten werden nach dem Verzehr zu Bandwürmern, oder lösen schwere Erkrankungen aus. Dank strenger Kontrolle aller Fleischwaren treten heute kaum noch Vergiftungen oder Infektionserkrankungen durch Fleischgenuß auf.

Obwohl heute alle Menschen einen Kühlschrank besitzen, und niemand mehr Dauerfleischwaren benötigt, produziert und konsumiert man diese weiter; wir haben uns an den Geschmack dieser Produkte gewöhnt, und schätzen die Vielfalt des Angebots. Man bedenke allerdings, daß Dauerfleischwaren wegen der aufwendigen Vorbehandlung und der Aufbewahrung bei Raumtemperatur gesundheitsschädliche Substanzen oder Organismen enthalten können.

Zu den üblichsten Methoden zur Haltbarmachung von Fleischwaren gehören das Salzen, das Pökeln und das Räuchern. Alle diese Verfahren töten einen Großteil der im Fleisch enthaltenen Mikroorganismen, oder erschweren durch Wasserentzug die Vermehrung von Bakterien erheblich. Beim Pökeln behandelt man Fleisch mit einer Lösung von Nitritpökelsalz

(Natriumchlorid mit 0.5% Natriumnitrit). Dabei oxidiert Nitrit das Myoglobin zu Metmyoglobin, und wird selbst zu Stickstoffoxid (NO, ein Gas) reduziert. Stickstoffoxid bildet mit Myoglobin und Metmyoglobin stabile, intensiv rot gefärbte Komplexe, die auch beim Erhitzen nicht zerstört werden, und das Fleisch appetitlicher aussehen lassen. Weiterhin nimmt das Fleisch beim Pökeln ein charakteristisches Aroma an, und wird widerstandsfähiger gegen bakteriellen Befall.

Exkurs: Myoglobin und Hämoglobin

Diese beiden, nahverwandten, intensiv rot gefärbten Proteine können Sauerstoff (O_2) reversibel binden. Hämoglobin findet man hauptsächlich in den roten Blutkörperchen (Erythrozyten), und es dient zum Sauerstofftransport. Myoglobin ist der Sauerstoffspeicher des Muskelgewebes, und verleiht dem Fleisch seine rote Farbe.
Beide Proteine enthalten einen Eisenkomplex, das Häm, in dem Eisen als Fe^{2+}-Ion vorliegt. Bei der reversiblen Bindung von Sauerstoff ändert sich die Oxidationsstufe des Eisens nicht. Fe^{2+} wird jedoch leicht zu Fe^{3+} oxidiert (als Oxidation bezeichnen Chemiker die Entnahme von Elektronen, als Reduktion die Elektronenzufuhr). Oxidiert man Hämoglobin oder Myoglobin zu den entsprechenden Fe^{3+}-Komplexen, dann färben sie sich braun, und verlieren ihre Fähigkeit, Sauerstoff zu binden. Die durch Oxidation entstandenen Proteine heißen Methämoglobin und Metmyoglobin.
Manche Substanzen können bei oraler Aufnahme Hämoglobin zu Methämoglobin oxidieren. Dazu gehören z.B. Nitrite (NO_2^-), Chlorate (ClO_3^-), Nitrate (NO_3^-), Anilin und das Analgetikum[1] Phenacetin. Steigt die Methämoglobinkonzentration im Blut zu stark an, dann bekommt der Betroffene blaue Lippen und eine blasse Haut. Der Tod tritt ein, wenn 60–80% des Hämoglobins zu Methämoglobin oxidiert wurde. In Abwesenheit weiterer Oxidationsmittel reduziert unser Körper jede Stunde etwa 10% des Methämoglobins wieder zu Hämoglobin [5].

Natriumnitrit oxidiert Hämoglobin zu Methämoglobin, und ist deshalb akut recht giftig (LD_{50}[2] [Ratte, po] 180 mg/kg). Wesentlich problematischer als ihre akute Toxizität ist die Fähigkeit von Nitriten, Amine[3] in Nitrosamine ($R_2N-N=O$) umzuwandeln. Da Amine sowohl im Fleisch als auch in unserem Körper vorkommen, kann diese Reaktion beim Pökeln oder während der Verdauung eintreten. Nitrosamine sind erbgutschädigend und krebserregend, und man hat eine positive Korrelation zwischen dem Verzehr von Dimethylnitrosamin-haltigen Nahrungsmitteln, z.B. Würsten, gepökeltem Fleisch und geräuchertem Fisch, und dem Auftreten von Darmkrebs nachweisen können [6].

---

[1] Analgetika: schmerzlindernde Substanzen
[2] LD_{50}: Dosis einer Substanz in Milligramm oder Gramm per Kilogramm Körpergewicht, bei der 50% der Versuchstiere sterben (LD = lethal dosis)
[3] Amine: basische organische Verbindungen, in denen Stickstoff an eine, zwei oder drei Alkyl- oder Arylgruppen gebunden ist (RNH_2, R_2NH, R_3N)

2.3 Verunreinigungen

2.3.1 Tierarzneien

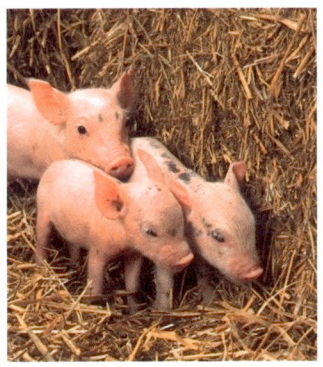

Bei der Tierhaltung verwendet man heute eine Vielzahl unterschiedlicher Mittel entweder vorbeugend oder zur Behandlung von Krankheiten. In Europa wurden z.B. im Jahre 1999 zur Therapie insgesamt 3902 Tonnen Antibiotika und vorbeugend 786 Tonnen Antibiotika verfüttert. Weltweit dienen 42% aller veterinärpharmazeutischen Produkte als Futterzusatz, 19% zur Behandlung von Infektionen, 13% zur Vernichtung von Parasiten und 26% für sonstige Zwecke [16]. Diese Stoffe findet man teils intakt, teils in Form ihrer Metaboliten in Fleisch, Eiern, Milch und Honig wieder. Obwohl die Höchstmengen an Tierarzneirückständen in Fleischwaren gesetzlich festgelegt sind, überschreiten manche Produzenten diese Werte gelegentlich.

Antibiotika sind für Menschen toxikologisch unbedenklich, und nur in sehr hohen Dosierungen gesundheitsschädlich. Trotzdem ist ihr massiver Einsatz in der Tierzucht mit Risiken verbunden: die Verwendung großer Mengen Antibiotika führt zur schnelleren Entstehung resistenter Bakterienstämme. Weltweit steigt die Anzahl bakterieller Infektionen, die sich nicht mehr mit den üblichen antibiotischen Wirkstoffen, z.B. ß-Lactamen wie Penicillin, behandeln lassen. So konnte man Infektionen durch *Streptococcus pneumoniae* (Lungenentzündung, infektiöse Arthritis, Entzündungen im Nasen- und Ohrbereich) bis 1990 mit alten Antibiotika gut heilen. In den letzten Jahren berichtet man jedoch immer öfter von Infektionen mit resistenten Stämmen dieses Erregers, die manchmal auch tödlich enden. Diese Bakterien sind eine reale Bedrohung, weil wir nur etwa zehn verschiedene Antibiotikatypen kennen. Selbst geringe Mengen Antibiotika, wie z.B. als Rückstände in Fleisch und anderen Lebensmitteln vorhanden, können antibiotikaresistente Bakterien erzeugen [5].

Die Suche nach neuen antibakteriellen Wirkstoffklassen war in den letzten Jahrzehnten nicht sehr erfolgreich [17], und wird auch nicht energisch vorangetrieben, weil sich mit Antibiotika kaum Geld verdienen läßt. Die Regierungen bieten den Arzneiproduzenten auch keine finanziellen Anreize dazu. Die Kosten zur Entwicklung neuer Arzneien sind stark gestiegen, doch die staatliche Preisfestlegung für Medikamente verhindert die freie Preisbildung, und erschwert es, die Entwicklungskosten für neue Antibiotika zu decken.

Eine denkbare Strategie gegen Antibiotikaresistenz wäre die weltweit koordinierte, periodisch abwechselnde und sparsame Anwendung nur weniger Antibiotikatypen, z.B. zwanzig Jahre ß-Lactame und Quinolone, danach zwanzig Jahre Sulfonamide und Aminoglycoside, usw. Dies würde allerdings eine machtvolle, supranationale Kontrollinstanz erfordern, die es z.Z. noch nicht gibt.

2.3.1.1 Beruhigungsmittel

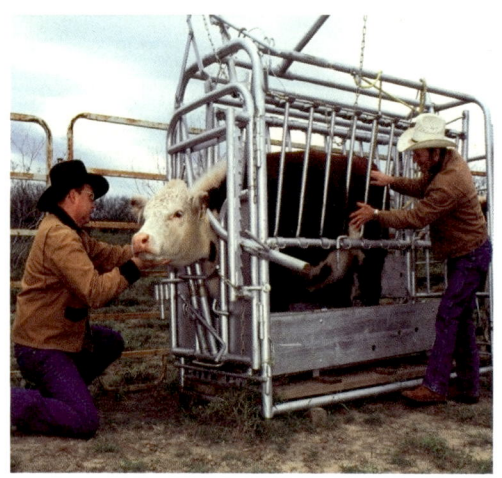

Schlachtet man stark gestreßte Tiere, dann schmeckt ihr Fleisch nicht so gut wie das von Tieren, die vor dem Schlachten nicht gequält wurden. Streß kann sogar zum vorzeitigen Tode der Tiere führen. Schweine und Rinder bekommen daher vor dem Transport, Schlachten oder Impfen oft Beruhigungsmittel. Gebräuchliche Wirkstoffe sind Anxiolytika des Promazin- und Butyrophenontyps (Dopamin-Antagonisten) und der ß-Blocker Carazolol (Abb. 2.2 [18–20]). Diese Stoffe wirken natürlich auch bei Menschen beruhigend.

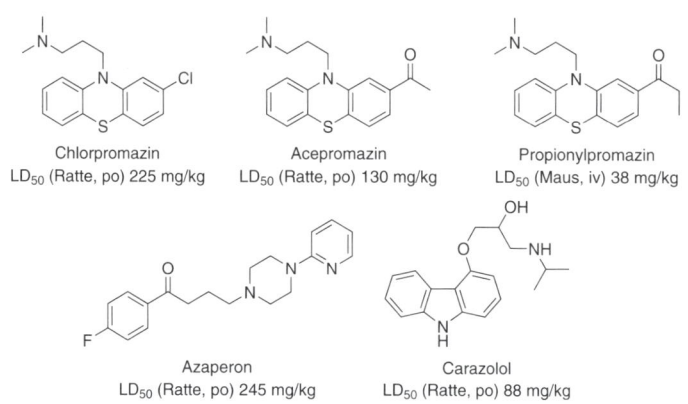

Chlorpromazin
LD_{50} (Ratte, po) 225 mg/kg

Acepromazin
LD_{50} (Ratte, po) 130 mg/kg

Propionylpromazin
LD_{50} (Maus, iv) 38 mg/kg

Azaperon
LD_{50} (Ratte, po) 245 mg/kg

Carazolol
LD_{50} (Ratte, po) 88 mg/kg

Abb. 2.2. In der Tierhaltung verwendete Beruhigungsmittel

Der Körper scheidet diese Verbindungen nur langsam aus. Die Halbwertszeit von Chlorpromazin beträgt z.B. im Menschen 40 h. Behandelt man die Tiere erst kurz vor der Schlachtung, dann kann man größere Mengen dieser Psychopharmaka in manchen Organen wiederfinden, besonders in den Nieren und in der Leber. Zwar sind geringe Mengen dieser Substanzen nicht gesundheitsschädlich, doch bei bestimmten Berufsgruppen, wie z.B. Chirurgen, Piloten, KFZ-Fahrern, usw., kann ein durch Psychopharmaka beeinträchtigtes Vermögen, Risiken einzuschätzen, katastrophale Folgen haben.

2.3.1.2 Anabolika

Eine Reihe von Substanzen, sogenannte Anabolika, beschleunigen das Wachstum von Tieren bei gleichzeitig geringerem Futterverbrauch, und werden deshalb in der Tierzucht genutzt. In Europa ist die Verwendung dieser wachstumsfördernden Mittel seit 1989 verboten [21], ganz gleich ob es sich um körpereigene Hormone oder unnatürliche Substanzen handelt. Außerhalb der EU ist der Einsatz solcher Stoffe jedoch weiterhin üblich.

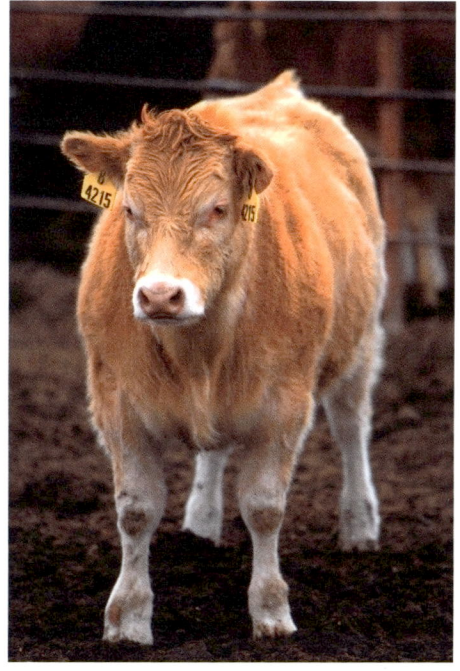

Eine wichtige Gruppe Anabolika für die Tierzucht sind die Steroidhormone. Zu diesen gehören weibliche (estrogene) und männliche (androgene) Sexualhormone, schwangerschaftserhaltende Hormone (Gestagene), sowie unnatürliche Substanzen mit ähnlicher biologischer Wirkung (Abb. 2.3). Natürliche Steroidhormone werden im Körper schnell metabolisiert, und sind daher als Arznei oder Anabolika ungeeignet. Daher hat man eine Reihe synthetischer Analoga mit längeren Halbwertszeiten entwickelt, die ihre biologische Wirkung auch bei oraler Verabreichung entfalten.

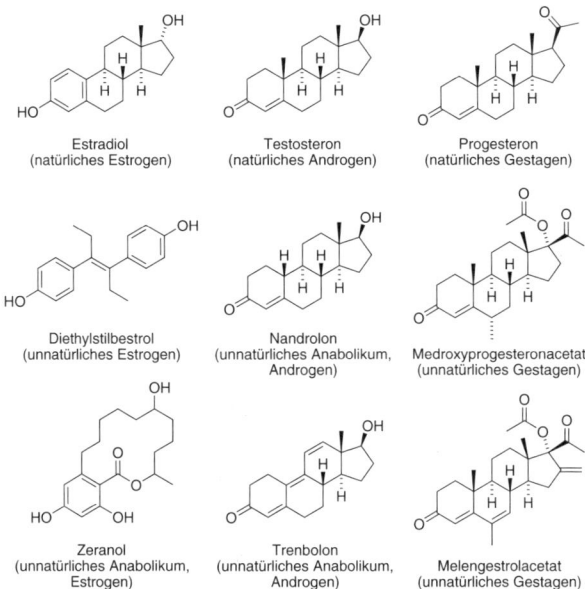

Abb. 2.3. Anabolische Steroide und andere Substanzen, die zur Tiermast verwendet werden oder wurden

Daß der Körper die Entstehung von Geschlechtsmerkmalen nicht durch Nervenstimuli sondern durch Substanzen steuert, erkannte man schon vor 150 Jahren: der Arzt Berthelot pflanzte kastrierten Hähnen im Jahre 1849 die abgetrennten Hoden in die Bauchhöhle ein, worauf deren Hahnenkämme wieder normal wuchsen. Viel Zeit mußte jedoch vergehen, bis man diese Hormone isoliert und deren Strukturen ermittelt hatte.

Das Zeitalter der Steroide begann im Jahre 1929, als E.A. Doisy aus riesigen Mengen Urin schwangerer Frauen wenige Milligramm des Steroidhormons Estron (Abb. 2.4) zum ersten Mal isolieren und kristallisieren konnte. Ein Jahr später schlug man eine Struktur für die Verbindung vor, die 1938 durch Röntgenstrukturanalyse bestätigt wurde. Die Isolierung und Charakterisierung weiterer Steroidhormone war nun, nachdem Doisy eine geeignete Methode gefunden hatte, nicht weiter schwierig [22].

Diese neuen Substanzen waren zwar zur Behandlung mehrerer Symptome potentiell interessant, doch wegen ihrer geringen Konzentration in natürlichen Quellen nur schwer zugänglich, und daher sehr teuer. Deshalb war die Entdeckung des Diethylstilbestrols, des ersten künstlichen, leicht herstellbaren Estrogens, ein Meilenstein der Hormonforschung.

Nach der Veröffentlichung der Struktur des Estrons hatten die englischen Forscher Dodds, Hewett und Cook begonnen, synthetische Analoga dieser Substanz herzustellen. Dabei erkannten sie, daß auch zwei Ringe, wie z.B. im 4,4'-Dihydroxystilben (Abb. 2.4), eine estrogene Aktivität hervorrufen können. Um zu überprüfen, ob auch ein Ring ausreichte, testeten sie Anol, und siehe da, die Substanz war so potent wie Estron!

Nach Veröffentlichung dieses bemerkenswerten Befundes versuchten weltweit andere Forscher, dieses Experiment zu wiederholen, doch gelang dies nur selten. Nach langwieriger Detektivarbeit stellte sich heraus, daß nicht Anol, sondern eine Verunreinigung im Anol die estrogene Wirkung verursachte: das Dimer des Anols, Diethylstilbestrol (Abb. 2.4). Diese Substanz war ähnlich potent wie Estradiol, doch zeigte sie, wegen ihrer langsamen hepatischen Metabolisierung, im Gegensatz zu natürlichen Steroidhormonen, auch nach oraler Aufnahme eine starke, lang anhaltende estrogene Wirkung. Man kann Diethylstilbestrol leicht aus billigen Chemikalien herstellen, und dank dieser Verbindung konnten endlich die Anwendungsmöglichkeiten der Estrogene intensiv erforscht werden.

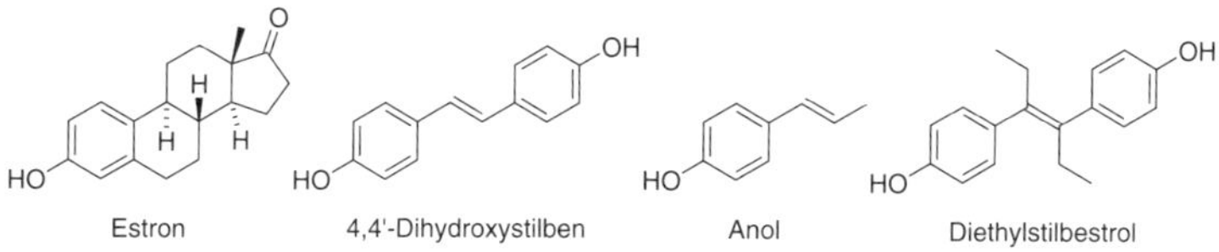

| Estron | 4,4'-Dihydroxystilben | Anol | Diethylstilbestrol |

Abb. 2.4

Diethylstilbestrol wurde später als Masthilfsmittel, und in den 1950er Jahren auch in der Humanmedizin eingesetzt, z.B. zur Erhaltung der Schwangerschaft bei drohendem Abort oder als postkoitales Verhütungsmittel. Als die Kinder der mit Diethylstilbestrol behandelten Patientinnen Anomalien bei der Entwicklung der Geschlechtsorgane aufwiesen, und in 170 Fällen bei den Töchtern Krebs im Bereich der Geschlechtsorgane aufgetreten war, wurde die Anwendung von Diethylstilbestrol zur Tierzucht weltweit verboten. Heute verwendet man diese Substanz nur noch zur Behandlung von Prostata- und Brustkrebs.

Zeranol kann aus Zearalenon hergestellt werden, einem Mycotoxin des getreidebefallenden Pilzes *Fusarium graminearum* (s. Kap. 4.4.4). Zearalenon wirkt ebenfalls estrogen und anabol, doch nicht so stark wie Zeranol [23]. Zeranol, sowie die anderen in Abb. 2.3 gezeigten Verbindungen sind, im Gegensatz zu Diethylstilbestrol, nicht krebserregend, und werden außerhalb der EU als Wachstumsförderer in der Tierzucht eingesetzt.

In den USA benutzt man neben unnatürlichen Anabolika (Zeranol, Melengestrolacetat, Trenbolon) auch natürliche Steroidhormone zur Rindermast, z.B. Estradiol, Testosteron und Progesteron [21]. Wegen der kurzen Halbwertszeit dieser Stoffe implantiert man den Tieren subkutan an einem Ohr ein Präparat, das diese Hormone langsam freigibt [24].

Natürliche Sexualhormone treten nicht nur in hormonbehandeltem oder unbehandeltem Fleisch auf, sondern ebenfalls in anderen Nahrungsmitteln, wie z.B. Milch, Käse, Butter oder Hühnereiern. Diese Substanzen sind toxikologisch unbedenklich, weil sie unmittelbar nach Verzehr von der Leber zerstört werden, und weil die normalen Hormonmengen im menschlichen Blut etwa tausendmal größer sind als die Mengen, die in einer normalen Portion hormonbehandeltem Fleisch oder anderer Nahrungsmittel vorkommen. Unnatürliche Anabolika sind chemisch beständiger, aber auch sie haben nur mittlere Halbwertszeiten. In den USA, wo man seit Jahrzehnten unnatürliche Anabolika zur Mast anwendet, hat man keine gesundheitsschädigende Wirkung dieser Stoffe nachweisen können.

In den letzten 30–50 Jahren hat man weltweit eine Abnahme männlicher Fruchtbarkeit sowie häufigeres Auftreten von Hodenkrebs und Hodenhochstand (Kryptorchismus) beobachtet, was manche Autoren allerdings bestreiten [25]. Falls dieses Phänomen real ist, wissen wir noch nicht, inwiefern Substanzen mit estrogener Wirkung dafür verantwortlich sind [26]. Es gibt eine große Anzahl natürlicher und synthetischer Estrogene, mit denen wir täglich in Kontakt kommen. Dazu gehören u.a. das zur Herstellung vieler Kunststoffe verwendete Bisphenol A, die Insektizide DDT und Methoxychlor, und das Phytoestrogen Genistein, das in pflanzlichen Nahrungsmitteln wie Soja, Hafer, Roggen, Knoblauch oder Salbei vorkommt [27] (Abb. 2.5). Methoxychlor, und besonders der demethylierte Metabolit dieser Verbindung, sind estrogen wirksam und verlangsamen, hoch dosiert, bei jungen männlichen Ratten die Entwicklung der Geschlechtsorgane [28, 29].

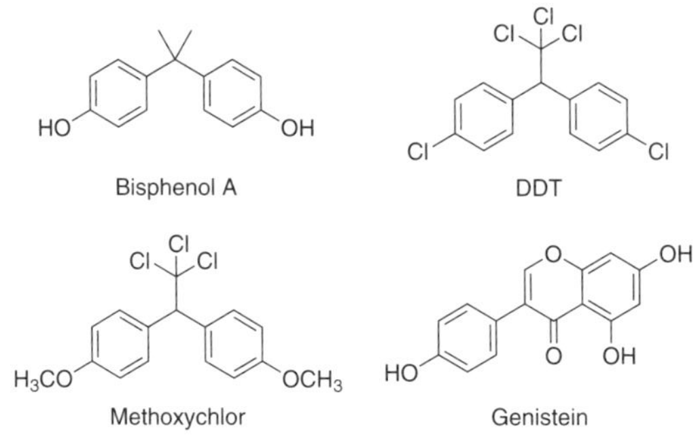

Abb. 2.5. Estrogen wirksame Verbindungen

Eine weitere Gruppe anabol wirksamer Verbindungen sind die ß-Agonisten, die auch als ß-Adrenozeptoragonisten oder ß-Sympathomimetika bezeichnet werden (Abb. 2.6). Diese Wirkstoffe, z.B. Salbutamol und Clenbuterol, sind unnatürliche Analoga des Adrenalins, das wegen seiner kurzen Halbwertszeit und geringen oralen Verfügbarkeit nicht als Arznei geeignet ist. ß-Agonisten erschlaffen die glatte Muskulatur der Bronchien, was man zur Behandlung von Asthma nutzt. Als unerwünschte Nebeneffekte treten eine Erhöhung der Herzfrequenz, eine Erweiterung der Blutgefäße und Muskelzittern auf. Bei hoher Dosierung fördern ß-Agonisten das Muskelwachstum, und werden deshalb gelegentlich illegal zur Tiermast verwendet. Diese Stoffe reichern sich besonders in der Leber von Schlachttieren an, und können beim Verbraucher vorübergehend die typischen Symptome einer ß-Agonistbehandlung auslösen, z.B. Muskelzittern, Kopfschmerzen oder Herzrasen.

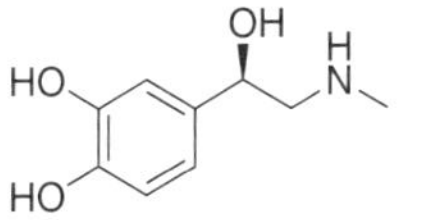

Adrenalin
LD_{50} (Ratte, iv) 0.15 mg/kg

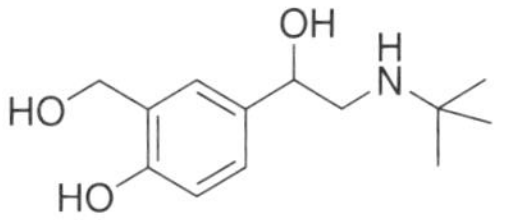

Salbutamol
LD_{50} (Ratte, po) > 2000 mg/kg

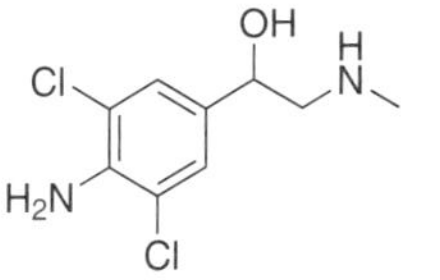

Clenbuterol
LD_{50} (Ratte, po) 315 mg/kg

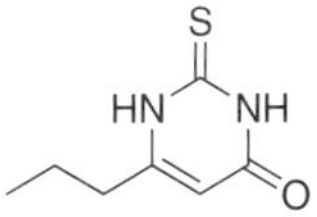

Propylthiouracil
LD_{50} (Ratte, po) 1250 mg/kg

Abb. 2.6. Strukturen von Adrenalin und zur Tierzucht verwendeten ß-Agonisten und Thyreostatika

Früher wurden ebenfalls Thyreostatika als Masthilfsmittel verwendet. Diese Stoffe unterdrücken die Biosynthese von Schilddrüsenhormonen, und senken damit die Wärmeproduktion und den Sauerstoffverbrauch der Tiere. Dadurch erzielt man eine bessere Verwertung des Futters und eine schnellere Gewichtszunahme. Diese Substanzen, meistens Thioharnstoffderivate wie z.B. Propylthiouracil, sind potentiell krebserregend, und dürfen heute nicht mehr in der Tierzucht eingesetzt werden.

2.3.2 Pflanzenschutzmittel

Wachstumsregler, Herbizide, Fungizide, Insektizide, und andere Chemikalien, die beim Getreideanbau verwendet werden, können über das Tierfutter ins Fleisch und dessen Folgeprodukte gelangen. Insektizide wie Lindan oder DDT sind chemisch sehr stabil, und sammeln sich wegen ihrer hohen Fettlöslichkeit im Fett von Schlachttieren und Menschen an. In Ländern, wo diese Insektizide in großem Umfang eingesetzt werden, können hohe Konzentrationen dieser Chemikalien in Muttermilch nachgewiesen werden (z.B. in Zimbabwe, 1995: 25 mg DDT/kg Fett; in Bayern, 2003: 0.15 mg DDT/kg Fett) [16, 30]. Obwohl DDT und ähnliche Insektizide für Warmblüter nur wenig toxisch sind, wirken einige dieser Verbindungen estrogen, und können daher bei Kindern die Entwicklung der Geschlechtsorgane negativ beeinflussen. Da in den letzten Jahrzehnten die Anwendung schwer-abbaubarer Chemikalien nachgelassen hat, sind die Mengen solcher Verbindungen in Nahrungsmitteln erfreulicherweise stark gefallen. Die Gefahren, die von Pflanzenschutzmitteln für den Verbraucher ausgehen, werden in Kap. 5.3 diskutiert.

2.3.3 Heterocyclische Amine

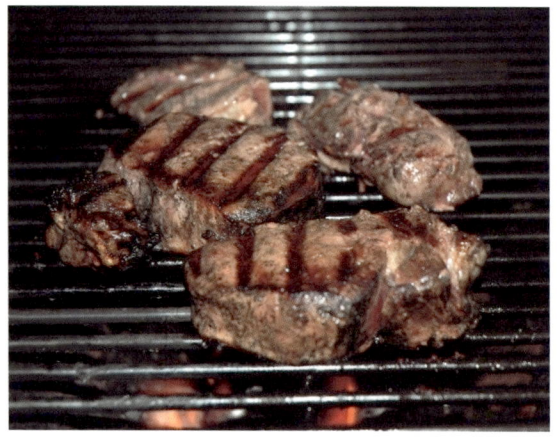

Bei der Herstellung von Fleischwaren können gesundheitsschädliche Produkte entstehen. Erhitzt man Lebensmittel, die Aminosäuren und Kohlenhydrate enthalten, dann bilden sich eine Vielzahl neuer Produkte. Diese sind zum Teil intensiv gefärbt oder flüchtig und Träger des typischen Aromas. Die wichtigste dieser chemischen Reaktionen nennt man, nach ihrem Entdecker, Maillard Reaktion. Kreatinin und Kreatin sind Glycinderivate, die im Muskelgewebe vieler Wirbeltiere in relativ großen Mengen (0.3–0.6%) vorkommen. In Gegenwart von Kreatinin/Kreatin liefert die Maillard Reaktion eine Reihe Verbindungen, die als 'heterocyclische Amine' bezeichnet werden. Die Hauptkomponenten der entstehenden Produktgemische sind in Abb. 2.7 dargestellt. Zwar können diese Verbindungen schon beim Kochen von Fleisch entstehen, doch nimmt deren Konzentration besonders bei starkem Erhitzen, z.B. beim Backen, Braten oder Grillen, schnell zu [31].

Die in Abb. 2.7 gezeigten Verbindungen erzeugen bei Nagetieren Dickdarm- und Brusttumoren, und der Verdacht liegt nahe, daß sie ebenfalls beim Menschen Krebs auslösen können. Diese Stoffklasse ist wahrscheinlich verantwortlich für das häufigere Auftreten von

Dickdarmkrebs bei Menschen, die viel Fleisch essen [6–8]. Die kanzerogene Wirkung dieser Stoffe beruht auf deren enzymatischen N-Hydroxylierung zu heteroaromatischen Hydroxylaminen, die DNA irreversibel modifizieren können.

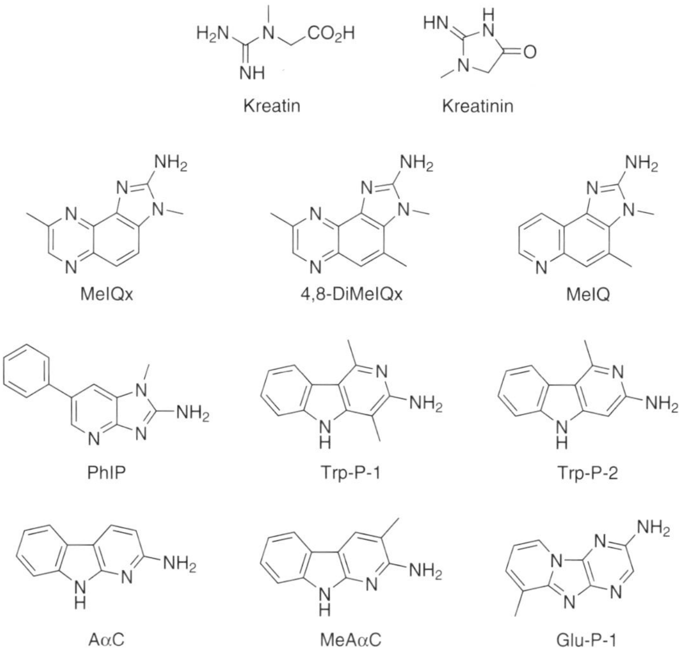

Abb. 2.7. Die wichtigsten heterocyclischen Amine, die beim Erhitzen von Fleisch und Fisch entstehen

Exkurs: Heterocyclen

In der organischen Chemie, die sich hauptsächlich mit den Verbindungen des Kohlenstoffs (C) beschäftigt, bezeichnet man nicht-Kohlenstoffatome als Heteroatome. Meistens handelt es sich dabei um Stickstoff (N), Sauerstoff (O) oder Schwefel (S). Heterocyclen sind Verbindungen mit mindestens einem Ring, der nicht ausschließlich aus Kohlenstoffatomen besteht. Viele dieser Stoffe versüßen uns den Alltag, und sind daher von großer wirtschaftlicher Bedeutung (Abb. 2.8). Weiterhin sind viele Vitamine, Arzneistoffe und Pflanzenschutzmittel heterocyclische Verbindungen. Weil viele dieser Stoffe schon lange bekannt waren bevor man ihre Struktur ermittelt hatte, tragen sie noch heute die alten Namen (Trivialnamen), die natürlich nichts mit der Struktur zu tun haben. Die in Abb. 2.7 angegebenen Namen für komplexere Heterocyclen sind Abkürzungen der systematischen Namen, die, im Gegensatz zu Trivialnamen, dem Kenner die eindeutige Herleitung der Struktur erlauben. Z.B. ist MeIQx eine Abkürzung für 3,8-Dimethyl-3H-imidazo[4,5-f]quinoxalin-2-ylamine. Der systematische Name für Saccharin wäre 1,1-Dioxo-1,2-dihydro-1λ^6-benzo[d]isothiazol-3-on.

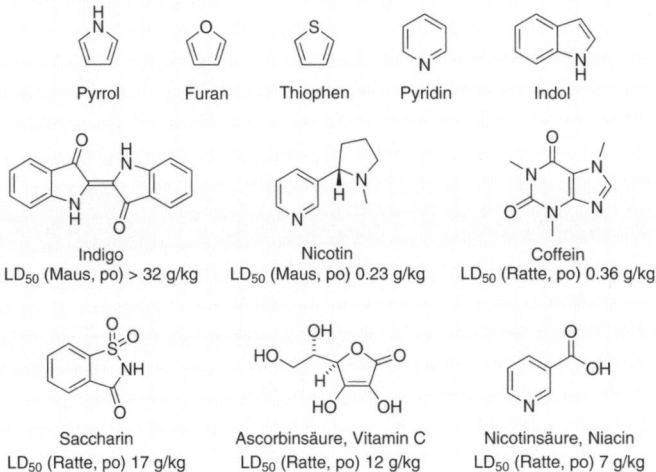

Abb. 2.8. Eine Auswahl heterocyclischer Verbindungen

2.3.4 Polycyclische Kohlenwasserstoffe

Eine weitere Stoffklasse, die bei Hitzebehandlung von Fleischwaren entstehen oder ins Fleisch gelangen kann, sind polycyclische aromatische Kohlenwasserstoffe. Gemische dieser Substanzen entstehen bei allen Verbrennungsprozessen. Sie sind daher in den Gasen und Rußpartikeln aufzufinden, die bei der Verbrennung von Tabak, Kerzen, Holz, Heizöl, Benzin, Kohle oder sonstigem orga-

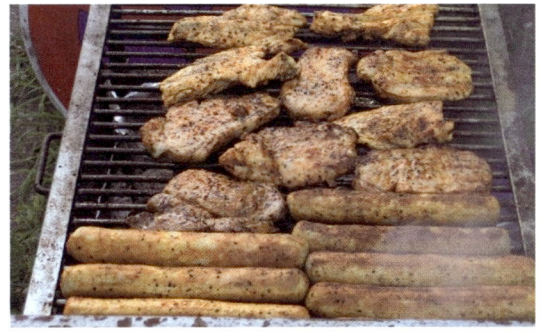

nischen Material entstehen. Kerzenbeleuchtung oder Autofahren bei dichtem Verkehr dürfte daher ähnlich gesundheitsschädigend sein wie passives Rauchen.

Weiterhin kann man diese Verbindungen in Erdöl und dessen hochsiedenden oder undestillierten Folgeprodukten (Teer, Mineralöl, Pech) nachweisen. Gelegentlich werden größere Mengen aromatischer Kohlenwasserstoffe ebenfalls in Speiseölen und Getreideprodukten gefunden, die aus den Verbrennungsabgasen stammen, die man zur Trocknung dieser Produkte benutzt.

Beim Grillen oder Räuchern von Fleisch (oder Fisch) können sich polycyclische aromatische Kohlenwasserstoffe an der Fleischoberfläche anreichern [32]. Geräucherte Lebensmittel sind, neben pflanzlichen Fetten und Ölen, die Hauptquelle dieser gefährlichen Stoffe in Lebensmitteln. Blattgemüse aus Industriegebieten kann durch Rußpartikel ebenfalls mit diesen Stoffen verunreinigt sein.

Seit langem weiß man, daß Schornsteinfeger oder Arbeiter, die regelmäßig mit Teer oder Ruß in Kontakt kommen, ungewöhnlich oft an Krebs erkranken. Polycyclische aromatische Kohlenwasserstoffe sind eindeutig als die Ursache hierfür identifiziert worden.

Diese Stoffe werden im Körper durch Leberenzyme (Cytochrome P_{450}, Typen 1A1, 1B1 und 3A4) in Epoxide umgewandelt. Diese können DNA alkylieren und somit mutagen wirken. In Abb. 2.9 wurde als Beispiel eine Aminogruppe des Guanins alkyliert.

Wegen ihrer guten Fettlöslichkeit reichern sich aromatische Kohlenwasserstoffe im Fettgewebe, aber auch in den Nebennieren, den Eierstöcken und in Lymphknoten an, und können noch Monate nach ihrer Einnahme nachgewiesen werden. Benz(a)pyren, ein representativer Vertreter dieser Stoffklasse, führt im Tierversuch auch zu Mißbildungen am Fötus und zur Beeinträchtigung der Fortpflanzungsfähigkeit.

Benz(a)pyren 7,12-Dimethylbenzanthracen 3-Methylcholantren

Benz(a)pyren P_{450} Epoxid-hydrolase

P_{450} DNA

Abb. 2.9. Einige krebserregende, aromatische Kohlenwasserstoffe, und die enzymatische Aktivierung von Benz(a)pyren

2.4 Bakterien

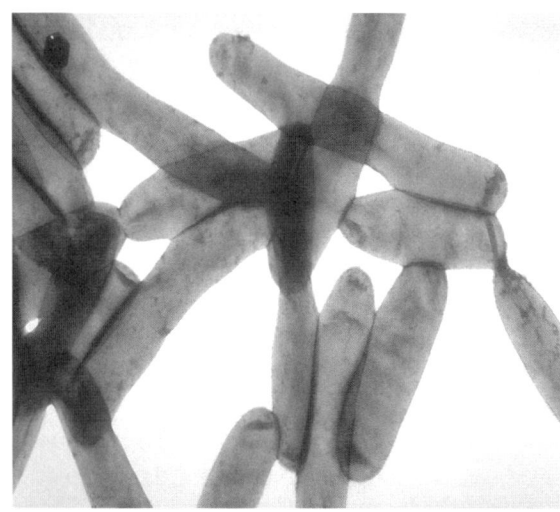

Legionella pneumophila (Verursacher der Legionärskrankheit)

Da sich Bakterien in rohem, frischem Fleisch schnell vermehren können, ist der Konsum davon mit einem hohen Infektionsrisiko verbunden. Hackfleisch enthält oft hohe Keimzahlen, und gehört mit Beanstandungsraten von > 30% (2003) zu den Risikolebensmitteln [33]. Auch andere Fleischwaren werden meistens wegen Bakterienbefall zurückgerufen oder beanstandet [34]. Typische Bakterien in Fleisch sind Salmonellen (z.B. *S. Enteritidis*), *Listeria monocytogenes*, und verotoxinbildende *Escherichia coli*. Diese Bakterien können schon vor der Schlachtung die Tiere infiziert haben, oder erst während der Verarbeitung ins Fleisch gelangen [30]. Fleischgerichte, die man lange warm gehalten hat, können ebenfalls zu bakteriellen Infektionen führen, die bei einer zu hohen 'Bakterien-Dosis' tödlich enden. Botulismus, der auch durch verdorbenes Fleisch verursacht werden kann, wird in Kap. 5.4.4.1 behandelt.

Obwohl Wurstwaren nicht so leicht durch Bakterien befallen werden wie frisches Fleisch, sind Würste oft weniger haltbar als auf der Packung steht, und können schon vor dem Mindesthaltbarkeitsdatum verderben. Dies gilt auch für die meisten anderen Lebensmittel [30, 33].

2.5 Prionen

Eine Reihe von Nervenerkrankungen werden weder von Viren noch Bakterien sondern von Proteinen, sog. Prionen, übertragen. Die Symptome bemerkt man erst Jahre nach der Infektion. Zu diesen Krankheiten gehören Scrapie, an dem Ziegen, Schafe und Nagetiere erkranken können, Rinderwahnsinn (bovine spongiform encephalopathy, BSE), und beim Menschen die Creutzfeldt-Jacob Erkrankung (CJD), Kuru und das Gerstmann-Sträussler-Syndrom [35]. Alle diese Erkrankungen sind tödlich, und es gibt für sie heute keine Therapie.

Prionen sind körpereigene Proteine (PrP, prion protein), die eine Form annehmen können, die stark aggregiert und sich dann im Nerven- oder Lymphsystem anreichert. Dies beeinträchtigt die Funktionsfähigkeit der Nerven, und Demenz oder Lähmungen sind die Folge. Die natürliche Funktion dieser Proteine ist noch nicht bekannt. Als eine mögliche Aufgabe wurde der Transport von Kupferionen aus dem synaptischen Spalt[1] in die Nervenzellen vorgeschlagen [36].

Prionen in der infektiösen Form (PrP-sc) induzieren die Umwandlung des natürlichen PrP in PrP-sc. Somit lassen sich Prionenerkrankungen mit der Kristallisation eines großen, flexiblen Moleküls vergleichen. Bei Kristallisationen muß das Molekül erst eine geeignete Konformation annehmen, was recht lange dauern kann. Ist solche Konformation jedoch erst einmal gefunden, dann hilft der wachsende Kristall den noch falsch geformten Molekülen, die richtige Konformation anzunehmen, und die Kristallisation ist dann kaum mehr zu stoppen.

Auch andere hydrophobe Peptide und Proteine können leicht Aggregate bilden, und verdünnte, wässrige Lösungen solcher Substanzen neigen zur Gel-Bildung (Fibrillierung). In lebenden Organismen beobachtet man die Kristallisation oder Aggregatbildung von Proteinen jedoch nur sehr selten.

---

[1] Synaptischer Spalt: Raum zwischen zwei Nervenzellen,
durch den die Signalübertragung mit Hilfe von Neurotransmittern erfolgt.

PrP-sc ist gegenüber gewissen proteinabbauenden Enzymen (Proteasen) resistenter als die natürliche Form von PrP. Weiterhin widersteht es starkem Erhitzen, UV- und Röntgenstrahlung, und der Behandlung mit milden Oxidationsmitteln oder antibakteriellen oder antiviralen Wirkstoffen.

Anfang der 1980er Jahre wurde in England die Methode zur Herstellung von Tiermehl geändert, um die Betriebskosten zu senken. Man erhitzte das Tiermehl nicht mehr wie früher auf 130 °C sondern nur noch auf 110 °C, und unterließ ebenfalls die sonst übliche Fettextraktion mit organischen Lösungsmitteln. Im Jahre 1986 brach eine Rinderwahnsinn-Seuche aus, die durch die Verfütterung dieses weniger stark erhitzten Tiermehls ausgelöst wurde, und deren Höhepunkt 1992 mit 37 280 erkrankten Tieren erreicht wurde [37]. Politiker in England verheimlichten diese Epidemie aus wirtschaftlichen Gründen so lange wie möglich, und manchen Wissenschaftlern drohte man sogar mit einer Gefängnisstrafe, veröffentlichten sie ihre Befunde [38]. Als jedoch 1995 die ersten Menschen an einer neuen Variante von CJD (vCJD) erkrankten, die viele Ähnlichkeiten zu BSE aufwies, erschien die Übertragbarkeit von BSE auf den Menschen so wahrscheinlich, daß die Verfütterung von Tiermehl sofort gestoppt und nahezu der gesamte englische Rinderbestand vernichtet werden mußte. Heute gilt es als gesichert, daß wir durch Prionen in der Nahrung erkranken können, und daß Prionen einer Tierart auch für andere Tierarten infektiös sein können. Der Verzehr von BSE-erkranktem Rindfleisch, besonders Gehirn und Rückenmark, kann daher eine tödliche Infektion verursachen [35, 39]. Milch von kranken Tieren scheint jedoch nicht infektiös zu sein.

Um die weitere Ausbreitung von BSE zu verhindern, wurde Tiermehl als Futtermittel für alle Nutztiere 2001 europaweit verboten. Trotzdem sind in allen Ländern Europas in den letzten Jahren Fälle von BSE aufgetreten. Wegen der schlechten Diagnostizierbarkeit dieser Krankheit ist das Ausmaß der weltweiten BSE-Verbreitung ungewiß [39]. BSE läßt sich nicht an lebenden Tieren, sondern nur durch Untersuchung des Nervensystems geschlachteter Tiere nachweisen, und dies nur, wenn eine Mindestmenge an Prionen vorliegt. Wegen der langen Zeitspanne zwischen Infektion und dem Auftreten der Symptome läßt sich heute kaum abschätzen, wieviele Menschen mit vCJD infiziert sind, welche Rinderbestände gesund und welche erkrankt sind [35, 37], und ob die Krankheit auch auf andere Tierarten übertragen wurde [40].

2.6 Schlußfolgerung

Tierarzneien und andere Wirkstoffe, die man in der Tierzucht verwendet, sind nur wenig giftig, und stellen in den Konzentrationen, in denen sie in Fleischwaren auftreten, keine Gefahr für den Verbraucher dar. Das gilt auch für Pflanzenschutzmittel und wachstumsfördernde Hormone. Die Kampagne europäischer Politiker gegen amerikanisches, hormonbehandeltes Fleisch ist keine gutgemeinte Maßnahme zum Schutz der Verbraucher, sondern ein protektionistisches Manöver zum Schutz europäischer Märkte vor Konkurrenz [16].

Starkes Erhitzen von Fleisch führt zur Entstehung heterocyclischer Amine, die, zusammen mit polycyclischen Kohlenwasserstoffen, wahrscheinlich für die krebserregenden Eigenschaften vieler Fleischgerichte verantwortlich sind. Besonders die Oberfläche gegrillter, gebratener und geräucherter Fleischwaren meide man daher.

Rohes Fleisch birgt ein hohes Infektionsrisiko, und gilt daher als Risikolebensmittel. Vor einer Infektion mit Prionen können wir uns nicht durch Hitzebehandlung der Fleischwaren schützen, weil Prionen thermisch recht stabil sind. Die beste Vorsichtsmaßnahme dürfte hier der Verzicht auf den Verzehr besonders infektiöser Organe des Rindes sein.

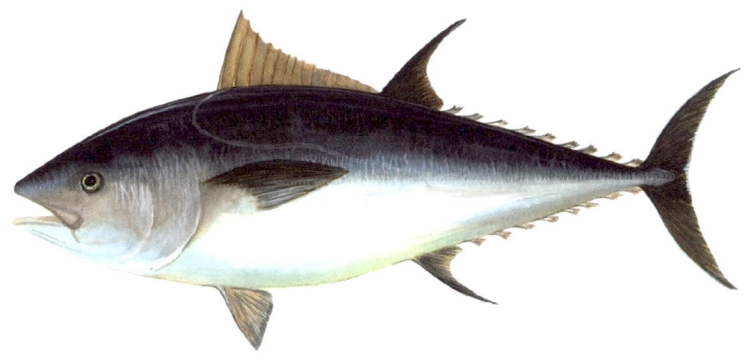

3 Fisch

Fische gehören zu den wenigen Tierarten, die wir noch heute ohne Züchtung und, ohne auf die Nachhaltigkeit dieser Praxis zu achten, raubwirtschaftlich erbeuten. Wegen den in den letzten Jahrzehnten stark gestiegenen Fangerträgen (1900: 4 Mio t weltweit; 1996: 102 Mio t) sind viele Fischarten nun vom Aussterben bedroht, und die Einführung von Schonzeiten und maximal zulässigen Fangmengen ist vielerorts erforderlich geworden [41]. Die gewaltige Ausdünnung der Fischbestände hat in manchen Gewässern das biologische Gleichgewicht empfindlich gestört, und Algenplagen und den Schwund anderer Tierarten nach sich gezogen. Die Zukunft wird zeigen, ob es Politikern gelingen wird, die Begrenzung des Fischfangs effektiv durchzusetzen, und somit, trotz kurzfristiger wirtschaftlicher Nachteile, die erneute Entstehung großer Fischschwärme und eine nachhaltige Fischereiwirtschaft zu ermöglichen.

Ebenso wie Fleisch ist Fisch reich an Proteinen, und wird als Nahrungsmittel geschätzt. Manche Fischarten enthalten viel Fett (Tabelle 3.1) und fettlösliche Vitamine. Weiterhin besteht Fischfett in hohem Maße aus mehrfach ungesättigten Fettsäuren, die angeblich das Risiko für manche Herz-Kreislauferkrankungen verringern [42].

Tabelle 3.1. Zusammensetzung einiger Fischarten [4, 43]

	Wasser	Protein	Fett	kcal/100 g
Aal (frisch)	61%	15%	26%	180–280
Aal (geräuchert)	50%	19%	28%	338
Hering	71%	18%	9%	120–260
Ölsardinen	54%	24%	14%	237
Thunfisch	62%	22%	16%	111
Kabeljau	82%	17%	0.6%	70–90
Karpfen	75%	19%	4.8%	80–180
Forelle	78%	19%	2.7%	90–120

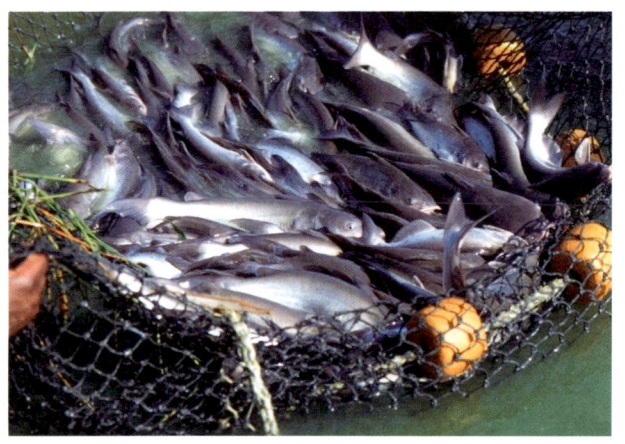

Viele tropische Fischarten, z.B. Barrakudas, Seebarsche, Doktorfische, Kugelfische, usw., kann man wegen ihres giftigen Fleisches nicht ohne weiteres verzehren. Die giftigen Peptide, Proteine oder anderen Verbindungen sind oft in gewissen Organen angereichert, die bei der Zubereitung entfernt werden müssen. Hitze zerstört ebenfalls viele dieser Gifte. Das im Kugelfisch enthaltene Gift Tetrodotoxin (minimaltödliche Dosis: 0.01 mg/kg) ist jedoch hitzebeständig, und führt daher regelmäßig zu tödlichen Vergiftungen.

3.1 Parasiten

Auch Fische werden, ähnlich wie Nutztiere und Menschen, von Parasiten befallen. Die häufigsten sind Fadenwürmer (Nematoden), von denen es etwa 5000 Arten gibt, und die die ausgefallensten Biotope erobert haben, u.a. den Körper von Wirbeltieren. So können z.B. Hakenwürmer (*Ankylostoma duodenale*) sich durch die Haut in Blutgefäße bohren, von dort in die Lunge vordringen, über die Luftröhre in die Speiseröhre und dann in den Dünndarm gelangen, wo sie sich vom Blut und der Darmwand des Wirtes

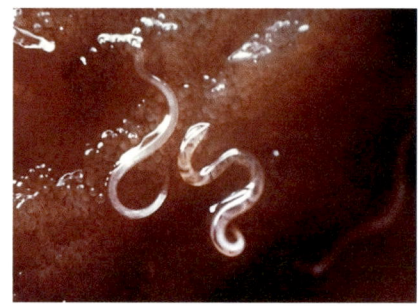

Ankylostoma caninum an Darmwand

ernähren und großzügig reproduzieren. Andere Nematoden können aus dem Magen in den Leber-Gallengang, die Bauchhöhle, die Muskeln, die Lymphgefäße und sogar in die Augen vordringen. Zum Glück kennen wir mehrere Wurmmittel, mit denen sich diese unerwünschten Gäste effektiv bekämpfen lassen. Trotzdem sind etwa 70% aller Menschen von Fadenwürmern befallen [44].

In Fischen findet man neben Fadenwürmern auch Nesselsporentiere (*Myxosporidia*); beide Tiergruppen lassen sich durch Erhitzen oder durch längeres Aufbewahren bei –20 °C abtöten. Verzehrt man rohen Fisch, z.B. Sushi, der lebende Parasiten enthalt, dann kann es zu unangenehmen Erkrankungen kommen.

3.2 Konservierungsmittel

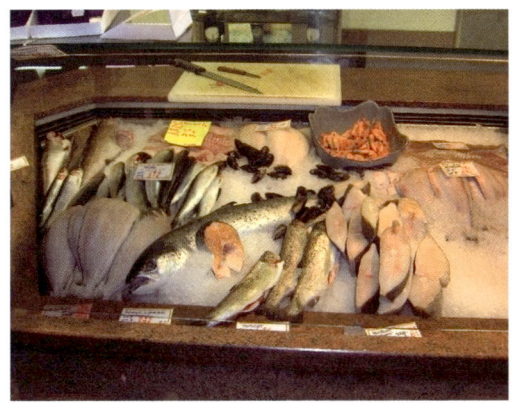

Fisch verdirbt schnell, auch bei Lagerung auf Eis. Bei 0 °C sollte man Fisch nicht länger als 16 Tage aufbewahren. Nur bei tieferen Temperaturen ist eine längere Lagerung ohne allzu großen Qualitätsverlust möglich.

Alter Fisch riecht nach Trimethylamin [N(CH$_3$)$_3$], das durch bakterielle Reduktion von Trimethylaminoxid entsteht. Trimethylaminoxid ist in Seefischen in Mengen von 40–120 mg/kg enthalten, und dient zur Regulierung des osmotischen Druckes.

Bakterienbefall von Fisch kann ebenfalls die Entstehung von Histamin bewirken, das Vergiftungssymptome wie lokale Reizung, Kopfschmerzen, Übelkeit, Magenkrämpfe, Erbrechen und Durchfall auslösen kann [45]. Eine zu hohe Histaminkonzentration in Thunfisch ist ein häufiger Beanstandungsgrund für dieses Produkt [30]. Zwar ist Histamin ein körpereigenes Amin mit einer Vielzahl wichtiger Funktionen, doch können wir größere Mengen davon oral verabreicht nicht vertragen.

Man kann Fisch durch Salzen, Räuchern, Trocknen oder Einlegen haltbar machen. Der Konsum stark gesalzenen Fisches ist in manchen Ländern beliebt, trotz der erwiesenen, gesundheitsschädigenden Wirkung von Kochsalz. In Tierversuchen geht der Verzehr großer Mengen Kochsalz mit einem erhöhten Magenkrebsrisiko einher, doch konnte man beim Menschen keine solche Korrelation feststellen [9]. Allerdings rät man wegen dieses Risikos vom übermäßigen Verzehr stark gesalzener Nahrungsmittel ab [46]. Als gesichert gilt, daß Kochsalz bei Menschen den Blutdruck [47] und das Herzinfarktrisiko erhöht [9].

Die Verwendung von Kochsalz als Gewürz oder zur Haltbarmachung von Lebensmitteln ist erst vor wenigen Jahrtausenden üblich geworden, als der Mensch begann, Tiere zu züchten und Landwirtschaft zu betreiben. Davor hatten sich unsere Vorfahren über Millionen von

Jahren an eine kochsalzarme Kost gewöhnt (etwa 1 g/Tag). Weil Arten sich nur langsam an neue Umweltbedingungen anpassen, dürfte der Körper des modernen Menschen weiterhin nur mit dieser geringen Kochsalzaufnahme optimal funktionieren. Heute verzehren wir im Durchschnitt das zehnfache der erforderlichen Menge, was Ärzte als Hauptgrund für erhöhten Blutdruck und dessen Folgeerkrankungen ansehen [47].

Auf die mögliche Verunreinigung von Fisch mit krebserregenden, polycyclischen Kohlenwasserstoffen beim Räuchern oder beim Einlegen in Öl wird in Kap. 2.3.4 eingegangen.

3.3 Verunreinigungen

Obwohl die Fischzucht stetig an Bedeutung gewinnt, fängt man den meisten Fisch auf offener See. Daher besteht immer Unsicherheit über die unerwünschten Substanzen, die ein konkreter, nicht-gezüchteter Fisch enthalten mag. Besonders in großen Raubfischen, wie Thunfisch, Schwertfisch, Lachs, Dornhai (Seeaal), Seehecht oder Hecht, können sich manche Umweltkontaminanten stark anreichern.

3.3.1 Quecksilber

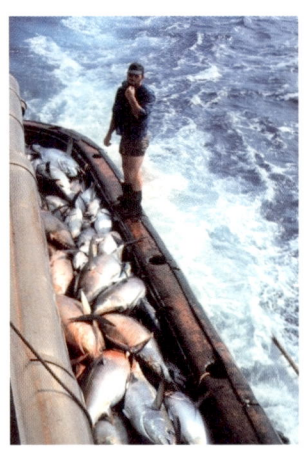

Thunfische

Schon 1934 hat man entdeckt, daß Süßwasser- und Seefische auffallend hohe Quecksilbermengen enthalten. Grund hierfür ist nicht Umweltverschmutzung, sondern die Umwandlung natürlich vorkommender, anorganischer Quecksilberverbindungen durch Mikroorganismen in Methylquecksilberderivate. Diese reichern sich über die Nahrungskette Plankton–Friedfische–Raubfische als Methylquecksilber-Cysteinderivate in Raubfischen an [16, 48]. Flüsse, Seen oder das Meer können zusätzlich durch quecksilberhaltige Abwässer belastet sein. So vergifteten sich in Minamata (Kiushu, Japan) zwischen 1953 und 1960 hunderte von Menschen mit quecksilberhaltigem Fisch, weil eine nahegelegene Acetaldehyd-Fabrik quecksilberhaltigen Schlamm ungeklärt ins Meer leitete. Bis 1997 waren über 1000 Menschen an der 'Minamata Krankheit' gestorben, und über 700 blieben unheilbar geschädigt. Weitere Anwendungen von Quecksilber, die lokal zu ungewöhnlich hohen Quecksilbermengen in Fisch geführt haben, sind die Desinfektion von Maschinen zur Papierherstellung (Schweden) und die Anwendung von Quecksilberelektroden zur Kochsalz-Elektrolyse. Massenvergiftungen sind weiterhin mehrmals durch Verzehr von Saatgut eingetreten, welches zum Schutz vor Pilzbefall mit quecksilberhaltigen Fungiziden behandelt worden war. Solche Fungizide darf man heute nicht mehr verwenden.

Methylquecksilberderivate sind effektive Enzyminhibitoren und deshalb sehr giftig. Wegen ihrer guten Fettlöslichkeit können Methylquecksilberderivate ebenfalls ins zentrale Nervensystem eindringen; die Halbwertszeit im menschlichen Körper beträgt etwa 100 Tage. Symptome einer Quecksilbervergiftung sind Ablagerung von schwarzem Quecksilbersulfid im Zahnfleisch, Schwellung der Speicheldrüsen, krampfartige Leibschmerzen, Reizbarkeit, Schlaflosigkeit, Angstgefühle, Sprachstörungen, Konzentrations- und Erinnerungsschwäche und Zittern (*tremor mercurialis*). Überstandene Vergiftungen können Lähmungen, geistige Störungen oder ein erhöhtes Herzinfarktrisiko zur Folge haben. Hohe Methylquecksilberkonzentrationen sind ebenfalls für das ungeborene Kind schädlich, und können die geistige Entwicklung des Kindes verzögern [49].

Fisch mit mehr als 1.0 mg/kg Quecksilber gilt in Deutschland als für den Verzehr nicht mehr geeignet. Diesen Wert überschreiten nur gelegentlich Schwertfisch, frischer Thunfisch und Hai [50]. Schon wenige Portionen dieser Fischarten können mehr als die maximal empfohlene Quecksilbermenge enthalten (1.4 mg per Person (70 kg) per Monat). Kinder und schwangere Frauen sollten diesen Fisch daher nicht mehr als einmal monatlich essen [50, 51]. Hohe Quecksilbergehalte sind ebenfalls in mehreren Pilzarten nachgewiesen worden (s. Kap. 7.3).

Methylquecksilber-Cysteinderivate oder andere Schwefelderivate des Quecksilbers sind weniger giftig als z.B. Methylquecksilberchlorid [48]. Nahrungsmittel, die reich an organischen Schwefelverbindungen sind, z.B. Kohl, sollten uns daher vor Quecksilber schützen. Schwere Quecksilbervergiftungen behandelt man mit 2,3-Dimercaptopropanol, das mit Quecksilber stabile, wenig giftige Derivate bildet, die der Körper schnell ausscheidet. Auch Selen bildet relativ ungiftige Verbindungen mit Quecksilber, doch wegen der hohen akuten Toxizität und Kanzerogenizität des Selens ist seine Eignung zur Quecksilberentgiftung fraglich.

3.3.2 Chlorierte Dibenzodioxine und Dibenzofurane

Die Presse warnt gelegentlich vor Dioxin in Fisch, und deshalb möchte ich dieses Thema hier behandeln.

Chlorierte Aryloxyessigsäuren sind Antagonisten des pflanzlichen Wachstumshormons Auxin (Abb. 3.1), d.h. sie binden nicht-kovalent am Auxinrezeptor, ohne ihn dabei zu aktivieren. Weil die Auxinrezeptoren mit den Aryloxyessigsäuren belegt sind, kann Auxin die Rezeptoren nicht aktivieren, und die Pflanzen wachsen nicht mehr. Aryloxyessigsäuren hemmen besonders das Wachstum von breitblättrigen Pflanzen, nicht aber von Gräsern oder Nadelholzgewächsen. Deshalb verwendete man früher diese Stoffe als Unkrautvernichtungsmittel im Getreideanbau.

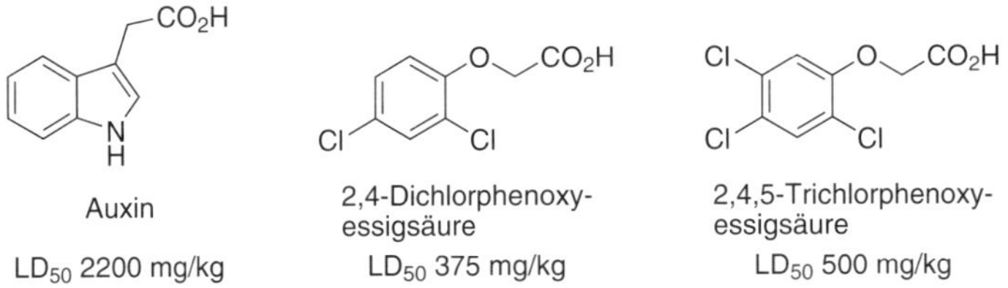

Abb. 3.1. Strukturen von Auxin und chlorierten Aryloxyessigsäuren.
Alle LD_{50}-Werte gelten für die orale Verabreichung an Ratten.

Bei der Herstellung dieser Herbizide fallen chlorierte Phenole als Zwischenverbindungen an. Diese sind normalerweise mit chlorierten Dibenzodioxinen ('Dioxinen') verunreinigt, die besonders bei Base- und Hitzeeinwirkung durch Dimerisierung der Phenole entstehen (Abb. 3.2). Chlorierte Dioxine und Dibenzofurane bilden sich auch bei der Abfall- und Holzverbrennung, und verteilen sich als Rußpartikeln in der Umwelt. Wegen ihrer guten Fettlöslichkeit und außerordentlich hohen chemischen Stabilität reichern sich diese Verbindungen in der Nahrungskette an.

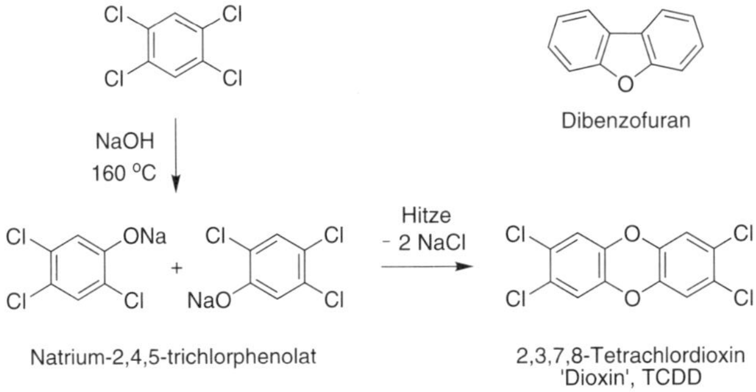

Abb. 3.2. Entstehung von Dioxinen aus Chlorphenolen

Im Sommer 1976 ereignete sich in einer Herbizid-Fabrik in Seveso (Italien) ein schwerer Unfall. Der Inhalt eines Reaktors zur Herstellung von Natrium-2,4,5-trichlorphenolat aus

1,2,4,5-Tetrachlorbenzol und Natriumhydroxid erhitzte sich zunächst zu stark. Dabei stieg der Druck im Reaktor, und über ein Sicherheitsventil entwich der heiße Reaktorinhalt in die Umgebung. Als das Lösungsmittel verdampft war, ging eine Staubwolke aus Trichlorphenol und etwa zwei Kilogramm 2,3,7,8-Tetrachlordibenzodioxin (TCDD) über einen bewohnten Stadtteil Sevesos nieder. Zwar informierte man die Polizei noch am selben Tag über das Entweichen von Trichlorphenol, aber wegen der geringen Giftigkeit dieser Verbindung leitete man keine Evakuierung der Bevölkerung ein. Erst zwei Wochen nach dem Unfall, nachdem über 1000 Haustiere gestorben waren [52] und über 30 Menschen Vergiftungssymptome zeigten, wies man TCDD in Seveso nach. Auch die Fabriksleitung räumte endlich ein, daß TCDD ein Bestandteil des entwichenen Produktgemisches sein konnte [53].

Unmittelbar nach dem Unfall war Chlorakne das einzige Symptom der mit TCDD belasteten Bevölkerung Sevesos. Chlorakne äußert sich in schlecht heilenden Pusteln und anderen Hautveränderungen. Alle schwangeren Frauen in der hochbelasteten Zone gebaren jedoch gesunde Kinder, und statistisch stellte man keine signifikante Erhöhung der Anzahl Fehlgeburten fest [54, 55]. In den darauffolgenden zwanzig Jahren traten Brustkrebs [56] und andere Krebsarten häufiger auf, was jedoch keine signifikant höhere Sterberate in Seveso herbeiführte [57–59]. Weiterhin litt die Bevölkerung Sevesos häufiger an Diabetes und Atemwegbeschwerden [59].

TCDD ist der biologisch wirksamste Vertreter der chlorierten Dibenzodioxine und -furane. TCDD ist für viele Warmblüter stark akut toxisch: LD_{50}; Rhesusaffe: 70 μg/kg; Ratte: 22 μg/kg; Meerschweinchen: 0.6 μg/kg; Mensch: < 5 mg/kg [53]. TCDD löst beim Menschen schon in geringen Mengen Chlorakne aus, die, wegen der langen Halbwertszeit von TDCC im menschlichen Körper (7–9 Jahre [56]), nur langsam heilt.

TCDD wirkt im Tierversuch teratogen[1] und stark krebspromovierend, doch sind solche Effekte am Menschen nicht beobachtet worden [54, 55]. Dies kann allerdings daran liegen, daß epidemiologische Studien nicht zur Detektion seltener Ereignisse, wie Krebs, geeignet sind, wenn die Anzahl der betroffenen Personen zu klein ist [60] (s. Kap. 11.3).

Wegen ihrer hohen chemischen Stabilität und guten Fettlöslichkeit sammeln sich Dioxine und ähnliche Verbindungen im Fettgewebe von Tieren an, und besonders Fisch kann stark dioxinbelastet sein [61]. Gewebsproben von Menschen, die oft Fisch aus der stark mit Dioxin verunreinigten Ostsee verzehren, zeigen ähnlich hohe Dioxinkonzentrationen wie die Bevölkerung Sevesos [62]. Im Durchschnitt stammen die größten Mengen Dioxin, die wir über die Nahrung aufnehmen, jedoch aus Fleisch- und Milchprodukten [63].

Langjährige Untersuchungen an Sevesos Bevölkerung haben gezeigt, daß geringe Mengen TCDD für den Menschen weniger gesundheitsschädlich sind, als man aufgrund von Tierversuchen erwartet hätte. Trotzdem ist diese Verbindung wegen ihrer Persistenz und hoher

---

[1] *Teratogen*: Substanz, die die Organentwicklung des Embryos stört und zu Mißbildungen führt

Toxizität gefährlich, und man sollte alle denkbaren Maßnahmen ergreifen, um die Umweltbelastung durch diese Substanz zu verringern. Weil sich die Entstehung von TCDD bei der Herstellung von 2,4,5-Trichlorphenoxyessigsäure kaum vermeiden läßt, verbot man die Anwendung dieses Herbizids Mitte der 1980er Jahre.

3.3.3 Polyhalogenierte Biphenyle

Die Chlorierung von Biphenyl liefert ein Gemisch von Verbindungen, die man als polychlorierte Biphenyle bezeichnet (PCB, Abb. 3.3). Man stellte diese Stoffgemische von 1930 bis 1989 in großem Maßstab her. Wegen ihrer hohen thermischen und chemischen Stabilität, geringen elektrischen Leitfähigkeit, guter Wärmeleitfähigkeit und geringen akuten Toxizität wurden sie vielseitig eingesetzt, z.B. als Feuerschutzmittel, Wärmeüberträger, Dielektrikum, Weichmacher und als Zusatzstoff für Farben, technische Öle, Klebstoffe, Insektizide, usw.
Ende der 1960er Jahre stellte sich heraus, daß diese Verbindungen offenbar biologisch nicht leicht abbaubar waren, und sich im Fettgewebe vieler Tierarten anreicherten, genauso wie die damals vielverwendeten polychlorierten Insektizide. Bei der Verbrennung von PCB entstehen u.a. die hochgiftigen und ebenfalls chemisch sehr stabilen polychlorierten Dibenzofurane. Wegen dieser Befunde schränkte man zunächst die erlaubten Anwendungen stark ein, und verbot letztendlich die Herstellung und Anwendung polychlorierter Biphenyle. Dasselbe Schicksal ereilte die polybromierten Biphenyle, die man ebenfalls jahrzehntelang als Feuerschutzmittel benutzt hatte.

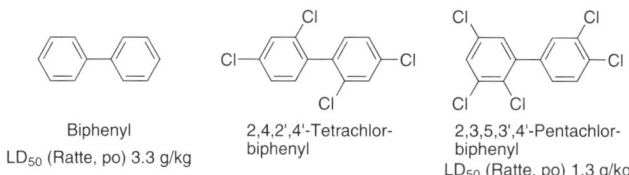

Biphenyl
LD_{50} (Ratte, po) 3.3 g/kg

2,4,2',4'-Tetrachlor-
biphenyl

2,3,5,3',4'-Pentachlor-
biphenyl
LD_{50} (Ratte, po) 1.3 g/kg

Abb. 3.3. Strukturen von Biphenyl und zwei polychlorierten Biphenylen

Wegen ihrer guten Fettlöslichkeit sammeln sich chlorierte Biphenyle im Fettgewebe an. Sie kommen in Lebensmitteln hauptsächlich in Fleisch, fettem Fisch und Milchprodukten vor [61]. Speiseöle sind mehrmals mit polychlorierten Biphenylen verunreinigt worden, z.B. durch illegales Mischen mit technischen Ölen (1968 in Japan, 1979 in Taiwan). Typische Vergiftungssymptome sind Chlorakne, Sehstörungen, Vergrößerung der Leber und eine Häufung von Fehlgeburten und Mißbildungen bei Neugeborenen. Man kann diese Symptome z.T.

auch polychlorierten Dibenzofuranen zuschreiben, einer üblichen Verunreinigung polychlorierter Biphenyle. Zwar hat man beim Menschen keine krebserzeugende Wirkung dieser Stoffe feststellen können, doch stuft die Weltgesundhcitsorganisation sie wegen ihrer tumorpromovierenden Wirkung im Tierversuch als 'vermutlich kanzerogen für den Menschen' ein [36].

Es besteht keine Klarheit darüber, inwiefern die regelmäßige Aufnahme geringer Mengen polychlorierter Biphenyle, z.B. durch häufigen Verzehr fetten Fisches, die Gesundheit beeinträchtigen kann. In einigen Gegenden haben Studien eine Korrelation zwischen dem Fischverzehr von Müttern und einer Verzögerung der geistigen Entwicklung ihrer Kinder gezeigt. Solche Ergebnisse konnte man jedoch nicht überall reproduzieren, und außerdem ist unklar, welche Substanzen hierfür verantwortlich sind

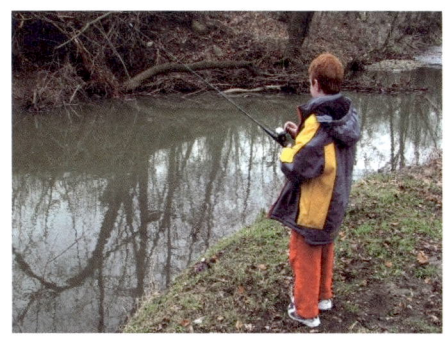

[64]. Fetter Fisch kann neben polyhalogenierten Biphenylen ebenfalls Dibenzodioxine, Quecksilber, andere Schwermetalle und andere Verunreinigungen enthalten, von den natürlichen Inhaltsstoffen, die nicht unbedingt gesund sein müssen, einmal abgesehen. Allein wegen der hohen Quecksilberkonzentrationen sollten Kinder und schwangere oder stillende Frauen nicht allzu oft belasteten Fisch (Thunfisch, Schwertfisch, Seeaal) verzehren.

3.4 Schlußfolgerung

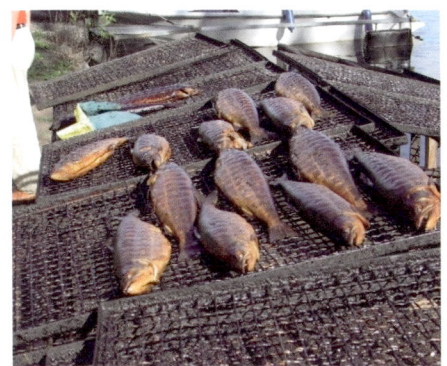

Wie auch beim Fleisch vermeide man bei der Zubereitung von Fisch allzu starkes Erhitzen. Besonders beim Grillen oder Räuchern können krebserregende Substanzen entstehen, oder sich aus den Verbrennungsabgasen auf der Fischoberfläche anreichern.

Große Raubfische reichern Quecksilber und persistente, halogenierte Kohlenwasserstoffe in ihrem Fleisch stark an. Besonders Kinder und schwangere Frauen sollten den Verzehr solcher Fischarten vermeiden.

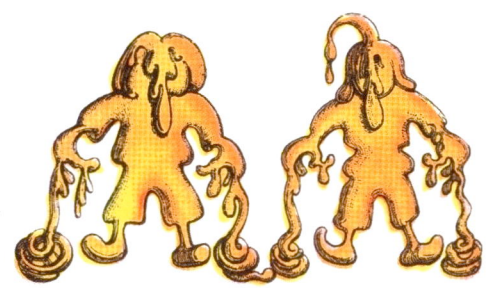

4 Getreideerzeugnisse

4.1 Einleitung

Als unsere Vorfahren vor 10 000 Jahren von Jägern und Sammlern zu seßhaften Bauern wurden, nahm der Konsum von Getreideerzeugnissen stark zu. Karies und früherer Verlust der Zähne waren die Folge [65, 66]. Menschliche Zähne sind für den Verzehr von Früchten, Blättern und rohem Fleisch [3], aber nicht von stärkehaltiger Nahrung optimiert.
Getreideerzeugnisse sind eines der wichtigsten Grundnahrungsmittel des Menschen. In den Industriestaaten decken wir durch den Verzehr von Brot im Durchschnitt etwa 50% unseres Kohlenhydratbedarfs, 30% des Proteinbedarfs und 50–60% des Bedarfs an B-Vitaminen [4]. Die chemische Zusammensetzung der wichtigsten Getreidesorten ist in Tabelle 4.1 angegeben.

Tabelle 4.1. Zusammensetzung einiger Getreidearten [4]

	Weizen	Roggen	Mais	Hafer	Reis
Gewichts-%					
Wasser	13.2	13.7	12.5	13.0	13.1
Protein	11.7	9.5	9.2	12.6	7.4
Fett	2.2	1.7	3.8	7.1	2.4
Kohlenhydrate[a]	59.6	60.7	64.2	55.7	74.1
Ballaststoffe	13.3	13.2	9.7	9.7	2.2
Mineralstoffe	1.5	1.9	1.3	2.9	1.2
mg/kg					
Vitamin B_1[b]	5.5	4.4	4.6	7.0	3.4
Vitamin B_2[c]	1.3	1.8	1.3	1.8	0.6
Niacin[d]	64	15	27	18	54
Pantothensäure[e]	14	7.7	5.9	15	7.0

[a] Nur verwertbare Kohlenhydrate   [d] Nicotinsäure; täglicher Bedarf ca. 2 mg
[b] Thiamin; täglicher Bedarf ca. 0.2 mg   [e] täglicher Bedarf ca. 10 mg
[c] Riboflavin; täglicher Bedarf ca. 0.2 mg

4.2 Konservierungsmittel

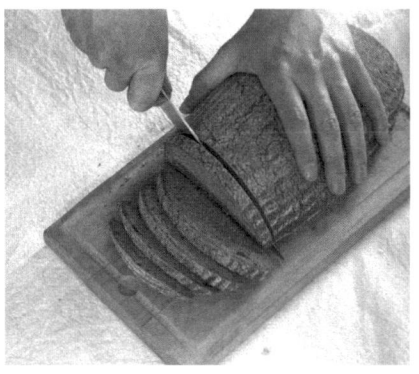

Geradkettige Carbonsäuren zeigen eine ausgeprägte pilzwachstumshemmende (fungistatische) Wirkung. Um das Verschimmeln von Brot und anderen Backwaren zu vermeiden, behandelt man diese daher oft mit Propionsäure oder Sorbinsäure (Abb. 4.1). Beide Säuren sind weniger giftig als Essigsäure, und schädigen auch bei regelmäßigem Genuß kein Organ. Neben der fungistatischen Wirkung zeigen beide Säuren ebenfalls schwache bakterizide Eigenschaften, und Mehl schützt man manchmal mit 0.1–0.2% Calciumpropionat vor *Bacillus mesentericus* [4]. Essigsäure ist gegen Bakterien und Hefen wirksamer als gegen Pilze. Benzoesäure verwendet man nicht für Getreideprodukte, sondern eher für saure Lebensmittel, wie kohlensäurehaltige Getränke, Fruchtsalate und Marmeladen.

Sorbinsäure	Propionsäure	Essigsäure	Benzoesäure
LD_{50} 7.36 g/kg	LD_{50} 4.29 g/kg	LD_{50} 3.53 g/kg	LD_{50} 1.7 g/kg

Abb. 4.1. Struktur und akute Toxizität gebräuchlicher Konservierungsmittel. Alle LD_{50}-Werte gelten für die orale Verabreichung an Ratten.

Früher behandelten auch deutsche Landwirte Saatgut mit Dimethyl- oder Diethylquecksilber, um es vor Pilzbefall zu bewahren. Diese Verbindungen fand man zwar nicht in der Getreideernte wieder, wohl aber in Hasen, Fasanen, Wildenten, usw. Weiterhin gab es mehrmals Quecksilbervergiftungen, weil man quecksilberhaltiges Saatgut aus Versehen oder illegal zur Herstellung von Mehl verwendet hatte. In den 1980er Jahren untersagte man in Deutschland den Einsatz von Quecksilberderivaten als Fungizide, und seitdem sind die Quecksilbermengen in Nahrungsmitteln erfreulicherweise stark gefallen.

4.3 Acrylamid

$$\text{\raisebox{0pt}{}}\quad NH_2$$
$$O$$

Im Jahre 2002 entdeckte man in Schweden erstmals Acrylamid in Nahrungsmitteln. Besonders hohe Mengen enthalten Lebkuchen, Dauerbackwaren, Kartoffelchips, Pommes frites, Knäckebrot und Frühstückscerealien. Auch in Kaffee und Kaffeeersatz hat man größere Mengen dieser Substanz gefunden [30, 67]. Acrylamid entsteht beim Erhitzen von Nahrungsmitteln, die Stärke und die proteinogene Aminosäure Arginin enthalten.
Acrylamid ist ein Alkylierungsmittel[1] und somit potentiell erbgutschädigend. Weiterhin wandeln es Leberenzyme, ähnlich wie Benzpyren oder Aflatoxine, in ein noch stärker alkylierendes Epoxid um. Im Tierversuch wirkt Acrylamid krebserregend und reproduktionstoxisch, und man geht davon aus, daß es ebenfalls für Menschen krebserregend ist [60]. In hohen Konzentrationen ist Acrylamid für den Menschen auch nervenschädigend [60, 68]. Die Produzenten acrylamidhaltiger Nahrungsmittel modifizieren z.Z. ihre Herstellungsmethoden, um die Entstehung dieser Substanz zu unterdrücken [69].

4.4 Schimmelpilzgifte (Mycotoxine)

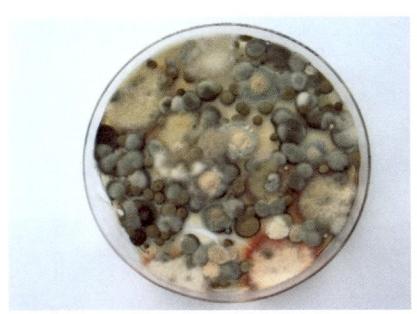

Petrischale mit Schimmelpilzen

Schimmelpilze befallen leicht Getreide und dessen Folgeprodukte, wobei Pilze der Gattungen *Aspergillus, Penicillium, Fusarium* und *Claviceps* für die Lebensmitteltoxikologie die wichtigsten sind. Viele dieser Pilze haben im Laufe der Evolution Substanzen entwickelt, die sie vor Feinden und Konkurrenten wie Bakterien, Insekten oder Warmblütern schützen. So produziert der Pilz *Penicillium notatum* den bakteriziden Stoff Penicillin G, den auch wir als Antibiotikum benutzen.

Mycotoxine sind meistens kleine Moleküle mit guter oraler Verfügbarkeit und z.T. extrem hoher Toxizität. Die Komplexität ihrer Strukturen deutet auf den hohen Entwicklungsgrad dieser Gifte hin. Es gibt nur wenige, vom Menschen erfundene Verbindungen, die ähnlich giftig wie Schimmelpilz- oder Bakterientoxine sind.

[1] Alkylierung: Einführung einer Alkylgruppe in ein Molekül; Alkylierungsmittel sind oft mutagen, weil sie auch DNA alkylieren können

Zu den wichtigsten Mycotoxinen gehören die Mutterkornalkaloide, die Aflatoxine, Ochratoxin A, Citrinin und die Fusarientoxine (Vomitoxin, Trichothecene, Zearalenon, usw.). Diese Verbindungen sind z.T. recht hitzebeständig [70], und werden beim Kochen oder Braten nur teilweise zerstört. Mycotoxine treten nicht nur in den von Schimmelpilzen befallenen Nahrungsmitteln, sondern auch in den Produkten von Nutztieren auf, deren Futter Mycotoxine enthielt, z.B. Aflatoxine in Milch und Käse [71] oder Ochratoxin A in Schweinefleisch [72].

Schimmelpilze und deren Sporen sind allgegenwärtig, und lassen sich auch durch gründliche Hygiene nicht vertilgen. Selbst nach jahrelanger Optimierung der Handhabung und Lagerung von Lebensmitteln stellen Schimmelpilze weiterhin ein Problem für Lebensmittelproduzenten dar. Besonders Lebensmittel 'ohne Konservierungsstoffe' verderben leicht durch Schimmelpilz- oder Bakterienbefall, und können so zu Vergiftungen führen. In Ländern mit geringerem Hygienestandard als in Deutschland treten Massenvergiftungen durch Mycotoxine weiterhin regelmäßig auf (Kenya [73], Bulgarien [74], Malaysia [75]).

4.4.1 Mutterkornalkaloide (Ergot-, Secalealkaloide)

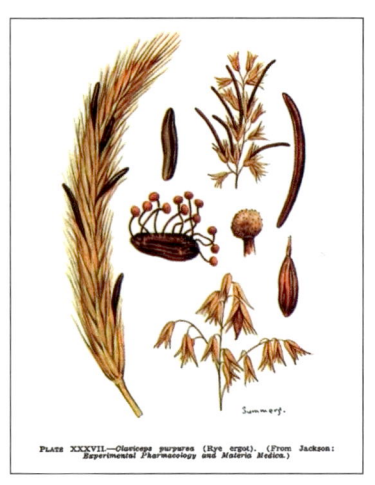

PLATE XXXVII.—*Claviceps purpurea* (Rye ergot). (From Jackson: *Experimental Pharmacology and Materia Medica.*)

Der Schlauchpilz *Claviceps purpurea* (Mutterkornpilz) wächst hauptsächlich an Roggenähren (Roggen = *Secale cereale*), wobei er je eine Ähre durch einen etwa 2 cm langen, schwarzvioletten, gebogenen Körper ersetzt. Dieser heißt *Secale cornutum,* Sclerotium oder Mutterkorn. Mutterkorn ist noch heute ein wichtiger Ausgangstoff zur Gewinnung von Mutterkornalkaloiden für medizinische Anwendungen.

Schon 600 v. Chr. erwähnten die Assyrer eine giftige 'Pustel' an Ähren, und die Parsen berichteten 300 v. Chr. von giftigen Gräsern, die Fehlgeburten auslösten. Roggen baute man in Europa erst später an, und die ältesten schriftlichen Zeugnisse über Ergotismusepidemien in Europa stammen aus dem Mittelalter.

Damals kannte man noch nicht den Zusammenhang zwischen dem Verzehr von mutterkornhaltigem Brot und den Vergiftungssymptomen (Ergotismus), und wenn man in feuchten Jahren Roggen mit bis zu 10% Mutterkorn zu Mehl verarbeitete, dann wurden ganze Landstriche von schweren Massenvergiftungen heimgesucht.

Mutterkornalkaloide binden an Adrenalinrezeptoren (α-Adrenozeptoren). Dadurch verengen sich die Blutgefäße, und die Extremitäten werden nur noch mangelhaft durchblutet, was bei einmaligem Mutterkornverzehr 24 h anhalten kann. Bei täglichem Verzehr von Mutterkorn beginnt zunächst die Haut zu kribbeln. Später werden Finger, Zehen, Ohren oder ganze Gliedmaßen brandig (Gangrän) und sterben ab. Fünf Gramm reiner Mutterkorn sind für einen Erwachsenen tödlich. Weil Vergiftete auch über brennende Schmerzen in den Füßen und Händen berichteten, und die Glieder sich dunkel 'wie Asche' färbten, nannte man die Krankheit Antoniusfeuer (*Ignis sacer*). In Deutschland brach die letzte größere Ergotismusepidemie 1879 aus. Beim letzten, historisch belegten Fall erkrankten 1926/1927 in Südrußland etwa 11 000 Menschen [16, 76, 77].

Neben Schwindel, Ohrensausen, Erbrechen, Durchfall, Sehstörungen und Krämpfen ist ein weiteres Symptom der Ergotvergiftung der Abort. Noch bevor man die Ursache des Antoniusfeuers kannte, verwendeten Hebammen Mutterkorn zum Auslösen von Geburten; daher der Name. In der Medizin wurde diese Wirkung erst viel später allgemein akzeptiert und schriftlich festgehalten: im Jahre 1818 veröffentlichte der Arzt Desgranges seine Beobachtung, daß Mutterkorn effektiv Geburten beschleunigt. Wegen den ebenfalls durch Mutterkorn verursachten, zahlreichen Totgeburten, gab man diese Anwendung später jedoch wieder auf.

Mutterkorn enthält etwa 30 Alkaloide, von denen viele Derivate der Lysergsäure sind, wie z.B. das Ergotamin (Abb. 4.2). Der Alkaloidgehalt von frischem Mutterkorn beträgt 1–2%. Ergotamin hat eine starke gefäßkontrahierende Wirkung, und Ärzte setzen es heute, in reiner Form, zur Behandlung von Migräneanfällen ein [5].

Ein unnatürliches Derivat der Lysergsäure ist LSD (Abb. 4.2), das der Chemiker Albert Hofmann im Jahre 1943 bei Sandoz in Basel zufällig entdeckte. Nachdem Hofmann die Substanz zum ersten Mal hergestellt hatte, überkam ihn ein Gefühl der Unruhe, sowie optische und akustische Sinnestäuschungen. Ein weiterer Selbstversuch ein paar Tage später bestätigte Hofmanns Vermutung: LSD war die Ursache für das merkwürdige Erlebnis. Die Verbindung erwies sich als extrem potent, und schon 0.1 mg können bei oraler Aufnahme Halluzinationen auslösen. Diese entsprechen weitgehend denen, die man nach Genuß von Mescalin erlebt, einem Alkaloid des Kaktus *Lophophora williamsii*. LSD bindet an mehreren Serotoninrezeptoren, doch für die halluzinogene Wirkung ist LSD's Agonismus[1] an den 5-HT_{2A} und 5-HT_{2C} Rezeptoren entscheidend.

Weil LSD und Mescalin nicht enthemmend oder euphorisierend wirken, und die meisten Menschen den Rausch eher als unangenehm empfinden, besteht bei diesen Stoffen praktisch keine Suchtgefahr.

Vergiftungen durch Mutterkorn treten heute nur noch selten auf. Die Qualität des Getreides unterliegt strenger Kontrolle, und man kann Mutterkorn vor der Vermahlung gut vom

---

[1] *Agonist*: Substanz, die an einem Rezeptor binden und ihn aktivieren kann

Roggen abtrennen. Weiterhin sind diese Alkaloide nur akut toxisch, und geringe Mengen verursachen weder Veränderungen unseres Erbguts noch auf andere Weise eine dauerhafte Organschädigung.

Ergotamin
LD_{50} 80 mg/kg

Lysergsäure

Lysergsäure-
diethylamid, LSD
LD_{50} 17 mg/kg

Mescalin
LD_{50} (Maus, po) 880 mg/kg

Adrenalin
LD_{50} 0.15 mg/kg

Serotonin
(5-Hydroxytryptamin, 5-HT)
LD_{50} 30 mg/kg

Abb. 4.2. Strukturen einiger Lysergsäurederivate und der natürlichen Neurotransmitter, an deren Rezeptoren sie binden können. Alle LD_{50}-Werte gelten für die intravenöse Verabreichung an Ratten.

4.4.2 Aflatoxine

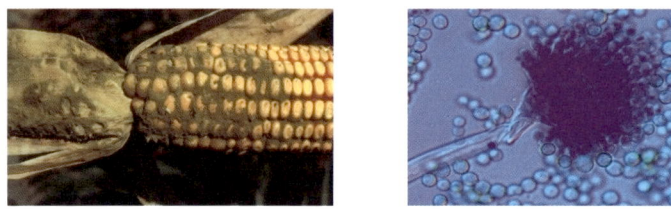

Aspergillus flavus

Der Schimmelpilz *Aspergillus flavus* ist wenig selektiv [78], und befällt sowohl lebende Tiere als auch Pflanzen. Neben vielen Getreidesorten, wie Mais, Weizen und Reis, dienen auch Nüsse (Erdnüsse, Pistazien, Paranüsse), Gewürze (Curry, Muskatnüsse, Chillies, Paprika, Pfeffer, Ingwer [79]) und getrocknete Früchte (Rosinen [80], Feigen [81]) als Nähr-boden für diesen Pilz. Seine wichtigsten Toxine sind die Aflatoxine, von denen Aflatoxin B_1 (Abb. 4.3) am giftigsten ist.

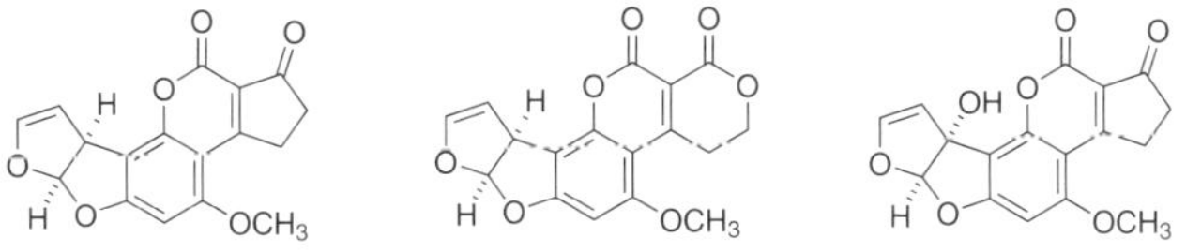

Aflatoxin B_1 — LD_{50} (Ente, po) 0.4 mg/kg | Aflatoxin G_1 — LD_{50} (Ente, po) 0.8 mg/kg | Aflatoxin M_1

Abb. 4.3. Strukturen einiger Aflatoxine

Aflatoxine können nicht nur in den oben erwähnten, direkt von *A. flavus* befallenen Nahrungsmitteln auftreten, sondern ebenfalls in Milchprodukten von Tieren, die aflatoxinhaltiges Futter gefressen haben [71]. *A. flavus* befällt pflanzliche Nahrungsmittel meistens während der Lagerung, wobei feuchte und warme Bedingungen die Vermehrung dieses Pilzes besonders fördern. So ereignen sich z.B. in Kenia regelmäßig Gelbsuchtseuchen mit hohen Sterberaten, die durch Aflatoxine in feucht gelagertem Mais verursacht werden [73]. Aflatoxin B_1 ist stark leberschädigend, und die wiederholte Verabreichung subtoxischer Mengen führt sowohl im Tierversuch als auch beim Menschen zu Lebertumoren. Diese Substanz kann ebenfalls Nieren- und Dickdarmtumoren hervorrufen [36]. Grund für diese Kanzerogenizität ist die Epoxidierung der Dihydrofurandoppelbindung (links in den Strukturen in Abb. 4.3) durch P_{450}-Enzyme in der Leber, wobei ein DNA-schädigender Metabolit entsteht, analog zur enzymatischen Aktivierung von Benz(a)pyren (Abb. 2.9). In Deutschland überwacht man regelmäßig den Aflatoxingehalt von Lebensmitteln; maximal ist 2 μg/kg zugelassen. Dieser Grenzwert wird besonders bei importierten Waren immer wieder überschritten [30, 79].

4.4.3 Ochratoxin A und Citrinin

Mehrere Schimmelpilze produzieren das Mycotoxin Ochratoxin A (Abb. 4.4); dazu gehören *Aspergillus ochraceus, A. sulphureus, A. mellus, Penicillium viridicatum* und *P. verrucosum*. Wegen der weiten Verbreitung dieser Pilze kann man Ochratoxin A in einer Vielzahl von Nahrungsmitteln nachweisen, wie z.B. Getreideprodukten, Kaffee [82], Bier, Wein, Kakao, Rosinen und Gewürzen. Oft tritt Ochratoxin A zusammen mit Citrinin auf, einem weiteren Mycotoxin der *Penicillium* Arten. Citrinin kann auch in verschimmelten Fleischwaren vorkommen. Nahezu alle Getreideprodukte enthalten Ochratoxin A, und z.Z. liegt die durchschnittliche, tägliche Einnahme in Deutschland bei 0.5 ng/kg Körpergewicht. Die empfohlene Höchstdosis beträgt 5 ng/kg, doch steht dieser Grenzwert, wegen der Mutagenizität dieses Mycotoxins, weiterhin zur Diskussion.

Ochratoxin A
LD$_{50}$ (Ratte, po) 22 mg/kg

Citrinin
LD$_{50}$ (Ratte, ip) 67 mg/kg

Abb. 4.4.

In Bulgarien, Rumänien und Teilen des ehemaligen Jugoslawiens leiden Menschen in ländlichen Gegenden oft an einer Nierenkrankheit, der sogenannten Balkan-endemischen Nephropathie. Man vermutet, daß Ochratoxin A und Citrinin in Getreideprodukten die Hauptursache dieser Krankheit sind [74].

Ochratoxin A wirkt im Tierversuch stark nierenschädigend (nephrotoxisch), nierenkrebserzeugend, fruchtschädigend (teratogen) und immunsuppressiv [83]. Ähnliche Wirkungen zeigt Citrinin. Beim Menschen gilt eine nephrotoxische Wirkung dieser Substanzen ebenfalls als gesichert, doch konnte man Kanzerogenizität nicht eindeutig nachweisen [74, 75]. Wegen ihrer Kanzerogenizität im Tierversuch gilt Ochratoxin A als 'wahrscheinlich für den Menschen krebserregend' [83]. Der Mechanismus der Giftwirkung dieser Stoffe ist noch nicht geklärt [36].

4.4.4 Fusarientoxine

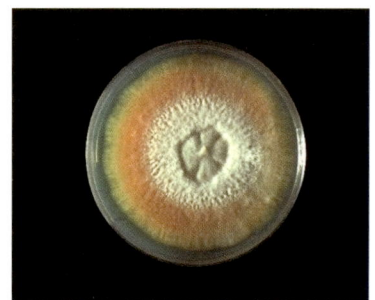

Petrischale mit Fusarium moniliforme

Pilze der Gattung *Fusarium* wachsen meistens schon auf dem Getreidefeld, und können so Getreide noch vor der Ernte mit Mycotoxinen verunreinigen. Die wichtigsten Toxine dieser Pilzgattung sind die Trichothecene, die Fumonisine und Zearalenon.

Trichothecene sind giftige Sesquiterpene, die Streitkräfte in Südostasien als Kampfstoffe für die chemische Kriegsführung eingesetzt haben. Dies sind Mycotoxine der Pilze *F. graminearum* und *F. culmorum,* die besonders gut bei kaltem, feuchtem Wetter gedeihen. Während des zweiten Weltkriegs ereigneten sich in Sibirien mehrmals schwere Massenvergiftungen, die die Bevölkerung ganzer Dörfer dezimierten. Durch Einhaltung gewisser Vorsichtsmaßnahmen läßt sich die Kontamination von Getreide mit Trichothecenen jedoch weitgehend vermeiden.

Man hat bislang über 150 verschiedene Trichothecene isoliert. In Lebensmitteln treten nur Vomitoxin, T-2 Toxin und Nivalenol in größeren Mengen auf (Abb. 4.5). Diese Verbindungen kann man hauptsächlich in Gerste, Weizen, Mais und deren Folgeprodukten in Mengen von 2 μg–62 mg/kg nachweisen; typisch ist 1 mg/kg [75].

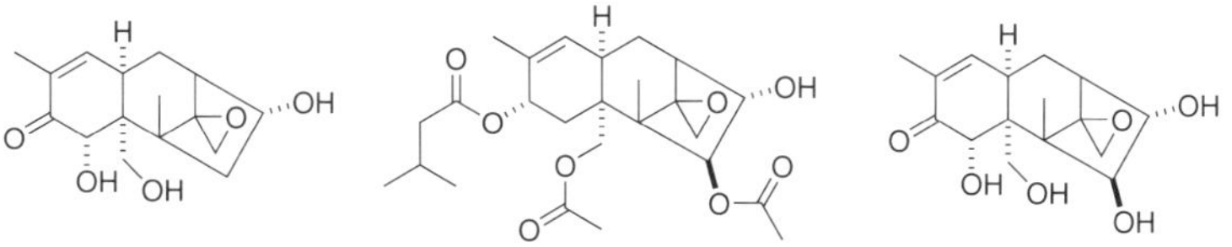

Vomitoxin (Deoxynivalenol) LD_{50} (Maus, ip) 70 mg/kg

T-2 Toxin LD_{50} (Maus, ip) 5 mg/kg (Schwein, po) 5 mg/kg

Nivalenol LD_{50} (Maus, ip) 4 mg/kg

Abb. 4.5. Strukturen einiger Trichothecene

Trichothecene sind Alkylierungsmittel, die bei oraler Einnahme die Schleimhäute reizen. Weitere Symptome sind lokaler Gewebstod (Nekrosen) im Mund, Nase und Darm, Übelkeit, Erbrechen und Durchfall. Bei Massenvergiftungen traten Immunsuppression, Schädigung des Knochenmarks, Hautnekrosen und Wachstumsstörungen auf.
Fumonisine produzieren die Pilze *Fusarium moniliforme* und *F. proliferatum,* die fast nur Mais befallen, besonders in warmen Gegenden. Der wichtigste Vertreter dieser Stoffklasse ist Fumonisin B_1 (Abb. 4.6). Fumonisine inhibieren die enzymatische Acylierung von Dihydrosphingosin mit Fettsäuren zu Dihydroceramiden (Abb. 4.6), die wichtige Zwischenprodukte der Biosynthese von Sphingolipiden sind [84]. Letztere sind in Nervenzellen und im Gehirn in großen Mengen vorhanden.

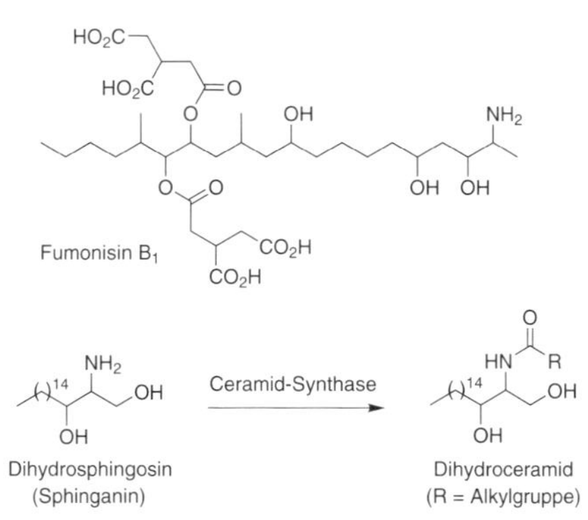

Abb. 4.6. Struktur von Fumonisin B_1, und die biochemische Umsetzung, die von Fumonisinen inhibiert wird

Fumonisine lösen je nach vergifteter Spezies unterschiedliche Symptome aus. Pferde erkranken nach Verzehr von fumonisinhaltigem Mais an einer oft tödlichen Gehirnerkrankung (*equine leukoencephalomalacia*), Schweine an Lungenödemen und Ratten an Nierenerkrankungen und Leberkrebs. Man vermutet, daß Fumonisine beim Menschen Speiseröhrenkrebs und Leberkrebs verursachen können. In Gegenden, wo Menschen viel fumonisinhaltigen Mais oder dessen Folgeprodukte verzehren, z.B. Polenta oder Cornflakes [85, 86], erkranken Menschen überdurchschnittlich oft an diesen Krebstypen [75].

Zearalenon (F-2 Toxin) ist ein macrocyclisches Lacton (Abb. 4.7), das die Pilze *F. graminearum* und *F. culmorum* produzieren. Obwohl diese Verbindung für den Menschen nur wenig giftig ist, verursacht sie, wegen ihrer estrogenen Wirkung, in der Tierhaltung immer wieder Probleme. Bei Schweinen und Schafen kann Zearalenon Unfruchtbarkeit und Anschwellung der weiblichen Genitalien hervorrufen [75].

Zearalenon

Abb. 4.7.

Die am stärksten betroffenen Getreidesorten sind Mais, Weizen, Gerste, Hirse und Reis, und hohe Zearalenongehalte rühren meistens von einer unsachgemäßen Lagerung her. Oft tritt Zearalenon zusammen mit Trichothecenen auf, die ja von denselben Pilzen produziert werden. Die thermische Zerstörung von Zearalenon erfordert bei 220 °C etwa 85 min [70].

4.4.5 Weitere Mycotoxine

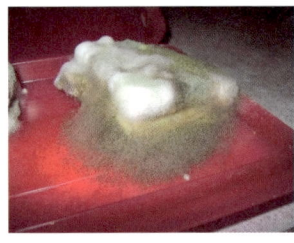

Verschimmeltes Brot

Brot und ähnliche Backwaren werden meistens von Schimmelpilzen der Gattung *Penicillium* (z.B. *P. roqueforti*), *Aspergillus* und *Eurotium* befallen. Diese produzieren unter anderem Mycophenolsäure, Rugulovasin und Echinulin, die, im Vergleich zu den oben beschriebenen Mykotoxinen, nur wenig giftig sind (Abb. 4.8). Manche dieser Schimmelpilze dienen zur Herstellung von Lebensmitteln, wie z.B. des Blauschimmelkäses Roquefort.

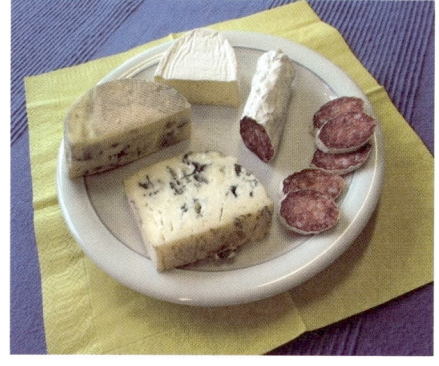

Mycophenolsäure
LD$_{50}$ (Maus, po) 2500 mg/kg

Rugulovasin A

Echinulin

Abb. 4.8.

Pilzgattungen, die hochgiftige Mycotoxine erzeugen, sind in Europa nur selten auf verschimmeltem Brot zu finden. Weil man Schimmel auf Brot auch leicht erkennen kann, und verschimmeltes Brot normalerweise nicht verzehrt, ist der Befall von Backwaren durch diese Pilze nur ein geringes Risiko [87]. Propion- oder Sorbinsäure unterdrücken den Wachstum von Schimmelpilzen effektiv, und sind daher als Konservierungsmittel für Backwaren gut geeignet [88].

4.5 Schlußfolgerung

Wie alle zuckerhaltigen Nahrungsmittel fördern Getreideprodukte die Entstehung von Karies. Gefährliche Mycotoxine gelangen schon während der Getreideproduktion in die Backwaren, und der Verbraucher kann sie weder erkennen noch vermeiden. Die Lebensmittelkontrollen müssen daher ständig, neben Acrylamid oder anderen Verunreinigungen, auch Mycotoxine überwachen, um so die Qualität aller Getreideprodukte zu gewährleisten. Produkte aus weniger entwickelten Ländern sind in der Regel stärker mycotoxinbelastet als deutsche Produkte.
Getreideprodukte verderben leicht, und ist eine längere Lagerung vorgesehen, dann bevorzuge man Produkte mit Konservierungsmitteln.

Aus den Sonetten an Orpheus

Voller Apfel, Birne und Banane,
Stachelbeere...alles dieses spricht
Tod und Leben in den Mund...Ich ahne...
Lest es einem Kind vom Angesicht,

wenn es sie erschmeckt. Dies kommt von weit.
Wird euch langsam namenlos im Munde?
Wo sonst Worte waren, fließen Funde,
aus dem Fruchtfleisch überrascht befreit.

Wagt zu sagen, was ihr Apfel nennt.
Diese Süße, die sich erst verdichtet,
um, im Schmecken leise aufgerichtet,

klar zu werden, wach und transparent,
doppeldeutig, sonnig, erdig, hiesig -:
O Erfahrung, Fühlung, Freude -, riesig!

R. M. Rilke

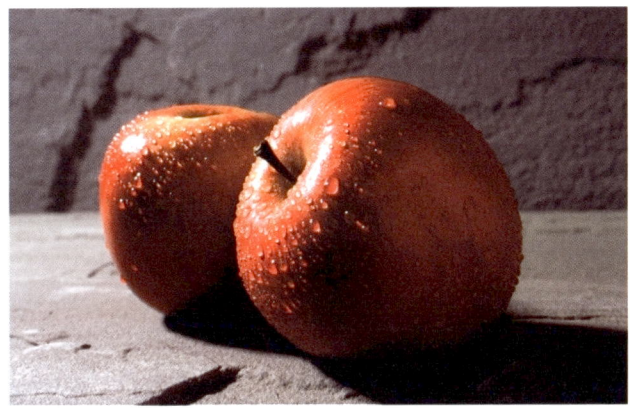

5 Obst und Gemüse

5.1 Einleitung

Pflanzliche Nahrungsmittel waren von jeher für den Menschen von großer Bedeutung. Man nimmt an, daß unser Körper hauptsächlich an den Verzehr von frischem Obst und Gemüse angepaßt ist [3]. Die Diskrepanz zwischen unserem genetisch festgelegten Nahrungsmittelbedürfnis und unseren heutigen Eßgewohnheiten (stark fett-, protein-, zucker- und salzhaltige Nahrung) könnte die Ursache vieler moderner Gesundheitsprobleme sein [89].

Epidemiologische Studien[1] haben eindeutig gezeigt, daß der Verzehr von frischem Obst und Gemüse das Krebsrisiko signifikant senkt [10, 90]. Der Grund hierfür ist jedoch nicht bekannt [9]. Zwar wird oft behauptet, daß Antioxidantien in Pflanzen die oxidative Schädigung von DNA hemmen, und somit anti-mutagen wirken. Diese Antioxidantien sind aber kaum oral verfügbar, d.h. nur ein geringer Bruchteil der aufgenommenen Menge gelangt ins Blut und so zu den verschiedenen Organen. Weiterhin haben die meisten dieser Verbindungen im menschlichen Körper nur kurze Halbwertszeiten. So haben epidemiologische Studien keinen Zusammenhang zwischen Krebs und dem Konsum von schwarzem oder grünem Tee gezeigt, Getränken, die reich an Antioxidantien sind [91–93]. Weiterhin belastet eine obst- und gemüse*freie* Diät die Blutbestandteile oxidativ *weniger* als eine normale Diät [94]. Diese Beobachtungen deuten darauf hin, daß nicht Antioxidantien sondern andere, unbekannte Faktoren in pflanzlichen Nahrungsmitteln für deren krebsvorbeugenden Effekt verantwortlich sind.

B.N. Ames, ein bekannter Krebsforscher, hat vorgeschlagen, daß der menschliche Körper an einen viel höheren Konsum von Obst als den heute üblichen angepaßt ist, und daß ein

---

[1] epidemiologische Studien: Vergleich der Erkrankungsraten in großen Menschengruppen als Funktion einer beliebigen Erkrankungsursache (Noxe)

Mangel an pflanzlichen Nahrungsmitteln und die daraus folgende mangelhafte Versorgung mit Vitaminen und Mineralstoffen zu einem erhöhten Krebsrisiko führt [95]. Diese Hypothese beruht auf der Beobachtung, daß ein Mangel an Zink, Folsäure und den Vitaminen B_6 und B_{12} eine Schädigung des Erbguts verursacht. Eine aussichtsreiche Vorsorge gegen Krebs wäre somit die tägliche Einnahme von Multivitamintabletten [96].

Obst und Gemüse bestehen hauptsächlich aus Wasser, und die Konzentration an Nährstoffen ist daher, im Vergleich zu anderen Lebensmitteln, gering. Sie enthalten neben Kohlenhydraten nur wenig Proteine und praktisch kein Fett. Andererseits enthält frisches Obst oder Gemüse große Mengen wasserlöslicher Vitamine (B-Vitamine, Vitamin C, Folsäure), Carotin, Mineral- und Ballaststoffe. Nüsse sind, im Gegensatz zu Obst oder Gemüse, wasserarm und reich an Fett und Proteinen (Tabelle 5.1).

Tabelle 5.1. Chemische Zusammensetzung pflanzlicher Nahrungsmittel

Name	H_2O	K.[a]	P.[b]	F.[c]	Vitamin C (mg/kg)	kcal/100 g
Apfel	84%	12%	0.4%	-	30-350	50
Birne	83%	13%	0.4%	-	10-40	50
Banane	74%	20%	1.4%	-	70-210	90
Apfelsine	84%	8%	1.1%	-	500	50
Blumenkohl	91%	2.3%	2.5%	0.3%	780	20
Kopfsalat	95%	1.1%	1.2%	0.2%	130	10
Spinat	91%	0.6%	2.6%	0.3%	520	20
Rosenkohl	85%	3.3%	4.5%	0.3%	1140	40
Möhre	88%	5%	1.1%	0.2%	71	30
Tomate	94%	2.6%	1.0%	0.2%	190	20
Kartoffel	78%	15%	2.0%	0.1%	170	70
Haselnuß	5%	11%	12%	66%	-	550
Mandel	6%	5%	21%	56%	-	575

[a] verwertbare Kohlenhydrate   [b] Proteine   [c] Fette

5.2 Genmodifizierte Nutzpflanzen

5.2.1 Genmodifikation

Die Modifikation genetischer Information ist ein natürlicher Prozeß, der für die Evolution und den Erhalt des Lebens unter sich stets ändernden Umweltbedingungen von entscheidender Bedeutung war und ist [97]. Einzellige Organismen tauschen DNA-Fragmente, und somit genetisch bedingte Merkmale (= Gene), kontinuierlich aus, wodurch ständig neue Mutanten entstehen, z.B. antibiotikaresistente Bakterien. Gelegentlich beobachtet man auch Gen-Transfer zwischen Pflanzen und Bakterien [98, 99]. Bei mehrzelligen Lebewesen tauschen Individuen die genetische Information nur selten untereinander aus [100], und stellen sie nur während der Vermehrung für jede Generation neu zusammen.

Menschen haben seit Jahrtausenden diesen Prozeß künstlich beschleunigt, und durch systematisches Kreuzen das Erbgut wilder Arten modifiziert, um erwünschte Merkmale zu verstärken und unerwünschte Merkmale zu unterdrücken. Alle heutigen Haustiere und Nutzpflanzen sind das Produkt dieser traditionellen Genmodifikation.

Fortschritte in der Gentechnik ermöglichten es in den 1970er Jahren, ausgewählte Gene von einer Art auf eine andere zu übertragen. Im Vergleich zur traditionellen Züchtung erlaubt die Gentechnik eine viel schnellere und gezieltere Veränderung der Merkmale einer Art. Erste Anwendungen fand diese Technik in der Herstellung wichtiger menschlicher Proteine mit Hilfe genmodifizierter Bakterien oder Hefen, z.B. Insulin zur Behandlung von Diabetes, und Wachstumshormon zur Behandlung von Zwergwuchs. Vor der Entwicklung der Gentechnik waren diese Proteine nur schwer oder gar nicht zugänglich. Humaninsulin mußte man z.B. aus natürlichem Schweineinsulin herstellen, das immer mit anderen Proteinen des Schweines verunreinigt war, und somit bei Diabetikern leicht Allergien auslösen konnte.

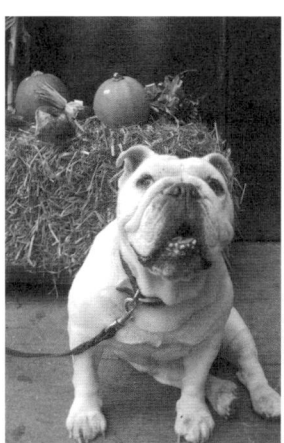

Genmodifizierter Wolf

5.2.2 Genmodifizierte Pflanzen

Später gelang es, fremde Gene ebenfalls in Pflanzen einzubauen. Große Bedeutung haben genmodifizierte Pflanzen, die insektizide Peptide erzeugen, und ohne Verwendung synthetischer Insektizide angebaut werden können. Weitere neue Merkmale gentechnisch veränderter Nutzpflanzen sind Resistenz gegenüber Bakterien, Viren, Schimmelpilzen [101] oder gewissen Herbiziden. Diese Pflanzen kann man ebenfalls ohne den massiven Einsatz von Pflanzenschutzmitteln anbauen. Die erforderlichen Fremdgene sind nicht neu, sondern stammen meistens aus natürlichen Bodenbakterien [99]. Heute baut man u.a. gentechnisch modifizierte Sojabohnen, Tomaten, Kartoffeln, Baumwolle und Mais an.

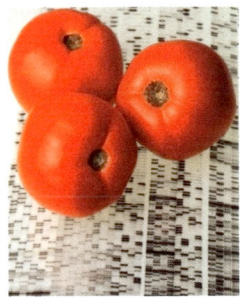

Genmodifizierte Tomaten;
im Hintergrund gel-elektro-
phoretische Analysen
von DNA

Neuere Entwicklungen sind Pflanzen mit erhöhtem Nährwert und Vitamingehalt, besserer Verdaulichkeit, besserem Geschmack, verbesserter Lagerfähigkeit, weniger allergenen Proteinen oder mit größerer Widerstandsfähigkeit gegenüber Dürre, Frost oder anderen abiotischen Streßfaktoren. Denkbar wären ebenfalls Getreidesorten, die, wie Hülsenfrüchte, zu einer Symbiose mit Knöllchenbakterien befähigt sind und somit keinen Dünger mehr erfordern. Der Anbau solcher Pflanzen wäre viel umweltfreundlicher als unsere heutige Landwirtschaft.

5.2.3 Gefahren

Die Forscher, die in den 1970er Jahren die Genmanipulation entwickelten, wußten, daß mit dieser neuen Technik potentielle Gefahren verbunden waren. Um die unkontrollierte Vermehrung neuer Bakterienmutanten außerhalb der Laboratorien zu verhindern, arbeitete man zunächst nur mit Bakterien, die auf Diaminopimelinsäure angewiesen waren, einem Stoff, der weder im menschlichen Darm noch in der Umwelt in ausreichenden Mengen vorkommt. Die vielen Jahre Erfahrung mit Gentechnik haben jedoch gezeigt, daß genmodifizierte Organismen harmloser sind als zunächst angenommen. Genmodifizierte Mikroorganismen setzt man seit Jahrzehnten routinemäßig zur großtechnischen Herstellung vieler Produkte ein, und bisher hat es noch keinen Fall neuer Erkrankungen durch solche Organismen gegeben. Deshalb lockerten die Behörden in den letzten Jahren etwas die ursprünglich sehr restriktiven Gesetze zur Genmanipulation [102].

Fremde Gene erzeugen in Pflanzen neue Proteine. Von wenigen, hochentwickelten Toxinen abgesehen, z.B. Bakterientoxinen oder Lectinen, stellen Proteine in unserer Nahrung keine Gefahr dar, weil sie bei der Verdauung zerstört werden. Die vielen unterschiedlichen Proteine in Lebensmitteln, deren Verzehr folgenlos bleibt, belegen dies. Die wenigen bekannten giftigen Proteine sind keine Zufallsprodukte, sondern hochentwickelte Substanzen, mit denen der produzierende Organismus einen Wettbewerbsvorteil erzielt. Giftige Proteine sind nur akut toxisch, und bis heute hat man noch kein Protein gefunden, das bei oraler Aufnahme Krebs oder Mißbildungen am Fötus verursachen kann.

Die Menge an neuen Proteinen in genmodifizierten Pflanzen ist nur gering (0.01–0.1% des Gesamtproteins), und das Risiko einer Erkrankung durch diese Proteine daher minimal. Die meisten Experten sind sich einig, daß gentechnisch modifizierte Pflanzen keine größere Gefahr als traditionell gezüchtete Pflanzen darstellen [103]. Alle zugelassenen, gentechnisch modifizierten Nutzpflanzen wurden eingehend untersucht, und sind für den Verbraucher unbedenklich.

Manche Gentechnikgegner behaupten, daß die neuen Proteine in gentechnisch modifizierten Organismen (GMOs) Lebensmittelallergien auslösen können. Das stimmt zwar, doch ebenfalls normale Lebensmittel können Allergien verursachen, besonders Kuhmilch, Getreide (Gluten), Äpfel, Soja, Erdnüsse, Sellerie und Senf [4, 104]. In der Regel verkraften wir neue Proteine in der Nahrung ohne weiteres. Wenn wir verreisen und neue Speisen kosten, d.h. unseren Körper mit vielen neuen Proteinen konfrontieren, dann entwickeln wir normalerweise keine Allergien. Es gibt auch keinen Grund anzunehmen, gentechnisch modifizierte Lebensmittel seien stärker allergen als traditionelle Produkte. Beim Zulassungsverfahren für neue GMOs achtet man ebenfalls auf dieses potentielle Problem, z.B. durch Vergleich der Struktur der neuen, im GMO enthaltenen Proteine mit den Strukturen bekannter allergener Proteine [103]. Fremdproteine werden meistens nur gefährlich, wenn sie ins Blut gelangen, z.B. durch intravenöse Verabreichung; unser Immunsystem kann dann Antikörper gegen solche Fremdproteine erzeugen, die später eine allergische Reaktion auslösen können.

Die 1990er waren die Jahre der Lebensmittelskandale. Daß wir das Vertrauen gegenüber öffentlichen Lebensmittelkontrollen verloren haben, überrasche niemanden. Die Behauptung, GMO's seien für die Umwelt risikolos, ist weder glaubwürdig noch korrekt. Ein neuer Organismus, ebenso wie die Ausrottung von Arten, stellt immer eine Gefahr für das ökologische Gleichgewicht dar. Dabei spielt es keine Rolle, ob die Spezies durch Evolution oder Genmodifikation erzeugt, oder aus anderen Gegenden eingeführt wurde.

Als englische Jagdfreunde in den 1860er Jahren im Süden Australiens Kaninchen aussetzten, unterschätzten sie deren Vermehrungsfähigkeit. Eine Kaninchenplage überrollte den Kontinent: 'The grey blanket'. Fünfzig Jahre später grassierten Kaninchen in nahezu ganz Australien, und verursachten schweren Schaden, sowohl für die Landwirtschaft als auch an der endemischen Pflanzenwelt. Noch invasiver und zerstörerischer als Kaninchen ist die Spezies *Homo sapiens,* die nicht nur weltweit ein massives Artensterben verursacht hat, sondern sogar nahezu alle mehrzelligen Organismen auf diesem Planeten vernichten könnte. Diese Beispiele zeigen, daß neue Arten das ökologische Gleichgewicht katastrophal stören können.

Unsere Nutzpflanzen sind weitaus weniger aggressiv und invasiv als *Homo sapiens,* und bedrohen keine anderen Pflanzenarten, trotz Genmodifikation durch Züchtung. Die unkontrollierte Übertragung der Fremdgene modifizierter Pflanzen auf Bakterien oder auf andere Pflanzenarten ist ebenfalls unwahrscheinlich [99].

Allerdings kann Pollen Fremdgene auf nicht-genmodifizierte Varianten *derselben* Pflanze übertragen. Dies läßt sich nur verhindern, indem man zwischen genmodifizierten und nicht-genmodifizierten Nutzpflanzen derselben Gattung ausreichend Abstand hält. Nach der letzten Novellierung des Gentechnikgesetzes (18.06.2004) haften die Anbauer der GMO's für den Schaden, der durch Auskreuzung ihrer Arten auf Nachbarfelder entstehen kann. Das Gesetz käme zur Anwendung, wenn ein Produzent von 'ökologischen' Erzeugnissen diese, wegen Fremdgenen, nicht mehr als solche vermarkten kann, oder Produkte überhaupt nicht mehr verkauft werden können, weil sie unzulässige Gene aus einem Freilandversuch enthalten. Unklar ist, ob Anbauer unmodifizierter Arten entsprechend für den Schaden haften, den sie durch Auskreuzung ihrer Varianten auf kostbare, genmodifizierte Arten auf Nachbarfeldern verursachen.

5.2.4 Patente auf Leben?

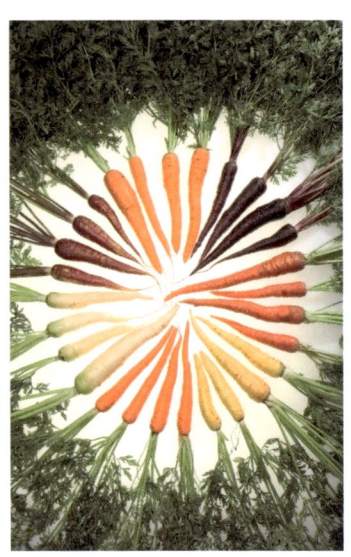

Genmodifizierte Karotten

Die Entwickler neuer genmodifizierter Pflanzen können für diese, wie für alle anderen technischen Innovationen, ein Patent beantragen. Patente räumen dem Erfinder zwanzig Jahre lang das Recht zur alleinigen wirtschaftlichen Nutzung seiner Erfindung ein. Als Gegenleistung muß der Erfinder in seinem Patent die Innovation so genau beschreiben, daß jeder Fachmann sie ausführen kann. Wenn das Patent verfallen ist, darf jeder die Erfindung kostenlos nutzen.

Das Patentrecht ist die Grundlage allen technischen Fortschritts und unseres Wohlstandes; in Ländern ohne solidem Patentrecht, wie z.B. Indien, ist Forschung unwirtschaftlich, was technischen Stillstand und Armut herbeiführt.

Das Schreckensszenario, in dem einige wenige Firmen alle genmodifizierten Nutzpflanzen und somit die gesamte Lebensmittelproduktion kontrollieren, erscheint jedoch, wegen der zeitlichen Begrenzung von Patenten, unrealistisch. Bei anderen patentierbaren Produkten, wie z.B. Arzneien oder Maschinen, sorgt der freie Wettbewerb zwischen mehreren Anbietern meistens für große Auswahl und faire Preise. Es gibt keinen Grund anzunehmen, daß dies bei GMO's nicht der Fall sein wird.

5.2.5 Perspektiven

Angesichts der weiter rasch wachsenden Weltbevölkerung ist Umweltschutz heute kein Luxus mehr, sondern eine Frage des Überlebens unserer Spezies. Wir rotten Tier- und Pflanzenarten mit einer nie gesehenen Schnelligkeit aus [105–107], ohne deren ökologische Rolle zu kennen, und ohne zu wissen, mit wie wenig Arten ein stabiles, menschliches Leben tragendes Ökosystem überhaupt auskommen kann [108, 109]. Der angerichtete Schaden ist, aus

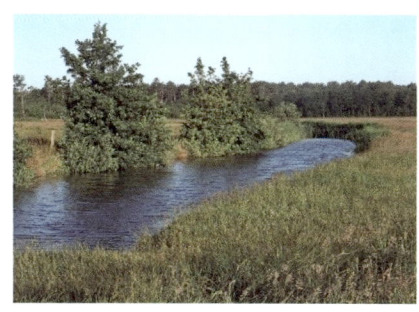

menschlicher Perspektive, irreversibel, weil die Entstehung neuer Arten Millionen von Jahren erfordert [110]. Dasselbe gilt für die Anreicherung von Kohlendioxid in der Atmosphäre durch Verbrennung fossiler Kohlenstoffderivate (Erdgas, Erdöl, Kohle). Fossile Kohlenstofflager entstehen nur langsam, und es wird ebenfalls Millionen von Jahren dauern, bis die Unmengen Kohlendioxid, die wir freisetzen, wieder in Form organischer Materie begraben sind.

Um die restlichen Urbiotope vor der Zerstörung zu retten, müssen wir die Ernteerträge weltweit erhöhen, ohne dabei die Gewässer allzu stark mit Dünger oder Pflanzenschutzmitteln zu belasten. Dies könnte mit gentechnisch modifizierten Pflanzen gelingen.

Obwohl Pestizidrückstände in Lebensmitteln kein direktes Risiko für den Verbraucher darstellen, belasten Pestizide die Umwelt stark. Nicht nur Schädlinge und Unkraut, sondern auch wilde Pflanzen, Algen, Amphibien, Fische, Insekten und Mikroorganismen in Flüssen und Seen gehen durch Pestizide zugrunde. Daher sind alle Bemühungen zur Senkung der verwendeten Pestizidmengen zu begrüßen.

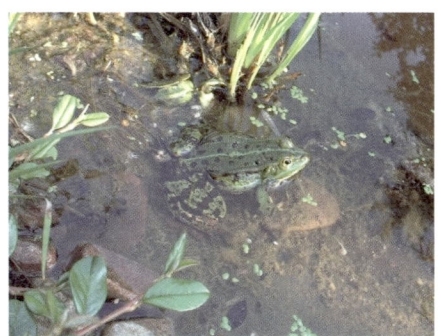

Pestizidfreie Landwirtschaft, z.B. ökologischer Landbau, liefert nur spärliche Ernten und stark mycotoxinbelastete Produkte schlechter Qualität. Daher ist diese Art von Landwirtschaft keine realistische Alternative zur Ernährung der rapide wachsenden Weltbevölkerung. Genmodifizierte Pflanzen, die gegen Schädlinge resistent sind, kann man indes mit viel geringeren Pestizidmengen oder ganz ohne Pestizide anbauen, und sind somit eine der umweltfreundlichsten Erfindungen der letzten Jahrzehnte. Es ist schade, daß die Medien und die Hersteller dieser Pflanzen die Öffentlichkeit nicht ausreichend über diese wichtigen Vorzüge informiert haben, und daß viele Menschen diese neuen Pflanzensorten ablehnen. Manche deutsche Politiker haben GMO's ebenfalls den Krieg angesagt, trotz der dürftigen wissenschaftlichen Grundlage und den umweltschädigenden Folgen solcher Haltung. Wie auch bei hormonbehandeltem Fleisch geht es hierbei nicht um den Schutz der Verbraucher, sondern um den Schutz deutscher Produkte vor Importwaren. Obwohl freier Wettbewerb technischen Fortschritt, bessere Produkte, größere Auswahl und niedrigere Preise mit sich bringt, und deshalb auch gesetzlich durch die Kartellämter gewährleistet und gefördert wird, scheuen sich Politiker offenbar davor, und wollen nicht einsehen, daß Protektionismus eine Sackgasse ist.

In modernen Demokratien ist der Staat die einzige Institution, die Monopole errichten darf, ohne dafür bestraft zu werden (Steuermonopol, Polizei, Rechtsprechung, Rentenversicherung, usw.). Der Mangel an Konkurrenz und Leistungsdruck führt ganz automatisch zu stetig steigenden Staatsausgaben und fallender Qualität der staatlichen 'Produkte', und ist die Ursache für ineffiziente Mammutbehörden und sinnlose staatliche Geldverschwendung. (Monopole haben immer steigende Preise und fallende Qualität zur Folge; warum sollte der Monopolist sich anstrengen, bessere Waren für niedrigere Preise zu erzeugen?). Politiker scheinen daher am meisten unter der zunehmenden Mobilität von Personen, Firmen und Waren zu leiden, was u.a. in gut getarntem Protektionismus oder absurden Begriffen wie 'unfairer Steuerwettbewerb' zum Ausdruck kommt. Größerer Wettbewerb, auch zwischen Regierungen, z.B. durch weiteren Abbau von Handels- und Umsiedlungsbarrieren und den Verbot internationaler Steuerabsprachen (Steuerkartelle) wäre eine starke Triebkraft, die Effizienz des Staatsapparates zu erhöhen, die Anzahl Beamten und deren Privilegien zu verringern, die staatliche Unterstützung konkurrenzunfähiger Branchen zu beenden, und für weniger Steuergelder mehr zu leisten.

5.3 Pflanzenschutzmittel

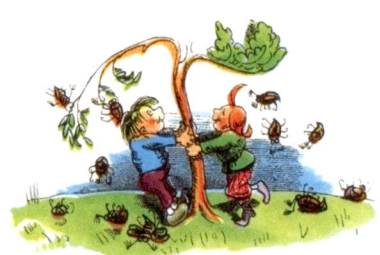

In der modernen Landwirtschaft benutzt man neben Dünger unterschiedliche Hilfsstoffe, um die Ernteerträge und Qualität der Produkte zu verbessern. Dazu gehören Mittel gegen Insekten (Insektizide), Pilze (Fungizide), Unkraut (Herbizide), Milben (Acarizide), Nagetiere (Rodentizide), Schnecken (Molluskizide), Würmer (Nematizide), sowie Wachstumsregler. Dank dieser Hilfsmittel konnte man weltweit in den letzten sechzig Jahren, trotz schnell wachsender Bevölkerung, die Preise von Lebensmitteln senken und eine bessere Versorgung gewährleisten. Die höhere Qualität pflanzlicher Nahrungsmittel trägt ebenfalls zur stetig steigenden Lebenserwartung bei. Dies müssen wir entschieden als einen großen Erfolg der chemischen Industrie beurteilen.

Pflanzenschutzmittel und Wachstumsregler werden vor ihrer Vermarktung toxikologisch ähnlich sorgfältig geprüft wie Medikamente. Auch den biologischen Abbau dieser Stoffe und mögliche Gefahren für die Umwelt untersuchen und beurteilen die Behörden gründlich. Die Zulassung erteilt das Bundesamt für Verbraucherschutz und Lebensmittelsicherheit in Zusammenarbeit mit dem Umweltbundesamt, dem Bundesinstitut für Risikobewertung und der Biologischen Bundesanstalt für Land- und Forstwirtschaft. Neue Präparate werden nur für zehn Jahre zugelassen, wonach der Hersteller einen neuen Antrag einreichen muß. Dadurch verdrängen neue Pflanzenschutzmittel ältere Präparate, die den ständig steigenden Qualitätsansprüchen nicht mehr gewachsen sind [111].

Moderne Pflanzenschutzmittel sind nicht nur leicht biologisch abbaubar, sondern auch viel selektiver als alte, so daß die Landwirte nur geringe Mengen dieser Stoffe verwenden müssen. Weiterhin sind es immer öfter hydrophile (wasserlösliche) Verbindungen, die der Körper von Warmblütern schnell ausscheidet. Eine Anreicherung in der Nahrungskette ist somit ausgeschlossen, und das Risiko unerwarteter Langzeitwirkungen geringer als bei persistenten Pestiziden.

Die gesetzlich zugelassenen maximalen Rückstandsmengen dieser Hilfsstoffe liegen weit unter den Mengen, die beim Menschen eine biologische Wirkung auslösen könnten. Die Bundesländer überwachen ständig die Einhaltung dieser Grenzwerte. Die Beanstandungsquote wegen Pestizid-Grenzwertüberschreitungen lag in Deutschland 2003 bei etwa 10%, wobei ein Großteil dieser Verstöße bei importierten Produkten, besonders fernöstlicher Herkunft, auftraten [30, 33].

Nicht der Verbraucher von pflanzlichen Nahrungsmitteln, sondern hauptsächlich die Anwender und Hersteller von Pflanzenschutzmitteln sind diesen Stoffen ausgesetzt. Von 1982 bis 1990 ereigneten sich in den alten Bundesländern insgesamt 178 Fälle von Berufserkrankungen durch eine zu hohe Belastung mit Pestiziden. Hierbei handelte es sich in den meisten Fällen um Vergiftungen mit heute unzulässigen, arsenhaltigen Mitteln [16]. Insgesamt gab es in Deutschland im Jahre 1990 nur 230 Todesfälle durch Pestizidvergiftungen, wovon 220 Fälle Selbstmord und 7 Fälle Folgen eines Unfalls waren. Die Ursache der übrigen drei Vergiftungen konnte nicht geklärt werden [16].

Obwohl die Landwirte in den industrialisierten Ländern Pflanzenschutzmittel seit über fünfzig Jahren benutzen, hat man keine Beeinträchtigung der allgemeinen Gesundheit beobachtet. Über Erkrankungen der Verbraucher durch Rückstände moderner Pestizide ist ebenfalls nichts bekannt. Wegen ihrer geringen akuten und chronischen Toxizität, und den geringen Konzentration, in denen sie auftreten, stellen Rückstände von Pflanzenschutzmitteln in Lebensmitteln keine größere Gefahr für den Verbraucher dar [112, 113].

Bei Obst und Gemüse, das wir vor dem Verzehr schälen (Bananen, Apfelsinen, Nüsse), sind Pestizidrückstände unerheblich, weil diese Stoffe die Schale nicht durchdringen. Es ist daher verwunderlich, daß Greenpeace besonders Pestizidrückstände 'in' Bananen anprangert [114].

Bei manchen Wirkstoffen beobachtet man gelegentlich, daß die biologische Wirkung eines Gemisches stärker ist, als die Summe der Wirkungen der Einzelkomponenten. Dies ist z.B. für Tabak und Alkohol der Fall: wer einen Liter Wein am Tag trinkt, verdoppelt sein Krebsrisiko (Speiseröhrenkrebs), und wer 30 g Tabak raucht, verachtfacht dieses Risiko; wer jedoch Alkohol und Tabak in diesen Mengen konsumiert, erhöht das Krebsrisiko um den Faktor 150 [16]. Solch eine überadditive Wirkung heißt Potenzierung. Untersuchungen zur biologischen Wirkung von Gemischen von Pestiziden haben keine Hinweise auf Potenzierung, wohl aber auf additive Effekte gegeben [115, 116]. Potenzierung wurde bisher nur beobachtet, wenn man isolierte Zellen mit Pestizidgemischen in unrealistisch hohen Konzentrationen behandelte [117].

Weil manche Pflanzenschutzmittel eine schwache estrogene Wirkungskomponente zeigen, muß man bei deren Zulassung auch auf diese potentielle Gefahr achten [116, 118]. Im Jahre 1998 verglichen Forscher die estrogene Aktivität natürlicher Phytoestrogene in Rotwein mit der eines Pestizidgemisches [119]. Dazu stellten sie ein Gemisch von estrogen wirksamen Pflanzenschutzmitteln her, daß ungefähr dem Gemisch entspricht, das US-Amerikaner täglich über die Nahrung zu sich nehmen. Dieses Pestizidgemisch war 3000mal weniger stark estrogen wirksam als die natürlichen Phytoestrogene in einem Glas Rotwein.

Wir haben heute nicht die Wahl zwischen Pestiziden und keinen Pestiziden, sondern nur zwischen Pestiziden und Myco- oder Enterotoxinen. Unterläßt man die Behandlung von Nutzpflanzen mit Pestiziden, dann nimmt deren Befall durch Insekten, Pilze, Bakterien und andere Schädlinge schnell zu, und Produkte schlechter Qualität und starker Toxinbelastung sind die Folge [120]. Solche Produkte stellen eine *reale* Gefahr für den Verbraucher dar. Natürlich dürfen in Nahrungsmitteln nicht beliebig hohe Mengen an Pestiziden vorkommen, doch noch wichtiger ist es, die Mengen natürlicher, hochgiftiger Substanzen zu begrenzen. Bei den heute geltenden Maximalwerten für Pestizidrückstände braucht der Verbraucher sich wegen dieser Stoffe keine Sorgen zu machen.

Ein Vergleich des gesundheitsschädigenden und krebserzeugenden Potentials verschiedener Inhaltsstoffe unserer Nahrung zeigt, daß die Gefahr, die von Pestizidrückständen oder sonstigen Resten synthetischer Chemikalien ausgeht, vernachlässigbar klein ist. Viel gefährlicher sind die natürlichen Inhaltsstoffe, die zum größten Teil noch gar nicht untersucht sind, und die Substanzen, die beim Braten, Backen, Rösten, Räuchern oder Grillen in Lebensmittel gelangen (s. Kap. 5.3.3 und 5.3.4). Die Lebensmittel, die ein US-Amerikaner täglich verzehrt, enthalten etwa 1500 mg natürliche Toxine und 2000 mg stark mutagene Verbrennungsprodukte, aber nur 0.09 mg Pestizidrückstände [25]. Eine Tasse Kaffee enthält dieselbe Menge an (im Tierversuch) krebserregenden Stoffen, die ein Durchschnittsbürger *im Jahr* an (ebenfalls im Tierversuch) krebserregenden Pflanzenschutzmitteln zu sich nimmt, wobei man nur 3% der im Kaffee enthaltenen Röstprodukte überhaupt an Tieren getestet hat [25]. Kaffee ist allerdings für den Menschen nicht krebserregend, was abermals zeigt, daß die Kanzerogenizität einer hochdosierten Substanz im Tierversuch nicht unbedingt Kanzerogenizität der niedrigdosierten Substanz für den Menschen bedeutet.

Die mit Abstand am stärksten fruchtschädigende, krebserregende und gesundheitsschädigende Substanz, die wir regelmäßig zu uns nehmen, ist Alkohol [121–126]. Etwa 75% aller ernährungsbedingten Krebserkrankungen werden nicht durch krebserregende Substanzen verursacht, sondern durch Überernährung [127]. Anstelle von Kampagnen gegen Pestizidrückstände in Nahrungsmitteln wären Maßnahmen gegen Alkoholkonsum und gegen unnatürliche, hochkonzentrierte, kalorienreiche Nahrungsmittel, wie z.B. reine Fette und Öle, Süßigkeiten, Käse, Mayonnaise, Senf, usw., für die allgemeine Gesundheit sinnvoller.

Keine Studie hat bisher gezeigt, daß pestizidarme Lebensmittel, z.B. aus ökologischem Landbau, gesünder seien als normale, pestizidhaltige Lebensmittel [128]. Eher das Gegenteil ist zu erwarten.

Trotz des geringen Gesundheitsrisikos durch Pflanzenschutzmittel- und Wachstumsreglerrückstände in Lebensmitteln wäre die Angabe der Substanzen wünschenswert, die in größeren Mengen in die Endprodukte gelangen. Somit hätte der Verbraucher die Möglichkeit, mit seiner Wahl landwirtschaftliche Produktionsmethoden zu beeinflussen. Auf lange Sicht würden Landwirte den Einsatz von Pflanzenschutzmitteln auf das notwendige Mindestmaß reduzieren, und die Verbraucher würden umweltfreundliche Produkte, wie z.B. gentechnisch modifizierte Pflanzen, sachlicher beurteilen. Substanzen, die nur zur Senkung des Preises, nicht aber zur Verbesserung der Qualität dienen, z.B. der Wachstumsregler Chlormequat zur Halmfestigung von Getreide oder zur Züchtung dickerer Mohrrüben, setzte man nicht mehr in dem Ausmaß ein wie heute. Deutsche Verbraucher würden sicherlich gerne mehr für ein Produkt 'ohne Wachstumsregler' zahlen, und so die geringere Ernte finanzieren.

Der massive Einsatz von Pflanzenschutzmitteln und Dünger belastet die Umwelt stark. Durch die großen Mengen Dünger, die über die Flüsse ins Meer gelangen, entstehen regelmäßig sog. 'dead zones'. Dies sind Gebiete, in denen zunächst aufgrund des Düngers große Mengen an Algen wachsen. Beim Absterben und Verwesen dieser Algen fällt die Sauerstoffkonzentration im Wasser dermaßen stark, daß alle aeroben[1] Lebewesen, wie Fische, Krebse, Muscheln, usw., sterben. Solche 'dead zones' entstehen jährlich im Golf von Mexico an der Mündung des Mississippi,

---

[1] *aerob:* Sauerstoff benötigend

und können dort bis zu 20 000 km^2 erreichen, was der Fläche von Rheinland-Pfalz entspricht. Aber auch in der Nord- und Ostsee und in anderen Küstengebieten ist dieses Phänomen beobachtet worden [129, 130].

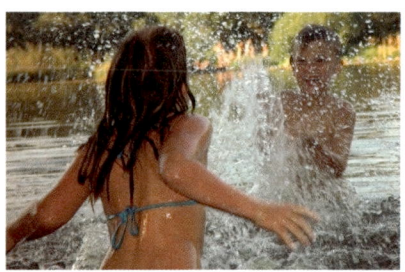

Amphibien, Fische und andere Wasserorganismen sind Pestiziden schutzlos ausgeliefert. Wegen ihrer empfindlichen Haut und ihren ungeschützten Eiern reagieren Amphibien (Frösche, Kröten, Molche, Salamander) besonders empfindlich auf Umweltverschmutzung, und man vermutet, daß die vielerorts fallenden Amphibienzahlen durch die schlechte Qualität des Wassers bedingt sind [118, 131].

5.3.1 Persistente Insektizide

Die Entdeckung und das Schicksal persistenter Insektizide war richtungsweisend für die Entwicklung moderner Pflanzenschutzmittel. Auch weil das Thema historisch interessant und noch aktuell ist, soll es hier kurz behandelt werden.

Im Jahre 1939 erkannte P. Müller (Geigy, Basel, Nobelpreis 1948) die insektizide Wirkung des DDT (Abb. 5.1). DDT und ähnliche Insektizide stören selektiv Ionenkanäle im Nervensystem von Insekten, was zunächst zu Hyperaktivität und dann zum Tode führt [132]. Für Warmblüter sind diese Stoffe nur wenig giftig, weil die entsprechenden Ionenkanäle anders aufgebaut sind, und von Insektiziden nicht beeinflußt werden.

DDT kann man billig herstellen, und es wurde deshalb weltweit intensiv zur Insektenvertilgung eingesetzt. Besonders zur Bekämpfung von Malaria in der dritten Welt eignet sich DDT gut, und Millionen Menschenleben konnten mit dieser Chemikalie gerettet werden.

Später stellte sich heraus, daß DDT biologisch nur schwer abbaubar ist: die Halbwertszeit in der Natur beträgt zehn Jahre. Wegen ihrer hohen Fett- und geringen Wasserlöslichkeit reichert sich diese Substanz in der Nahrungskette an. Im menschlichen Körper hat DDT eine Halbwertszeit von etwa einem Jahr.

Obwohl DDT und ähnliche chlorierte Kohlenwasserstoffe für Warmblüter nur wenig giftig sind, ist ihre Anreicherung in der Natur problematisch: DDT ist nicht nur für Insekten sondern auch für Fische giftig, und bei Vögeln führt DDT zu dünnen Eierschalen, die beim Brüten zerbrechen.

DDT verursacht bei Mäusen, über längere Zeit hoch dosiert, Tumoren. Bei kleinen Gruppen stark mit DDT belasteter Menschen konnte man kein erhöhtes Krebsrisiko feststellen. Bei größeren Populationen hat man jedoch ebenfalls eine Korrelation zwischen der Belastung mit persistenten Insektiziden und dem Auftreten gewisser Krebstypen beobachtet [133]. Wegen der Kanzerogenizität im Tierversuch gilt DDT als 'für den Menschen wahrscheinlich krebserregend'. In Deutschland und in vielen anderen Ländern hat man die Anwendung von DDT in den 1970er Jahren verboten, doch in einigen tropischen Ländern wird es weiterhin zur Malariabekämpfung eingesetzt.

Neben DDT wurden weitere persistente Insektizide verboten, z.B. Aldrin, Dieldrin, Endrin, Heptachlor, Mirex und Hexachlorbenzol. Wegen ihrer Persistenz kann man diese Stoffe noch heute in Lebensmitteln nachweisen, doch die Konzentrationen fallen stetig. Nicht alle chlorierten Kohlenwasserstoffe sind persistent, und Lindan (Abb. 5.1) wird z.B. weiterhin als Insektizid benutzt.

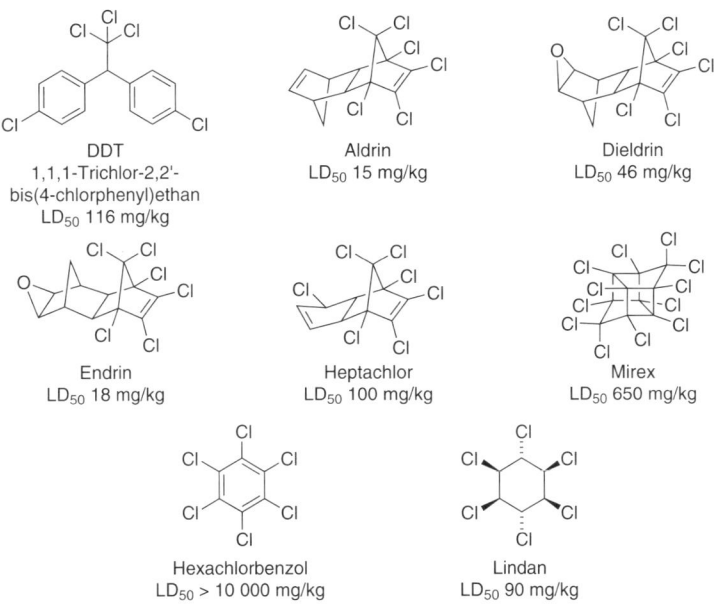

Abb. 5.1. Chlorierte Kohlenwasserstoffe mit insektizider Wirkung.
Alle LD_{50}-Werte gelten für die orale Verabreichung an Ratten.

5.4 Verunreinigungen

5.4.1 Polycyclische Kohlenwasserstoffe

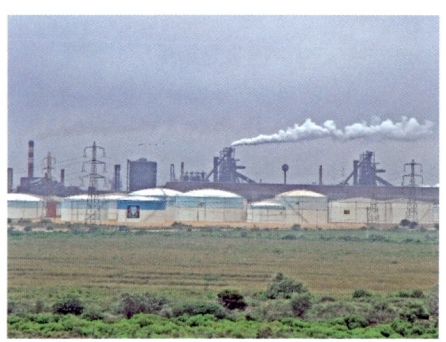

In Industriegebieten oder in der Nähe von Städten oder Autobahnen ist die Luft mit Rußpartikeln verunreinigt. Diese sind Träger polycyclischer aromatischer Kohlenwasserstoffe, TCDD und chlorierter Dibenzofurane (s. Kap. 2.3.4 und 3.3.2). Obst und Gemüse aus solchen Gegenden kann stark mit diesen Kanzerogenen belastet sein. Zum Glück hat man in Deutschland dieses Problem schon in den 1970er Jahren erkannt, und durch zahlreiche Maßnahmen die Emission von Ruß aus Heizungsanlagen, Kraftfahrzeugen, usw. wirksam eingedämmt.

Wie oben erwähnt, zeigen mehrere Studien, daß Menschen, die viel Obst und Gemüse verzehren, seltener an Krebs erkranken. Folglich muß die krebsvorbeugende Wirkung pflanzlicher Nahrungsmittel die krebserzeugende Wirkung eventueller Verbrennungsrückstände übertreffen.

5.4.2 Schwermetalle

Obst- und Gemüsekonserven in Dosen sollte man nach dem Öffnen möglichst schnell in einen Glas-, Porzellan- oder Kunststoffbehälter umfüllen. Beim längeren Aufbewahren geöffneter Dosen löst sich Zinn und Eisen an der Bruchstelle auf, was schnell zu hohen Konzentrationen dieser Metalle im Doseninhalt führen kann [33].

5.4.3 Mycotoxine

Im Kapitel 4.4 werden die wichtigsten Schimmelpilze und deren Gifte (Mycotoxine) beschrieben. Einige dieser Pilze befallen ebenfalls Obst und Gemüse, wobei besonders Trockenobst (Rosinen [80], Feigen [81], Datteln, Pflaumen, usw.) und Nüsse (Pistazien, Erdnüsse, Paranüsse, usw.) Problemfälle darstellen. Die Mycotoxinbelastung dieser Produkte ist überdurchschnittlich hoch, ebenso wie die Beanstandungsquote wegen überschrittener Grenzwerte [30, 33, 79]. Am häufigsten werden hohe Konzentrationen an Aflatoxinen und Ochratoxin A festgestellt. So ermittelte z.B. die Lebensmittelkontrolle in Sachsen im Jahre 2003 in einer Probe Paranüsse einen Aflatoxingehalt von 0.89 mg/kg; das ist 450mal mehr als maximal zugelassen [33].

Das antibakteriell wirksame Mycotoxin Patulin (Abb. 5.2) produzieren *Aspergillus* und *Penicillium* Arten, u.a. *Penicillium expansum,* der meistens auf Äpfeln und anderen Früchten wächst. Dieser Pilz produziert ebenfalls die toxischen Sekundärmetaboliten Communesin B, Chaetoglobosin A und Roquefortin C, für die aber noch keine Grenzwerte in Lebensmitteln festgelegt worden sind [134].

Apfelsaft aus z.T. verdorbenen Äpfeln kann bis 45 mg/l Patulin enthalten [75]. Patulin ist ein Alkylierungsmittel, und als solches schleimhautreizend. Im Tierversuch wirkt es krebserzeugend. Zwar gilt die Verbindung als für den Menschen nicht kanzerogen, doch wurde die maximal duldbare tägliche Aufnahme vorsichtshalber auf 0.4 μg/kg Körpergewicht begrenzt [36].

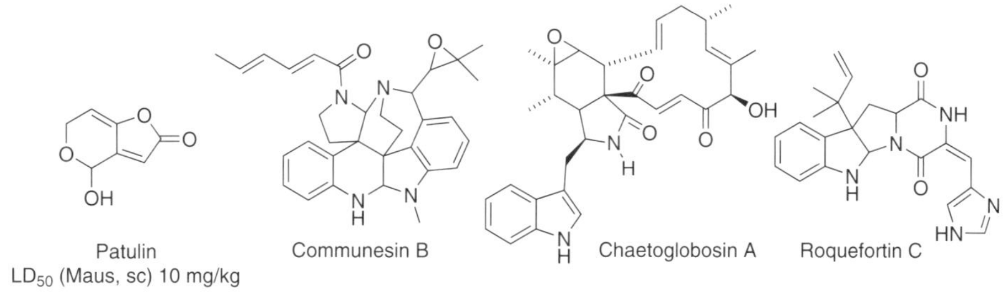

Patulin
LD_{50} (Maus, sc) 10 mg/kg   Communesin B   Chaetoglobosin A   Roquefortin C

Abb. 5.2. Mycotoxine in Äpfeln

5.4.4 Bakterientoxine (Enterotoxine)

60–90% aller akuten Lebensmittelvergiftungen sind bakteriellen Ursprungs [4]. Frisches Obst und Gemüse führt eher selten zu solchen Vergiftungen, weil der Verbraucher Bakterien- oder Schimmelpilzbefall bei diesen Produkten leicht erkennen kann. Problematischer sind käufliche Salate und Fruchtsalate, die oft zu viele Bakterien enthalten [33, 79].

5.4.4.1 Botulismus

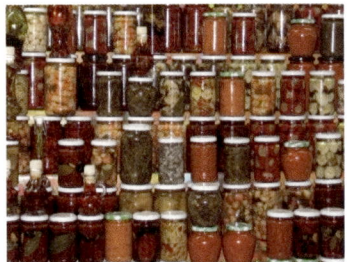

Gemüsekonserven

Das allgegenwärtige, anaerobe[1] Bakterium *Clostridium botulinum* erzeugt Sporen, die sich nur durch 20minütiges Erhitzen auf > 121 °C zerstören lassen. Diese Sporen keimen besonders gut unter Luftausschluß in einem nicht allzu sauren Medium (pH > 4.5). In eingemachtem Obst oder Gemüse ohne Essigzusatz, aber auch in Fleisch- oder Fischkonserven, kann dieses Bakterium deshalb optimal gedeihen. Während seiner Vermehrung entstehen Gase, und Konserven mit Überdruck sollte man daher immer verwerfen.

C. botulinum erzeugt die giftigsten Stoffe, die wir heute kennen: die Botulinustoxine, eine Gruppe hitzelabiler Proteine. Schon die einmalige orale Aufnahme von 0.05–0.1 μg dieser Substanzen kann für einen Erwachsenen tödlich sein [135]. Ein halbes Kilogramm reines Botulinustoxin würde ausreichen, die gesamte Menschheit tödlich zu vergiften.

Botulinustoxine zerfallen in Nervenzellen zu einer Protease (ein proteinspaltendes Enzym), die andere, für die Ausschüttung von Acetylcholin wichtige Proteine (Sinaptobrevin, Syntaxin, SNAP-25) zerstört [36]. Somit hemmen die Botulinustoxine die Freisetzung von Acetylcholin aus Nervenzellen äußerst effektiv, weil ein Proteasemolekül viele andere Proteinmoleküle spalten kann.

Die Symptome einer Botulinustoxinvergiftung (Botulismus = 'Wurstkrankheit') sind Lähmung verschiedener Muskeln, u.a. der Augen-, Zungen- und Schlundmuskulatur, die zu Doppeltsehen, Schluck- und Sprechbeschwerden und zum Tode durch Atemlähmung führen. Künstliche Beatmung und Verabreichung eines Antiserums sind die einzigen Behandlungsmöglichkeiten.

Menschen erkranken an Botulismus am häufigsten in Gegenden, wo viele Familien selber Lebensmittelkonserven herstellen [136, 137]. Bei industriell gefertigten Konserven tritt Kontamination mit *C. botulinum* hingegen kaum auf, weil man diese Konserven bei der Herstellung ausreichend stark erhitzt. Botulismus ist in den industrialisierten Ländern deshalb selten geworden. Von 1990–2000 registrierte man z.B. in den USA nur 263 Fälle [137]. Interessanterweise nimmt die Zahl therapeutischer Anwendungsmöglichkeiten für Botulinustoxine stetig zu. Neben der Behandlung von Nervenerkrankungen, wie Migräne oder Muskelkrämpfen, haben sich diese Toxine auch in der Kosmetik für die vorübergehende Entfernung von Falten als brauchbar erwiesen [137]. Wegen der Gefährlichkeit der toxinproduzierenden Organismen und der Giftigkeit dieser Stoffe, erscheint deren unkontrollierte, großtechnische Produktion in Privatfirmen allerdings bedenklich.

[1] *anaerob:* nicht Sauerstoff benötigend

5.5 Pflanzliche Toxine

Die meisten Pflanzen schützen sich vor Pflanzenfressern mit giftigen oder übelschmeckenden Substanzen. Weiterhin erzeugen Pflanzen Toxine gegen
Bakterien-, Viren- und Pilzbefall [138]. Dies gilt auch
für die Vorfahren unserer heutigen Nutzpflanzen.
Durch jahrelanges Kreuzen konnten Bauern neue
Varianten dieser Pflanzen züchten, in denen die
Menge giftiger oder unbekömmlicher Verbindungen
auf ein akzeptables Maß herabgesetzt war. Allerdings
enthalten viele unserer heutigen Nutzpflanzen noch
immer viele giftige Stoffe [139]. In manchen Fällen,
z.B. bei Bohnen oder Maniok, sind die Mengen dieser Gifte so groß, daß wir diese Pflanzen nicht roh
verzehren können. Hier muß man die Toxine während
der Zubereitung entfernen oder zerstören.

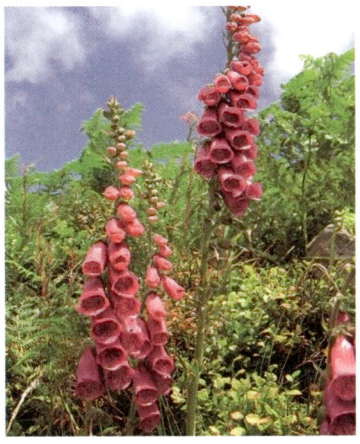

Roter Fingerhut *(Digitalis purpurea)*

Die wichtigsten pflanzlichen Toxine sind Alkaloide (stickstoffhaltige, basische Naturstoffe),
nicht-proteinogene Aminosäuren, giftige Peptide und Proteine (Pilzgifte, Lectine,
Proteaseinhibitoren), phototoxische Substanzen, Iodmangel-induzierende (strumigene)
Stoffe und blausäurefreisetzende (cyanogene) Glycoside. Gesundheitlich bedenklich sind
weiterhin Oxalsäure, Phytoestrogene und Aromastoffe (Terpene).

Wegen der weitverbreiteten Fehleinschätzung, daß natürliche Chemikalien weniger giftig
sind als künstliche Chemikalien, und weil toxikologische Studien kostspielig sind, hat man
die toxikologischen Eigenschaften der meisten natürlichen Inhaltsstoffe pflanzlicher Kost
noch nicht bestimmt (z.B. deren Kanzerogenizität, akute Toxizität, Halbwertszeit und
Verteilung im Körper). Nur in wenigen Ländern hat der Gesetzgeber Maximalwerte für
pflanzliche Toxine vorgeschrieben. Niemand ist dazu verpflichtet worden, weitere natürliche Pflanzentoxine zu prüfen [140]. Bisher hat man nur eine kleine Auswahl dieser
Naturstoffe genauer untersucht, wobei man auf z.T. stark mutagene Stoffe gestoßen ist
[139]. Trotzdem wurde der Anbau und Vertrieb dieser Pflanzen nicht verboten. Ersuchte
man die Zulassung eines neuen Konservierungs- oder Pflanzenschutzmittels mit ähnlicher
Toxizität wie z.B. rohe Champignons, dann würde man kaum ernst genommen werden.

5.5.1 Solanin

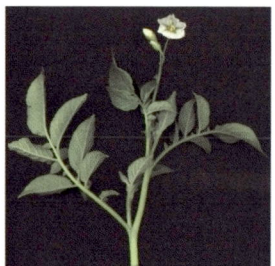 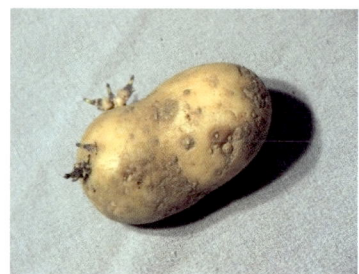

Kartoffel (*Solanum tuberosum*)

Nachtschattengewächse *(Solanaceae)* produzieren eine Reihe nahverwandter Steroidalkaloide, die z.T. an Zuckern glykosidisch gebunden sind. Im Falle der Kartoffel ist das Hauptalkaloid Solanin, ein Glykosid[1] des Solanidins (Abb. 5.3).

Solanin
LD_{50} (Maus, ip) 42 mg/kg

Solanidin

Abb. 5.3. Toxische Alkaloide der Kartoffel

Solanin kommt hauptsächlich in den Früchten, Blüten und Blättern der Kartoffel vor; in der Knolle findet man es fast nur in der Schale. Solanin wird beim Kochen nicht zerstört, aber z.T. vom Kochwasser aufgelöst.

Solaninvergiftungen hat es des öfteren gegeben, und bei Kindern kann schon eine geringe Dosis Solanin tödlich sein. Besonders gefährlich sind auskeimende, schlecht geschälte Kartoffeln. Läßt man Kartoffeln lange im Licht liegen, dann nimmt die Solaninkonzentration ebenfalls stark zu. Typische Symptome einer Solaninvergiftung sind Reizung der Schleimhäute (Kratzen im Hals), Übelkeit und Leibschmerzen. Für einen Erwachsenen sind etwa 0.4 g Solanin tödlich. Über die chronische Toxizität dieser Verbindung ist nichts bekannt [16], doch man vermutet, daß Solanin und andere Alkaloide der Kartoffel teratogen wirken [139, 141].

---

[1]*Glycoside:* Kondensationsprodukt eines Alkohols und eines Kohlenhydrates

5.5.2 Phototoxische Verbindungen

Manche lichtabsorbierende Stoffe wirken beim Auftragen auf die Haut oder nach oraler Aufnahme phototoxisch, d.h. sie erhöhen die Empfindlichkeit der Haut gegenüber Licht. Neben einigen Medikamenten gibt es ebenfalls natürliche Substanzen mit dieser Wirkung. Legt man sich nach dem Verzehr solcher Stoffe in die Sonne, dann können schwere Verbrennungen oder Hautkrebs die Folge sein [142].

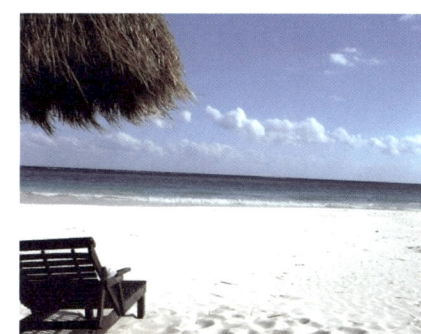

Gewürzpflanzen wie Petersilie, Sellerie, Gewürznelken und Bergamotte, aber auch Leguminosen oder Früchte wie Feigen oder Zitronen, enthalten das phototoxische Furanocumarin Psoralen (Abb. 5.4). Diese Substanz dient den Pflanzen als Schutz vor Pilzen und Insekten. Andere, weit verbreitete Furanocumarine sind 8-Methoxypsoralen und Bergapten. Ärzte wenden Psoralen, in Kombination mit UV-Strahlung, zur Behandlung von Psoriasis (Schuppenflechte) an, doch birgt diese Behandlung das Risiko, Hautkrebs auszulösen [142–144].

Das Johanniskraut (Tüpfel-Hartheu, *Hypericum perforatum*) enthält den roten Farbstoff Hypericin, der nach Verzehr bei Tieren die sog. Lichtkrankheit hervorruft. Nur wenn die Tiere sich im Licht aufhalten, kommt es zu schweren oder sogar tödlichen Vergiftungserscheinungen. Das Johanniskraut spielt auch in der Volksmedizin als Heilpflanze eine Rolle. Eine ähnliche phototoxische Verbindung ist im Buchweizen (*Fagopyrum esculentum*) enthalten.

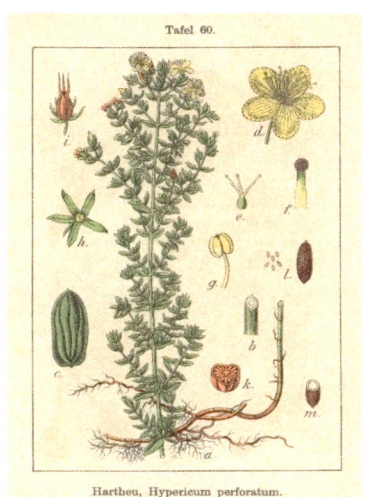

Hartheu, Hypericum perforatum.

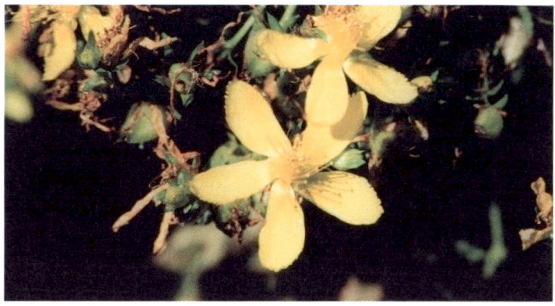

Psoralen

8-Methoxypsoralen
LD$_{50}$ (Ratte, ip) 470 mg/kg

Bergapten

Hypericin

Abb. 5.4. Johanniskraut (*Hypericum perforatum*) und phototoxische Pflanzeninhaltsstoffe

5.5.3 Strumigene Verbindungen

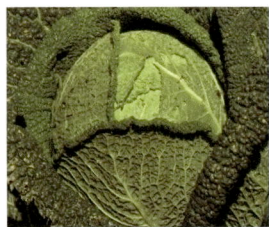

Thiocyanat, Isothiocyanate (Senföle), Thioharnstoffe und andere Verbindungen mit einer C=S Doppelbindung (Abb. 5.5) inhibieren die Aufnahme von Iodid durch die Schilddrüse oder dessen Umwandlung in Schilddrüsenhormone. Die regelmäßige Aufnahme großer Mengen dieser Substanzen hat somit denselben Effekt wie eine iodarme Kost: sie kann einen Kropf entstehen lassen. Substanzen mit dieser Eigenschaft nennt man goitrogen oder strumigen.

Viele Kohlsorten sind reich an Glucosinolaten. Bei mechanischer Beschädigung der Pflanze wandelt das Enzym Myrosinase diese Glucosinolate in Isothiocyanate oder andere goitrogene Substanzen um. Diese Stoffe sind zum Teil flüchtig, und tragen zum charakteristischen Aroma und Geschmack der Pflanzen bei. Das Kochen hemmt Myrosinase, und gekochte Kohlarten enthalten daher weniger goitrogene Stoffe, dafür aber größere Mengen an Glucosinolaten.

$S=C=N^\ominus$
Thiocyanat

$S=C=N-R$
Alkylisothiocyanate
(R = Alkyl)

$N\equiv C-S-R$
Alkylthiocyanate
(R = Alkyl)

Glucosinolat — Myrosinase — - Sulfat — Thiocyanate Isothiocyanate Nitrile (R-CN)

Abb. 5.5. R = variable Alkylgruppe

Manche Isothiocyanate, wie z.B. Allylisothiocyanat (R = CH_2-CH=CH_2), das den beißend-stechenden Geschmack von Meerrettich und Senf verursacht, haben sich im Tierversuch als kanzerogen erwiesen [16, 139]. Man nimmt an, daß der übermäßige Konsum von Senf für das häufige Auftreten von Speiseröhrenkrebs in einigen Gebieten Indiens verantwortlich ist [16]. Andererseits schreibt man den goitrogenen Inhaltsstoffen vieler Kohlsorten entzündungshemmende, keimtötende und sogar krebsvorbeugende Eigenschaften zu [145]. Schwefelhaltige Nahrungsmittel sollten auch vor Schwermetallvergiftungen schützen, und eine schnellere Ausscheidung von Schwermetallen, besonders Quecksilber und Arsen, bewirken. Schwefelderivate bilden mit Schwermetallen stabile Komplexe [5], und verhindern so die Bindung der Metalle an körpereigene, lebenswichtige Proteine.

In Deutschland ist Kochsalz oft mit Iodid angereichert, und man konsumiert darüber hinaus viele iodidreiche Nahrungsmittel, wie Milch, Eier und Seefische. Daher besteht selbst beim Verzehr großer Mengen Kohl keine ernste Kropfgefahr.

5.5.4 Blausäurehaltige Glycoside

Viele Pflanzen schützen sich vor Pflanzenfressern indem sie cyanogene Glycoside erzeugen. Diese Verbindungen entstehen formal durch drei-Komponenten-Kondensation eines Zuckers, eines Ketones oder Aldehydes und Blausäure (H–C≡N) (Abb. 5.6). Bei mechanischer Schädigung der Pflanze zerlegen Enzyme diese Stoffe in die einzelnen Komponenten. Die entstehende Blausäure (Siedepunkt: 26 °C) verbreitet sich dann schnell, und schlägt den Aggressor in die Flucht. Cyanogene Glycoside können auch nicht-enzymatisch in die Einzelkomponenten hydrolysiert werden, z.B. durch Magensäure, doch ist dies eine langsame Reaktion.

Blausäure und deren Salze (Cyanide) sind für nahezu alle aeroben Lebewesen stark giftig, weil Cyanid mit sauerstofftransportierenden oder -speichernden Eisenkomplexen stabile Derivate bildet, die keinen Sauerstoff mehr binden können. Cyanogene Glycoside sind jedoch nur dann stark

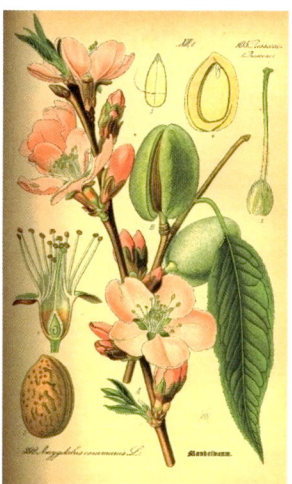

Mandelbaum (*Amygdalus communis* oder *Prunus amygdalus*)

giftig, wenn im Verdauungstrakt effiziente Glucosidasen vorliegen, die die Blausäure freisetzen können. Manche Arten, z.B. gewisse Vögel, können große Mengen dieser Substanzen fressen, ohne sich zu vergiften.

Nur wenige Schädlinge befallen Pflanzen mit hohem Gehalt an cyanogenen Glycosiden, und die ersten seßhaften Menschen wählten wahrscheinlich deshalb viele dieser Pflanzen als Nutzpflanzen [146].

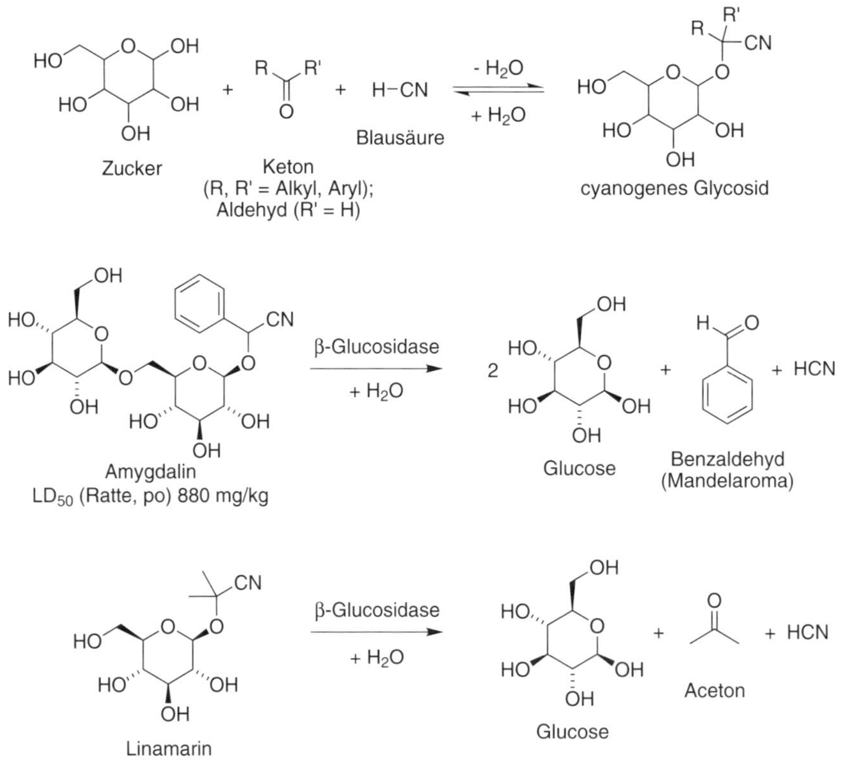

Abb. 5.6. Formale Entstehung und Hydrolyse cyanogener Glycoside

Amygdalin ist das cyanogene Glycosid in bitteren Mandeln, Pfirsich- und Aprikosenkernen. Der menschliche Magen und Dünndarm hydrolysiert es nur langsam, und es ist daher wenig giftig. Die tödliche Dosis für einen Erwachsenen ist in etwa sechzig bitteren Mandeln enthalten; für ein Kind können allerdings schon fünf bis zehn bittere Mandeln tödlich sein. Heute benutzt man als Aromastoff kein natürliches Bittermandelöl mehr, sondern reinen, synthetischen Benzaldehyd.

Maniok (Cassava) ist eine weitere Pflanze, die hohe Konzentrationen eines cyanogenen Glycosids enthält: Linamarin. Diese Pflanze ist für viele Menschen der dritten Welt ein

Hauptnahrungsmittel. Um Maniok genießen zu können, bedarf es einer langwierigen Zubereitung (zerkleinern, lange wässern, kochen, usw.), um das Linamarin zu hydrolysieren und die Blausäure zu entfernen. Linamarin, auch Phaseolunatin genannt, ist ebenfalls in Leinsamen und in einigen Bohnensorten enthalten, z.B. in der Limabohne (*Phaseolus lunatus*). Weitere Pflanzen mit hohem Gehalt an glycosidisch gebundener Blausäure sind Sorghum (Zuckerhirse), Bambussprossen und andere tropische Pflanzen [146, 147].

Cyanid wird im Körper schnell zu Thiocyanat metabolisiert, und die chronische Aufnahme subtoxischer Cyanidmengen kann daher die Entstehung eines Kropfes begünstigen. In Gegenden mit hohem Maniokkonsum leiden Menschen auch oft an Sehstörungen, Störung der Bewegungsabläufe und an Muskelschwäche.

5.5.5 Pflanzensäuren

Niedermolekulare Carbonsäuren sind in praktisch allen Pflanzen enthalten, und sind meistens nur wenig giftig. Säuren wie Wein-, Äpfel- oder Zitronensäure sind wichtige Bestandteile des Geschmacks vieler Früchte, und stellen keine Gefahr für den Verbraucher dar.

Eine Ausnahme ist Oxalsäure ($HO_2C–CO_2H$), von der schon 1–5 g für einen Erwachsenen tödlich sind. Im Gegensatz zu anderen, niedermolekularen Carbonsäuren wird Oxalsäure im menschlichen Orga-

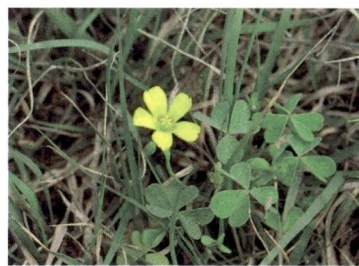

Sauerklee (*Oxalis stricta*)

nismus nicht chemisch abgebaut, sondern unverändert im Harn ausgeschieden. Oxalsäure bildet mit Calciumionen ein schwerlösliches Salz (Calciumoxalat), das sich in der Niere ansammelt, und dieses Organ schädigen kann. Die Giftigkeit der Oxalsäure beruht hauptsächlich auf deren Fähigkeit, Calciumionen zu binden, und so die Konzentration dieser lebensnotwendigen Ionen unter die minimal erforderliche zu senken [76].

Manche Pflanzen, z.B. die als Zimmerpflanze beliebten Dieffenbachien (*Dieffenbachia*), spritzen Oxalsäure mit Hilfe eines Stechorgans bei Berührung direkt unter die Haut. Diese Art der Verabreichung ist sehr effektiv, und schon der Verzehr von 3–4 g Blättern einer Dieffenbachie kann die Verdauungsorgane lethal schädigen. Andere Pflanzen, z.B. Spinat oder Rhabarber [148], enthalten zwar mehr Oxalsäure als *Dieffenbachia,* doch können sie die Säure, mangels Stechorgans, nicht so effektiv verabreichen [5].

Manche Salze der Oxalsäure sind schwerlöslich, und werden daher bei oraler Aufnahme nur schlecht resorbiert. Dazu gehört das im Pflanzenreich weit verbreitete Calciumoxalat, das

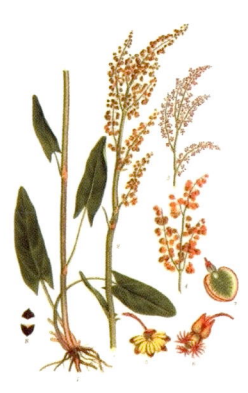

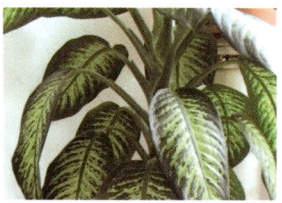

Dieffenbachie (*Dieffenbachia*)

wegen seiner geringen Löslichkeit und Unfähigkeit, weitere Calciumionen zu binden, kaum giftig ist. Andere Pflanzen, z.B. Sauerampfer, enthalten jedoch freie Oxalsäure oder besser resorbierbare Oxalate, und der Verzehr frischer Blätter solcher Pflanzen kann tödlich sein. Durch Kochen können die löslichen und daher gefährlichen Oxalate extrahiert, und mit dem Kochwasser verworfen werden. Der regelmäßige Verzehr oxalsäurehaltiger Gemüsesorten, wie Spinat oder Mangold, scheint toxikologisch unbedenklich zu sein.

Sauerampfer (*Rumex acetosa*)

5.5.6 Nitrat und Nitrit

Pflanzen können den elementaren Stickstoff ($N≡N$, N_2) aus der Luft nicht verwerten. Deshalb sind sie entweder von anorganischen, stickstoffhaltigen Salzen im Boden abhängig, oder, wie die Hülsenfrüchter (Leguminosen), auf eine Symbiose mit stickstofffixierenden Bakterien angewiesen. Natur- oder Kunstdünger enthalten daher Nitrate ($M^+NO_3^-$; M = Na, K, NH$_4$), die Salze der Salpetersäure (HNO$_3$). Pflanzen wandeln nicht alles Nitrat in Aminosäuren oder andere stickstoffhaltige, organische Verbindungen um, sondern speichern es teilweise nur. Manche Pflanzen neigen dazu, besonders viel Nitrat zu speichern. Dazu gehören z.B. Salat, Kresse, Fenchel, Mangold, Spinat, Rhabarber, Rote Bete, Rettich und Radieschen, die 1–7 Gramm Nitrat per Kilo enthalten [4, 16, 148]. In landwirtschaftlich intensiv genutzten Gegenden gelangen große Nitratmengen ebenfalls ins Trinkwasser. Epidemiologische Studien haben bisher keinen Zusammenhang zwischen der täglichen Nitrataufnahme und irgendwelchen Erkrankungen aufgezeigt [16]. Menschen, die viel Gemüse und somit viel Nitrat verzehren, zeichnen sich eher durch eine gute Gesundheit aus. Allerdings kann Nitrat, ähnlich wie Thiocyanat, die Biosynthese von Schilddrüsenhormonen stören, und gilt daher als strumigen [5].

Bakterien im menschlichen Darm reduzieren Nitrat zu Nitrit (NO_2^-). Besonders die Darmflora von Säuglingen wirkt stark reduzierend auf Nitrat. Nitrit ist akut viel giftiger als Nitrat (LD_{50} [Ratte, po] NaNO$_2$ 0.18 g/kg; NaNO$_3$ 1.27 g/kg [149]), weil es Hämoglobin zu Methämoglobin oxidiert (s. Kap 2.2), und somit eine Anämie auslösen kann. In den 1950er Jahren traten mehrmals solche Anämien bei Säuglingen auf (Säuglingsblausucht), weil

Trinkwasser damals, besonders in ländlichen Gegenden, hohe Nitratkonzentrationen aufwies (0.2–0.5 g/l). Weil bei Säuglingen die Rückreduktion von Methämoglobin zu Hämoglobin noch nicht so effektiv wie bei Erwachsenen abläuft, sind sie gegenüber Nitrat
besonders empfindlich [36]. Heute darf Trinkwasser nicht mehr als 50 mg Nitrat/l enthalten, und Säuglingsblausucht tritt deshalb kaum mehr auf.

Nitrit ist in frischem Gemüse, wenn überhaupt, nur in geringen Mengen nachzuweisen
[4, 147, 150]. Bei lange aufbewahrten Salaten oder älterem Gemüse, z.B. gefrorenem
Spinat, kann allerdings eine bakterielle Reduktion des Nitrates die Nitritkonzentration stark
ansteigen lassen [33]. Die Lebensmittel mit höchstem Nitritgehalt sind Dauerfleischwaren,
wie z.B. Kassler, Schinken und Würste.

Im Gegensatz zu Nitrat ist Nitrit reaktiv, und im Prinzip in der Lage, Amine in krebserregende N-Nitrosamine umzuwandeln. Dies scheint jedoch im menschlichen Darm nicht statt-
zufinden, weil eine hohe Nitrataufnahme nicht das Krebsrisiko erhöht. Auch Nitrit hat sich
in epidemiologischen Studien als für den Menschen nicht krebserregend erwiesen [16]. Die
gleichzeitige Verfütterung von Nitrit und Aminen an Ratten verursacht allerdings
Tumorbildung [151], und die Kombination aminreicher Lebensmittel, z.B. Fisch, mit viel
Nitrit sollte man daher besser meiden.

5.5.7 Phytoestrogene

Der wesentliche strukturelle Unterschied zwischen dem weiblichen Sexualhormon Estradiol und den männlichen Sexualhormonen, z.B. Testosteron, ist die phenolische Teilstruktur
des Estradiols (Abb. 5.7).

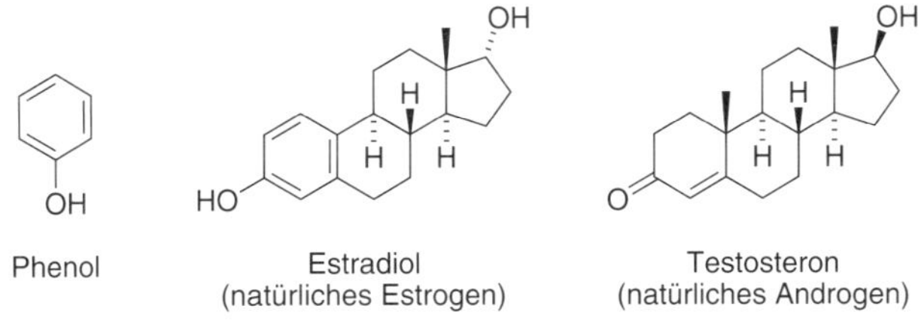

Phenol

Estradiol
(natürliches Estrogen)

Testosteron
(natürliches Androgen)

Abb. 5.7.

Viele Phenolderivate binden am menschlichen Estradiolrezeptor, und können daher prinzi-
piell die Entstehung weiblicher Merkmale fördern und männliche Merkmale unterdrücken.
Allein die Fähigkeit, am Estradiolrezeptor zu binden, reicht jedoch für eine hormonale

Wirkung nicht aus; die Substanz muß bei oraler Aufnahme auch in die Blutbahn gelangen und dort ausreichend lange verweilen, um einen biologischen Effekt auszulösen.

Manche pflanzliche Naturstoffe ähneln strukturell dem Estradiol, binden am menschlichen Estradiolrezeptor, und können daher im Prinzip hormonähnliche biologische Effekte hervorrufen. Diese Stoffe heißen deshalb Phytoestrogene. Bedeutende Phytoestrogene sind Genistein und Daidzein (Abb. 5.8). Besonders phytoestrogenreich sind Gerste, Hafer, Roggen, Salbei, Sojabohnen und Knoblauch.

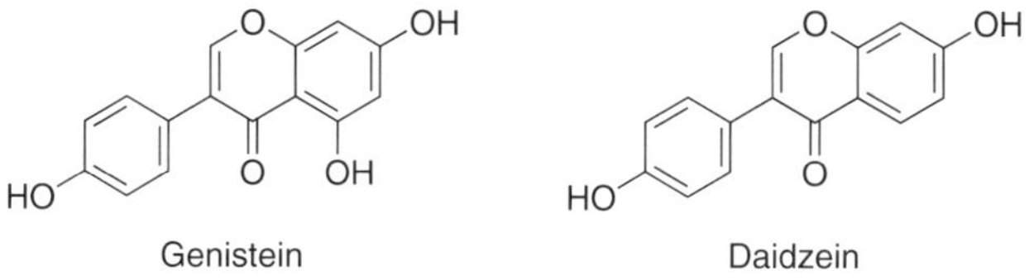

Genistein   Daidzein

Abb. 5.8.

Phytoestrogene zeigen an isolierten Zellen nur eine schwache estrogene Wirkung, die weit unter der von Estradiol oder den künstlichen Estrogenen Diethylstilbestrol oder Zeranol liegt [23]. Trotz der großen Mengen an Phytoestrogenen, die man besonders in Asien verzehrt (Soja), hat man bisher keine Gesundheitsbeeinträchtigung durch diese Stoffe feststellen können.

5.6 Schlußfolgerung

Obst und Gemüse sind die einzigen Lebensmittel, die, experimentell erwiesen, das Krebsrisiko senken. Wegen des niedrigen Kaloriengehalts wirkt eine obst- und gemüsereiche Kost ebenfalls gewichtsmindernd. Weiterhin zeichnen sich frische, pflanzliche Nahrungsmittel durch einen hohen Vitamin-, Mineral- und Ballaststoffgehalt aus, was wahrscheinlich der Hauptgrund für deren krebsverhindernde Wirkung ist [95], aber ebenfalls andere Krankheiten abwenden kann. Deshalb sollte man täglich mehrmals frisches Obst und Gemüse essen.

Presse und Fernsehen berichten gerne über gefährliche Pestizide in Lebensmitteln (z.B. [114]). Diese Berichte vermitteln den Eindruck, der Gesetzgeber und die chemische Industrie hätten sich auf die Vergiftung der Bevölkerung verschworen. In der Tat beobachtet man jedoch keine Erkrankungen irgendeiner Art, die sich auf Pestizidrückstände zurückführen ließen.

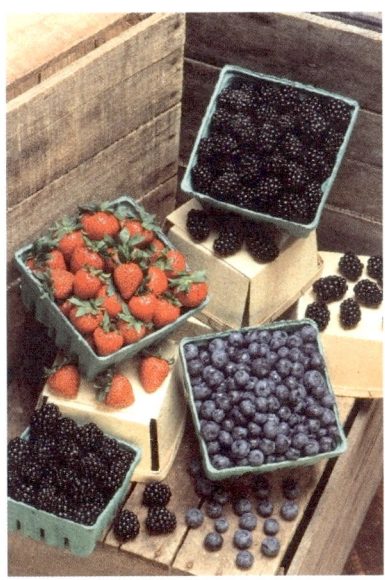

Besorgniserregender als eventuelle Pflanzenschutzmittel sind pflanzliche Toxine. Wer nach dem Motto 'Zurück zur Natur' rohe, keimende Kartoffeln, ungekochten Rhabarber oder große Mengen exotischer Kräuter verzehrt, kann schwere Vergiftungen erleiden, mit bleibender Organschädigung oder dem Tode zur Folge.

Nur eine kleine Auswahl aller Pflanzen ist eßbar, und viele müssen vor dem Verzehr gekocht werden. Wie bei allen anderen Lebensmitteln übertreibe man auch bei pflanzlichen Nahrungsmitteln nicht; statt riesiger Portionen einer einzigen Obst- oder Gemüsesorte sollte man lieber möglichst viele verschiedene Sorten in geringeren Mengen genießen.

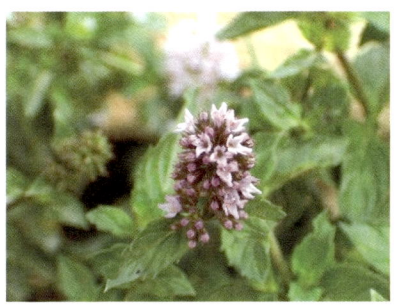

6 Gewürze

Die Verbesserung des Geschmacks von Lebensmitteln mit Gewürzen hat eine lange Tradition. Als Abenteuerer im späten Mittelalter die Seewege nach Indien und Amerika entdeckten, begann ein reger Fernhandel mit Luxusgütern, u.a. Gewürzen, der in Europa mächtige Handelsgesellschaften entstehen ließ, und die Grundlagen für das moderne Bank- und Kreditwesen schuf.

Heute sind Gewürze kein Luxus mehr, und viele Europäer schätzen den Geschmack frischer, ungewürzter Lebensmittel ebenso wie den mild gewürzter Gerichte. Neben den eigentlichen Gewürzen spielen Gewürzzubereitungen, wie Currypulver, Senf oder Sojasoße, beim Abschmecken vieler Gerichte eine Rolle. Viele Lebensmittel stellt man mit Hilfe von Gewürzmischungen her, z.B. Wurstwaren, Backwaren, Liköre oder Konfekt.

Als Gewürze dienen hauptsächlich frische oder getrocknete Teile bestimmter Pflanzen, die sich durch einen hohen Gehalt wohlriechender oder -schmeckender Verbindungen auszeichnen. Die Träger des Aromas sind meistens Terpene, d.h. pflanzliche Naturstoffe mit zehn (Monoterpene), fünfzehn (Sesquiterpene) oder zwanzig (Diterpene) Kohlenstoffatomen, oder nahverwandte Analoga dieser Verbindungen (Abb. 6.1). Diese Stoffe sieden bei 150–300 °C, und erfordern zum Verdampfen nur eine geringe Energiezufuhr; ihre sog. Verdampfungsenthalpie ist klein. Daher gehen schon bei Raumtemperatur größere Mengen dieser Stoffe in die Gasphase über, und wir können sie so mit dem Geruchssinn wahrnehmen.

Anders als beim Kaffee, Tee oder Wein ruft oft nur eine Verbindung das charakteristische Aroma eines Gewürzes hervor. Ist diese Substanz leicht herzustellen, dann ist der synthetische Aromastoff dem natürlichen in der Regel vorzuziehen. Synthetische Verbindungen können nicht nur preiswert, sondern auch in sehr reiner Form hergestellt werden. Insekten befallen synthetische Aromastoffe normalerweise nicht, so daß diese Produkte keine Eier, Larven, Exkremente oder lebende oder tote Insekten enthalten. Synthetische Aromastoffe sind weiterhin frei von Toxinen, potentiell allergenen Proteinen, Bakterien, Sporen, Schimmelpilzen, Ruß und all den anderen

Verunreinigungen, die in natürlichen Gewürzen vorkommen. Allerdings können synthetische Aromastoffe geringe Mengen an Zwischenverbindungen enthalten, wenn diese schwer abzutrennen sind. So enthält z.B. synthetischer Benzaldehyd (Bittermandelaroma) gelegentlich Benzol (0.0005–0.0012%) und Toluol (0.005–0.017%) [30]. Selbst beim Verzehr riesiger Mengen Marzipan lägen die aus dem Benzaldehyd stammenden Mengen dieser Lösungsmittel jedoch weit unter den Mengen, die wir täglich inhalieren, z.B. beim Tanken [152].

Die akute Toxizität von Aromastoffen ist nur gering (Abb. 6.1). Einige dieser Verbindungen erzeugen allerdings bei hoher Dosierung in Tierversuchen Tumoren, und könnten auch für den Menschen krebserregend sein. Dazu gehören z.B. Allylbenzole wie Estragol, Safrol oder Eugenolmethylether [153]. Diese drei Substanzen sind in Anis, Basilienkraut (Basilikum), Ingwer, Koriander, Melisse, Muskat, Schwarzem Pfeffer und Zimt enthalten.

Die potentielle Gefährlichkeit dieser Verbindungen hat die Gesetzgeber in Europa und den USA zu einer Festlegung von Maximalkonzentrationen in Lebensmitteln bewegt. So hat man 2001 in Deutschland die Anwendung reinen Estragols und Eugenolmethylethers als Lebensmittelzusatzstoffe verboten, seltsamerweise aber nicht Gewürze oder andere Lebensmittel, die diese Substanzen als natürlichen Bestandteil enthalten [153]. Die Produzenten solcher potentiell krebserregenden Nahrungsmittel sind, im Gegensatz zu Zigaretten- oder Chemikalienproduzenten, nicht dazu verpflichtet, ihre Produkte entsprechend als 'krebserregend' zu kennzeichnen.

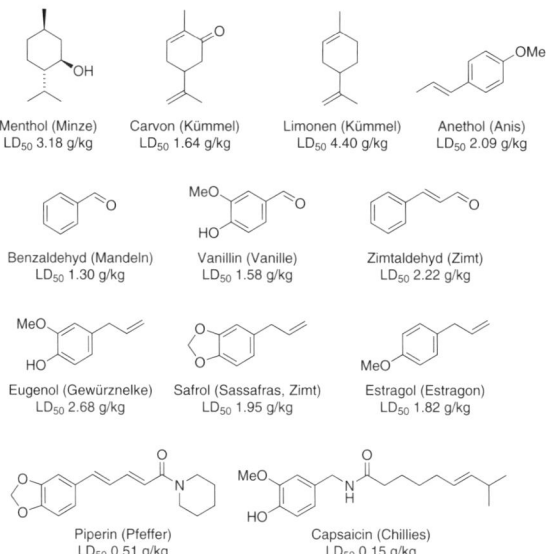

Abb. 6.1. Struktur und akute Toxizität ausgewählter Aromastoffe. Safrol, Estragol und Capsaicin sind in hoher Dosis für Nagetiere krebserregend [25, 139, 153]. Alle LD_{50}-Werte gelten für die orale Verabreichung an Ratten.

Trotz der mutagenen Eigenschaften vieler Gewürze, haben epidemiologische Studien bisher keinen klaren Zusammenhang zwischen dem Genuß von Gewürzen und dem Auftreten von Krebs oder anderen Erkrankungen aufgezeigt. Einige Tierversuche deuten sogar darauf hin, daß manche Gewürze einen gesundheitsfördernden Effekt haben [154]. Eine Ausnahme ist Senf, der als scharf-schmeckende Komponente Allylisothiocyanat enthält, ebenso wie Meerrettich. Diese Verbindung wirkt im Tierversuch kanzerogen, und man vermutet, daß das häufige Auftreten von Speiseröhrenkrebs in einigen Gebieten Indiens vom hohen Senf-konsum herrührt [16, 139].

6.1 Konservierungsmittel

Die meisten Gewürze kommen in zermahlener und getrockneter Form in den Handel. Die Haltbarkeit solcher Produkte ist begrenzt, weil die Aromastoffe flüchtig sind und schnell verloren gehen, besonders bei hoher Lagertemperatur. Weiterhin sind zermahlene Pflanzenteile ein geeigneter Nährboden für Insekten, Pilze und Bakterien; die Keimzahlen von Gewürzpulvern sind daher oft hoch. Bei feuchter Lagerung können Gewürze deshalb schnell verderben, ebenso wie gewürzte Lebensmittel [155].

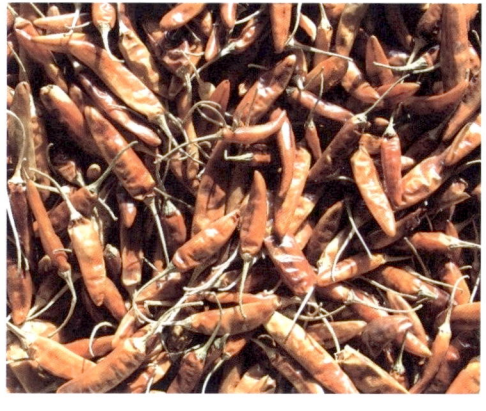

Zur Entkeimung von Gewürzen behandelte man diese früher oft mit dem Gas Ethylenoxid (Abb. 6.2). Dieses Gas ist ein giftiges, krebserregendes Alkylierungsmittel, und muß nach der Entkeimung sorgfältig von dem behandelten Gewürz entfernt werden, z.B. durch Vakuum. Die Hydrolyse[1] von Ethylenoxidrückständen liefert entweder das wenig bedenkliche Ethylenglycol ('Glycol') oder aber, in Anwesenheit von Chlorid- oder Bromidionen, das giftigere 2-Chlorethanol oder 2-Bromethanol. Obwohl die Begasung mit Ethylenoxid nun in allen EU-Staaten verboten ist, benutzt man dieses Verfahren weiterhin in einigen Ländern der dritten Welt. Deshalb können diese Verbindung und ihre Folgeprodukte gelegentlich in Gewürzen nachgewiesen werden und zu Beanstandungen führen [30, 33, 36, 79]. Für Mäuse sind 2-Chlor- und 2-Bromethanol nicht krebs-erregend [156], und diese Verbindungen stellen daher, auch wegen der geringen Konzentrationen, in denen sie auftreten, kein größeres Risiko für den Verbraucher dar [157].

[1] Hydrolyse: Spaltung durch Wasser

2-Chlorethanol
LD$_{50}$ (Ratte, po) 0.095 g/kg

HCl

Ethylenoxid
(Oxiran)

H$_2$O

Ethylenglycol
LD$_{50}$ (Ratte, po) 8.54 g/kg

HBr

2-Bromethanol
LD$_{50}$ (Maus, ip) 0.08 g/kg

Abb. 6.2.

In Deutschland ist die Sterilisierung von Gewürzen mit Hilfe energiereicher Strahlung, wie γ-Strahlen oder Elektronenstrahlen, seit dem 14.12.2000 erlaubt [30], nicht aber die anderer Lebensmittel. Die zur Entkeimung eingesetzte Bestrahlung führt weder zu radioaktiven Lebensmitteln, noch zu einer nennenswerten chemischen Veränderung der bestrahlten Produkte.

In anderen Ländern der EU darf eine größere Auswahl von Lebensmitteln bestrahlt werden. Diese Technik benutzen Lebensmittelhersteller hauptsächlich zur Sterilisierung empfindlicher Produkte, die nicht stark erhitzt werden können, und unbehandelt für den Verbraucher zu gefährlich wären. Neben Gewürzen gehören dazu Eier, Rohmilchkäse, Froschschenkel und Garnelen [36].

Weitere übliche Konservierungsmittel für Gewürze sind Benzoesäure und Sorbinsäure. Diese Säuren sind in den verwendeten Mengen praktisch geschmacklos, und verhindern effektiv den Befall mit Schimmelpilzen oder Hefen. Für den Menschen sind beide Verbindungen toxikologisch unbedenklich.

6.2 Farbstoffe

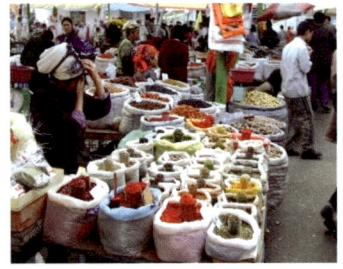

Gewürzmarkt in Bishkek, Kirgistan

Einige Gewürze sind intensiv gefärbt, was manche Verbraucher schätzen. So benutzt man z.B. Curcuma, das den Farbstoff Curcumin enthält (Abb. 6.3), oder Safran (Farbstoff: Crocin) seit langem zum Färben von Speisen. Weil natürliche Farbstoffe oft luft- und lichtempfindlich sind und schnell verblassen, versetzt man manche Gewürze gelegentlich mit synthetischen Farbstoffen. Viele Gewürze kommen aus Ländern, wo weniger restriktive Lebensmittelgesetze gelten als in

Europa. Die in Deutschland zugelassenen Farbstoffkonzentrationen werden daher oft über-schritten, oder gar unzulässige Farbstoffe den Gewürzen beigemengt. Dazu gehören z.B. Orange II und Sudan I, technisch wichtige, viel eingesetzte Farbstoffe, die für Lebensmittel jedoch nicht zugelassen sind [30, 79, 149].

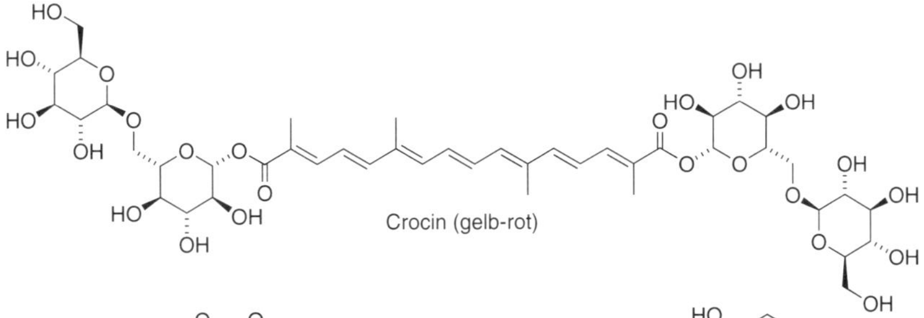

Crocin (gelb-rot)

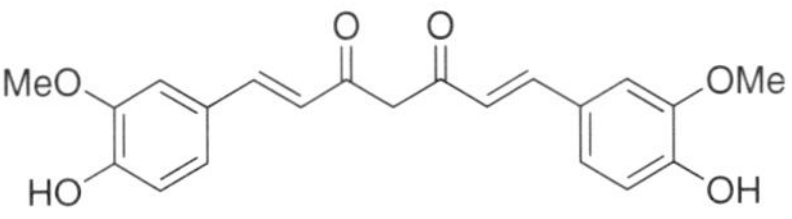

Curcumin (E 100; orange-gelb)
LD$_{50}$ (Maus, po) > 2 g/kg

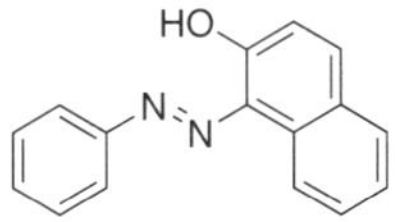

Sudan I (gelb, krebserregend,
nicht für Lebensmittel zugelassen)

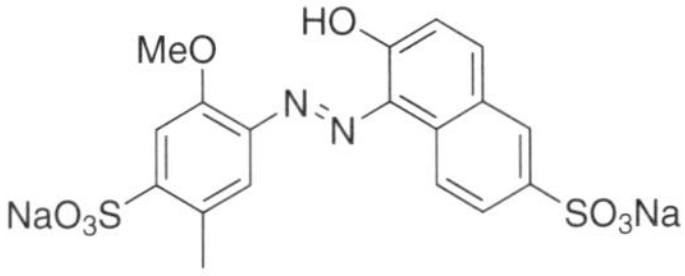

Allurarot AC (E 129; dunkelrot)
LD$_{50}$ (Ratte, po) > 10 g/kg

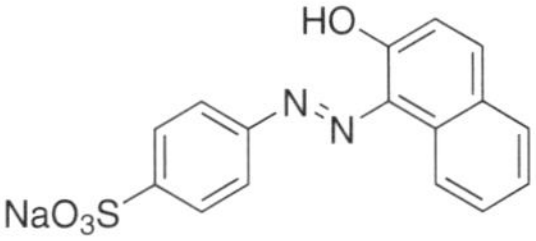

Orange II
(nicht für Lebensmittel zugelassen)
LD$_{50}$ (Ratte, po) > 10 g/kg

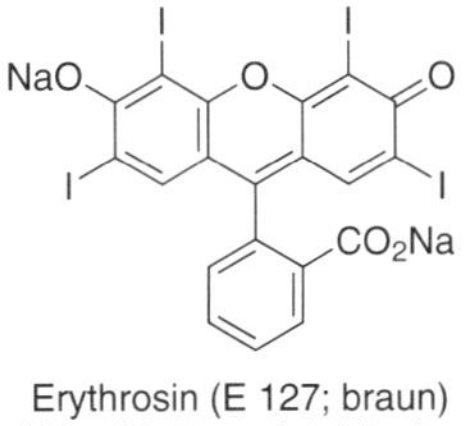

Erythrosin (E 127; braun)
LD$_{50}$ (Ratte, po) 1.84 g/kg

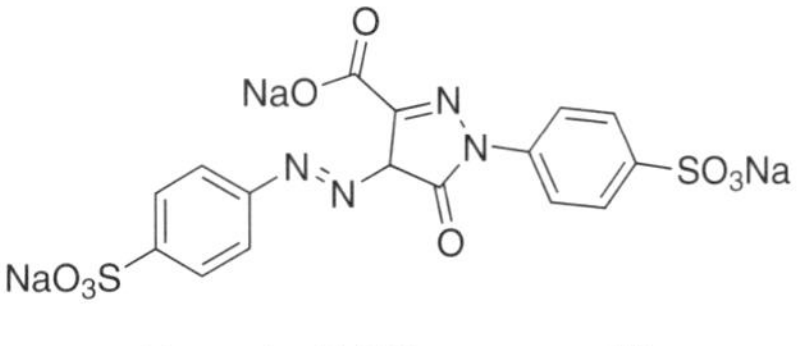

Tartrazin (E 102; orange-gelb)
LD$_{50}$ (Maus, po) 12.8 g/kg

Abb. 6.3. Natürliche und synthetische Farbstoffe für Gewürze

6.3 Weitere Zusatzstoffe

Gewürzmischungen enthalten neben Gewürzen noch andere Zutaten, die die Konsistenz, die Haltbarkeit oder den Geschmack verbessern. Currypulver enthält z.B. als Gewürze Curcuma, Pfeffer, Paprika, Chillies, Ingwer, Koriander, Cardamom, Gewürznelken, Piment und Zimt. Weiterhin mischt man bis 10% Hülsenfruchtmehle, Stärke, Dextrose und bis 5% Kochsalz hinzu [4]. Speisesenf ist ein Gemisch aus zermahlenen Senfsamen, Estragon, Pfeffer, Kapern, Gewürznelken, Koriander, Curcuma, Ingwer und anderen Gewürzen, das man zusammen mit Wasser, Essig, Kochsalz und Öl vermengt und 1–4 h fermentiert. Dabei wandeln Enzyme Glucosinolate in Isothiocyanate (Senföle) um.

Weiterhin enthalten manche Gewürzmischungen den Geschmacksverstärker Natriumglutamat, das Natriumsalz der Glutaminsäure (einer proteinogenen Aminosäure), oder Süßstoffe (Saccharin, Cyclamat). Menschen, die wegen eines zu hohen Blutdruckes Kochsalz meiden sollten, oder an einer Lebensmittelallergie leiden, sollten mit Gewürzmischungen vorsichtig umgehen, da diese, wegen ihrer Komplexität, oft nur unvollständig beschriftet sind.

6.4 Pestizid- und sonstige Rückstände

Gewürzpflanzen wachsen oft in tropischen Gegenden, wo Insekten, Pilze, Bakterien oder Nagetiere aggressiver als in Nordeuropa sind. Weiterhin handhaben die Behörden dort die Gesetzgebung bezüglich Pestizidrückständen und dessen Durchsetzung lascher als in Deutschland. Daher ist es nicht verwunderlich, daß die Mengen an Pestizidrückständen in Gewürzen oft die zugelassenen Höchstmengen überschreiten, und gelegentlich auch unzulässige Pestizide, wie z.B. DDT oder Ethion, in Gewürzen nachzuweisen sind [30, 33, 79].

Suppenwürzen (Maggi, Knorr) stellt man aus proteinreichen Rohstoffen her, z.B. aus Preßrückständen der Speiseölgewinnung, Sojaschrot, Weizen- und Reiskleber, Rückständen der Fischverarbeitung, Fleisch- oder Blutmehlen. Dazu erhitzt man diese Materialien mit Salz- oder Schwefelsäure, die einen Teil der Proteine zu den entsprechenden Aminosäuren hydrolysiert. Danach wird die Säure mit Natronlauge neutralisiert, und nach Filtration das Hydrolysat mit verschiedenen Gewürzen abgeschmeckt. Diese Würzen sind reich an Glutaminsäure und α-Ketobuttersäure (Abb. 6.4), die den Geschmack dieser Produkte bestimmen [43].

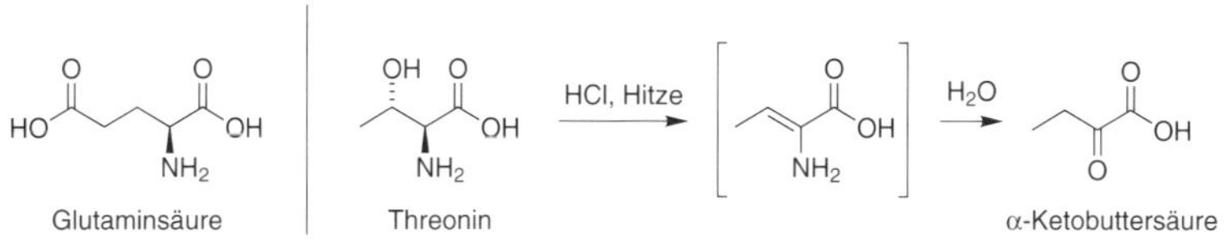

Abb. 6.4.

In den 1980er Jahren entdeckte man in diesen Würzen, dank empfindlicherer analytischer Methoden, eine Reihe chlorierter organischer Verbindungen. Diese bildeten sich bei der Hydrolyse von Fetten mit Salzsäure. Fette sind Ester des Glycerins (s. Kap. 1.3.3), und aus Glycerin und Salzsäure können in der Hitze Chlorpropandiole, Dichlorpropanole und Trichlorpropan entstehen (Abb. 6.5). 3-Chlor-1,2-propandiol und 1,3-Dichlor-2-propanol erwiesen sich im Tierversuch als krebserregend. Deshalb hat man die Herstellungsmethoden für Würzen so modifiziert, daß heute nur noch geringe Mengen dieser Nebenprodukte auftreten, z.B. durch Entfernung von Fettresten aus dem Ausgangsmaterial und durch enzymatische Hydrolyse oder destillative Abtrennung der chlorierten Propanole [16]. Trotzdem enthalten besonders importierte Würzen, z.B. Sojasoßen, gelegentlich zu hohe Konzentrationen an Chlorpropanolen [33, 79]. Ebenfalls in Brotkrusten hat man neuerdings Chlorpropandiol nachgewiesen [30].

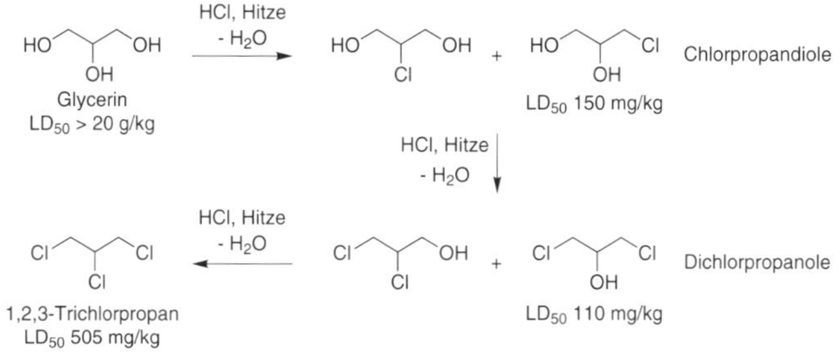

Abb. 6.5. Entstehung von chlorierten Propanderivaten bei der Behandlung von Glycerin mit Salzsäure. Alle LD_{50}-Werte gelten für orale Verabreichung an Ratten.

6.5 Mycotoxine und Bakterientoxine (Enterotoxine)

Getrocknete Pflanzenteile sind ein geeigneter Nährboden für Schimmelpilze, die man mit dem bloßen Auge nicht leicht erkennen kann. Oft befallen Pilze der Gattung *Aspergillus* Gewürze, und verunreinigen sie mit Aflatoxinen und Ochratoxin A (s. Kap. 4.4.2 und 4.4.3).

Die Landesuntersuchungsanstalt in Sachsen konnte im Jahre 2001 Überschreitungen der maximal zugelassenen Aflatoxinkonzentrationen bei Muskatnüssen, Chillies, Ingwer und Paprika feststellen [79]. In England wiesen die Behörden im Jahre 1996 in 25 von 29 Gewürzproben Ochratoxin A nach (1.2–50.4 μg/kg; maximal zugelassen: 10 μg/kg) [75, 158]. In den letzten Jahren scheinen Gewürzproduzenten sorgsamer mit ihrer Ware umzugehen, und die Beanstandungsquoten sind von > 20% in den 1990er Jahren auf etwa 10% im Jahre 2003 gefallen [30, 33].

Neben Schimmelpilzen enthalten Gewürzproben oft große Mengen an Bakterien oder Bakteriensporen. Würzt man Speisen erst nach dem Kochen oder Braten, und bewahrt sie dann längere Zeit auf, dann können sich diese Bakterien schnell vermehren und zu Infektionen führen [155]. Diese werden von giftigen Proteinen (Exotoxinen) verursacht, die die Bakterien während der Vermehrung freisetzten, oder aber von Glycoproteinen (Endotoxinen), die auf der Bakterienwand fixiert sind. Unser Verdauungssystem kann zwar mit kleinen Mengen Bakterien ohne weiteres fertig werden, nicht aber mit großen Mengen. Gewürze sind oft Träger von *Bacillus cereus* und *Clostridium perfringens*, die Durchfall, Übelkeit und Leibschmerzen auslösen können [4].

6.6 Schlußfolgerung

Vom lebensmitteltoxikologischen und hygienischen Standpunkt aus betrachtet, gehören Gewürze zu den problematischen Lebensmitteln. Den wenigen, noch nicht ausreichend belegten gesundheitsfördernden Eigenschaften stehen eine Vielzahl potentieller Gefahren gegenüber, die einen eher sparsamen Umgang mit Gewürzen nahelegen.

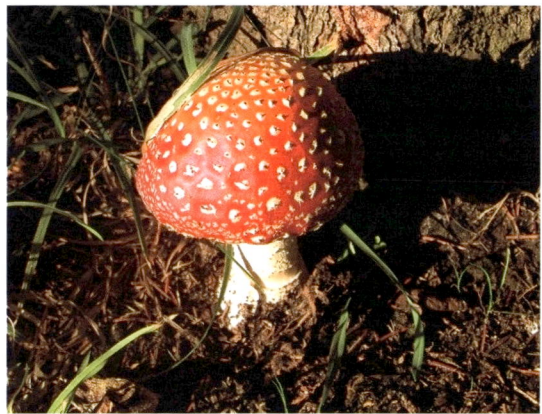

Fliegenpilz (*Amanita muscaria*)

7 Pilze

Im Farn entschleiert Mond ein zages Wehn,
schlingt es um Gräser, fädelt es durch Reiser.
Die Tiere bleiben vor dem Licht der Pilze stehn,
wo Gift sich rötet, prächtiger und leiser.

(P. Celan)

Pilze (lat. Fungi, gr. Mycetes) sind blattgrünfreie Pflanzen, die nicht selber Licht als Energiequelle verwerten können, und sich daher entweder von abgestorbenen Pflanzenteilen, oder als Schmarotzer oder Symbiosepartner von lebenden Pflanzen oder Tieren ernähren. Die chemische Zusammensetzung von Speisepilzen ähnelt der anderer Pflanzen, nur ist ihr Proteingehalt etwas höher (2–5%) und ihr Gehalt an Vitaminen eher gering. Allerdings enthalten einige Pilzsorten viel Vitamin D.

Besonders protein- und vitaminreich sind Hefen, die zu den einzelligen Pilzsorten gehören. Bäckerhefe oder Bierhefe enthalten 45–55% Protein und überdurchschnittlich hohe Mengen an B-Vitaminen, Nicotinsäureamid, Pantothensäure, Biotin und Folsäure [4, 43], und wären daher als Vitaminzusatz zu empfehlen. Allerdings ist der Puringehalt von Hefen ebenfalls hoch, und übermäßiger Verzehr (> 20 g/Tag [43]) erhöht daher das Gichtrisiko (s. Kap. 2.1). Reine Hefe ist auch nur wenig bekömmlich.

7.1 Pilzgifte

Viele Pilze schützen sich vor Angreifern mit giftigen Verbindungen. Selbst Speisepilze können große Mengen von Substanzen enthalten, die für den Menschen potentiell schädlich sind. Bemerkenswert ist die Vielfalt an Hydrazinderivaten in Pilzen (Hydrazin: $H_2N–NH_2$). Die

Funktion dieser Verbindungen ist noch nicht bekannt. Viele organische Hydrazine sind stark akut giftig, mutagen und im Tierversuch krebserregend [159].

Champignons (*Agaricus bisporus*) enthalten bis 1 g/kg der mutagenen, hitzestabilen Aminosäure Agaritin [160, 161] (Abb. 7.1). Das Methylhydrazinderivat Gyromitrin ist in der Frühjahrslorchel (*Gyromitra esculenta*) in Konzentrationen von etwa 40 mg/kg nachzuweisen. Mäuse, an die man rohe Pilze dieser Arten verfüttert, entwickeln Tumoren [160, 162]. Agaritin und Gyromitrin sind gut wasserlöslich, und gehen während der Zubereitung oder Verarbeitung der Pilze zum großen Teil verloren [163].

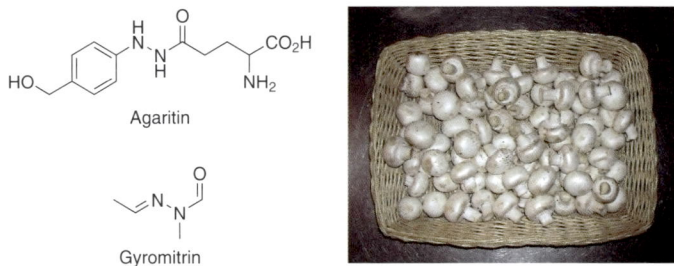

Agaritin

Gyromitrin

Abb. 7.1. Strukturen von Speisepilzgiften; Champignons (*Agaricus bisporus*)

Es ist schwer nachvollziehbar, warum der Gesetzgeber keine Grenzwerte für diese gefährlichen Naturstoffe einführt. Synthetische Hydrazinderivate lassen die Behörden, vorsichtshalber, nicht einmal als Pflanzenschutzmittel zu, auch wenn die Endkonzentrationen in Nahrungsmitteln weitaus geringer wären als die, die man in Speisepilzen antreffen kann. So mußte sich im Jahre 1989 die amerikanische Umweltschutzbehörde (U.S. Environmental Protection Agency) dem öffentlichen Druck beugen, und die Anwendung des Wachstumsreglers Daminozide (Alar) für Obst untersagen. Diese Substanz zerfällt beim Erhitzen teilweise in Bernsteinsäure und das krebserregende 1,1-Dimethylhydrazin (Abb. 7.2). Alar hatten amerikanische Bauern seit 1968 zur Regulierung des Reifens von Äpfeln und anderen Früchten verwendet, und die Substanz hatte nie die Gesundheit der Verbraucher geschädigt. Als Presse und Fernsehen es jedoch als Sensation verkündeten, daß Äpfel mit einer krebserregenden Substanz behandelt wurden, ergriff Panik die amerikanische Bevölkerung, und der Apfelmarkt brach zusammen [164]. Für viele war die größte Überraschung wahrscheinlich, daß man Äpfel überhaupt mit Chemikalien behandelt.

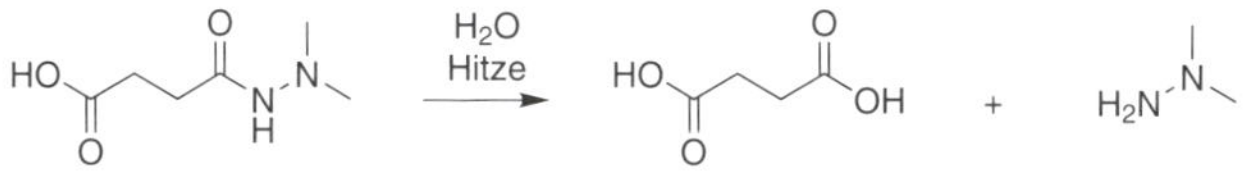

Daminozide, Alar   →   Bernsteinsäure   +   1,1-Dimethylhydrazin

H₂O Hitze

Abb. 7.2. Thermische Zersetzung von Alar.

Beim Erhitzen Alar-behandelter Äpfel würde das entstehende Dimethylhydrazin eine Konzentration von etwa 0.025 mg/kg erreichen [165]. Die Konzentrationen an Agaritin und Gyromitrin in rohen Pilzen übersteigen die des Dimethylhydrazins somit um den Faktor 40 000 bzw. 1760. Zwar hat man beim Menschen noch keine krebserregende Wirkung von Pilzen beobachtet, doch könnte dies an der Schwierigkeit liegen, ausreichend große Gruppen von Pilzessern und Nicht-Pilzessern für solche Studien zu rekrutieren.

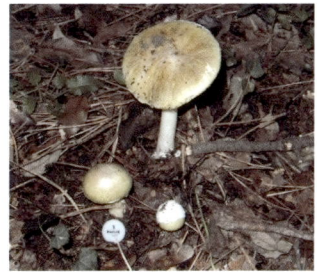

Knollenblätterpilz
(*Amanita phalloides*)

Die hohe akute Giftigkeit mancher Pilzsorten wird nicht durch Hydrazinderivate sondern durch giftige Peptide verursacht. 90% aller tödlichen Pilzvergiftungen sind Folge des Verzehrs von Knollenblätterpilzen. Diese Pilze enthalten giftige Peptide und Proteine, von denen die wichtigsten die Amanitine, Phallotoxine und Phallolysine sind. Amanitine und Phallotoxine sind bicyclische Peptide, die wegen ihrer kompakten Struktur von Proteasen kaum angegriffen werden, und daher oral wirksam sind. Phallolysine sind größere, hitzelabile toxische Proteine [5].

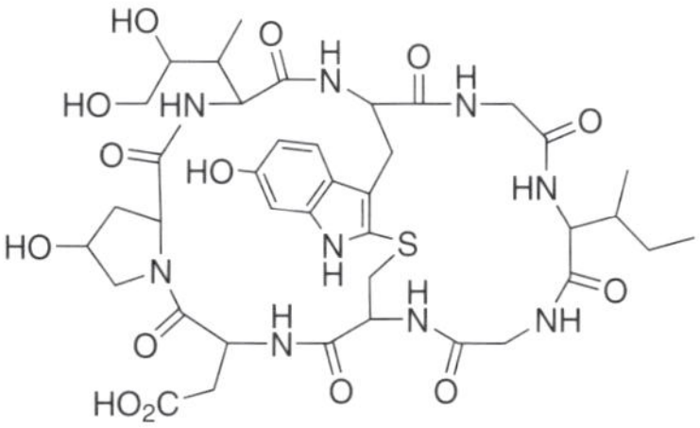

β-Amanitin
LD$_{50}$ (Maus, ip) 0.4 mg/kg

Abb. 7.3.

Amanitine bilden stabile Komplexe mit RNA-Polymerasen, und stören somit die Protein- und Nucleinsäuresynthese. Wie bei vielen Giften sind Leber und Nieren besonders betroffen. ß-Amanitin wirkt nur langsam, weil der Proteinumsatz in Warmblütern gering ist. Nach Aufnahme der tödlichen Dosis, 5–6 mg ß-Amanitin für einen Erwachsenen, setzen Vergiftungssymptome wie Brechdurchfälle erst nach 8–24 h ein. Nach etwa zwei Tagen folgt eine eintägige, trügerische Besserung; danach entsteht eine schwere Leber- und Nierennekrose[1], die schließlich zum Tode führt [5].

7.2 Radioaktivität in Pilzen

Neben natürlichen radioaktiven Isotopen, wie ^{14}C und ^{40}K, lassen sich in verschiedenen Nahrungsmitteln künstliche radioaktive Isotope nachweisen, die hauptsächlich aus Atomwaffentests, Atomkraftwerken und dem Tschernobyl-Unfall (26.04.1986) stammen. Dazu gehören ^{137}Cs und ^{90}Sr, mit Halbwertszeiten von 30 bzw. 28 Jahren. Cäsium ist chemisch mit Kalium verwandt, und verteilt sich nach oraler Aufnahme im Muskelgewebe. ^{137}Cs ist ein harter γ-Strahler, und gehört zu den gefährlichsten Bestandteilen der nach Atomexplosionen auftretenden radioaktiven Verseuchung. Strontium ist ein Erdalkalimetall, und ähnelt chemisch dem Calcium. Es lagert sich deshalb hauptsächlich in den Knochen ab, wo das radioaktive Isotop ^{90}Sr das Knochenmark bestrahlt und Leukämie auslösen kann.
Cäsium liegt im Boden als Kation an Tonen (Alumosilicaten) gebunden vor. Je saurer der Boden, umso leichter kann das Cäsium herausgelöst und von Pflanzen aufgenommen werden. Weil Nutzpflanzen am besten auf neutralen oder basischen Böden wachsen, halten Landwirte den Boden durch Kalkung basisch, was zur Folge hat, daß Nutzpflanzen kein Cäsium aufnehmen. In Wäldern können Böden jedoch wesentlich saurer sein. Wilde Pflanzen, darunter auch Pilze, sowie Wild, das sich von diesen Pflanzen oder von Pflanzenfressern ernährt, weisen daher oft hohe Konzentrationen an ^{137}Cs auf [36]. Die Radioaktivität von Wildpilzen ist etwa tausendmal höher als die anderer Lebensmittel [30]. Die Radioaktivität gezüchteter Pilze ist indessen unbedenklich gering [166]. Eine gesundheitliche Schädigung dürfte, wenn überhaupt, erst bei hohem Verzehr (> 10 kg/Jahr) stark belasteter Wildpilze eintreten [166]. Wegen der guten Wasserlöslichkeit der meisten Cäsiumsalze verringert sich die Radioaktivität beim Kochen [166].

7.3 Schwermetalle

Das Metall Cadmium kommt, wegen seiner chemischen Ähnlichkeit zum Zink, meistens in Zinkerzen vor. Es spielt bei der Herstellung von Batterien und Solarzellen, und in der Metallurgie, Elektronik und Optik eine bedeutende Rolle.

[1] Nekrose: lokaler Gewebstod

Wenn Böden größere Mengen Cadmium in einer für Pflanzen resorbierbaren Form enthalten, dann reichern viele Pflanzen dieses Metall an. So ereignete sich die bisher einzige Massenvergiftung mit Cadmium in den 1950er Jahren in Japan in einer Gegend, wo Bauern Reisfelder mit stark cadmiumhaltigem Wasser aus der Nähe von Bergwerken bewässerten. Die Symptome der sog. Itai-Itai-Krankheit waren Verkrüppelung, Osteoporose, Nierenschäden und Gelenk- und Knochenschmerzen.

Cadmium hat im menschlichen Körper eine sehr lange Halbwertszeit (10–35 Jahre). Es reichert sich in den Nieren an, deren Schädigung eine erhöhte Calciumausscheidung und somit Calciummangel bewirkt. Cadmium hemmt auch ein Enzym, daß zur Umwandlung der D-Vitamine in 1,25-Dihydroxycholecalciferol, deren biologisch aktive Form, erforderlich ist. D-Vitamine regulieren die Calciumkonzentration im Blut, und ein Vitamin-D-Mangel äußert sich in Knochenerkrankungen wie Rachitis. Eine Calcium- und Vitamin-D-reiche Ernährung erhöht daher die Widerstandsfähigkeit gegenüber Cadmium.

Die orale Verfügbarkeit des Cadmiums ist gering: unsere Verdauungsorgane resorbieren nur 3–8% der oralen Dosis. Inhalation ist ein effektiverer Aufnahmeweg; 25–50% des Cadmiums im Tabak gelangt beim Rauchen in die Blutbahn.

Viel Cadmium enthalten Pilze, Tabak (1–2 μg/Zigarette), Nieren und Leber älterer Schlachttiere (0.1 mg/kg), Getreide und Kartoffeln (0.03 mg/kg) [72]. Auch in Schokolade, Ölsamen und Muscheln kann man gelegentlich hohe Cadmiumkonzentrationen nachweisen [36]. Manche Pilze, z.B. Champignonarten, können Cadmium bis auf das 500fache der Bodenkonzentration anreichern, und auch auf cadmiumarmen Böden hohe Konzentrationen dieses Metalls erreichen (10–30 mg/kg [5]).

In Europa hat man selbst in Gegenden mit hoher Cadmiumbelastung keine gesundheitliche Beeinträchtigung der Bevölkerung beobachtet. Bei extrem hoher Belastung, z.B. in der Nähe von Zinkhütten, haben Menschen eine durchschnittlich geringere Knochendichte. Die in der älteren Literatur diskutierte Kanzerogenizität des Cadmiums konnten neuere Untersuchungen nicht bestätigen [16].

Die Weltgesundheitsorganisation empfiehlt eine maximale Aufnahme von 70 μg Cadmium/Tag. In Deutschland beträgt die durchschnittliche tägliche Aufnahme 10–30 μg [16, 36, 72], ein Wert, der dem empfohlenen Grenzwert sehr nahe kommt. Obwohl selbst in belasteten Gegenden in Deutschland keinerlei cadmiumbedingte Symptome bei der Bevölkerung zu erkennen sind, erscheint es, wegen der langen Halbwertszeit dieses Metalls, trotzdem empfehlenswert, cadmiumreiche Nahrungsmittel zu meiden.

Viele Pilzarten reichern Schwermetalle stark an, auch wenn sie auf schwermetallarmen Böden wachsen. Besonders im Anisegerling (*Agaricus silvicola*), im Abgestutztknolligen Champignon (*Agaricus abruptibulbus*) und in den Riesenchampignonarten *Agaricus augustus* und *Agaricus perrarus* können große Mengen Cadmium vorkommen. Quecksilber reichern der Steinpilz (*Boletus edulis*), Wiesenchampignon (*Agaricus campester*), Maipilz (*Calocybe gambosa*), Parasol (*Macrolepiota procera*), Perlpilz (*Amanita rubescens*), Riesenbovist (*Calvatia gigantea*) und Rötelritterlinge (*Lepista nuda, Lepista personata*) an [5]. Pilze dieser Arten, die auf schwermetallhaltigem Boden wuchsen, sind nicht für den Verzehr geeignet. Bei Zuchtpilzen sind die Schwermetallkonzentrationen in der Regel jedoch viel geringer [167], und weil Pilze kein Grundnahrungsmittel sind, nicht weiter bedenklich. Tabelle 7.1 gibt typische Schwermetallgehalte einiger Lebensmittel wieder. Allein der absolute Schwermetallgehalt reicht nicht, um Nahrungsmittel toxikologisch zu beurteilen; je nach chemischer Bindung des Metalls kann die Giftigkeit stark variieren. Neuere Studien befassen sich daher auch mit der Struktur der verschiedenen Schwermetallderivate in Lebensmitteln [48, 168–170].

Tabelle 7.1. Typische Quecksilber-, Cadmium- und Arsengehalte ausgewählter Nahrungsmittel in mg/kg

	Hg	Cd	As	Referenz
Wildpilze	bis 50[a]	0.3–86	10–125	[171–174]
Zuchtchampignon	0.09	0.28	0.2–1.5	[167, 171]
Thunfisch (Dose)	0.15	0.18	2.0	[50, 175, 176]
Makrele	0.18	0.01	0.8	[51, 177]
Sardine	0.18	0.008	5.5	[51]
Miesmuschel	0.18	0.14	2.6	[51]
Mohrrübe	0.002	0.04	0.02	[178]

[a] aus Industriegebiet [174]

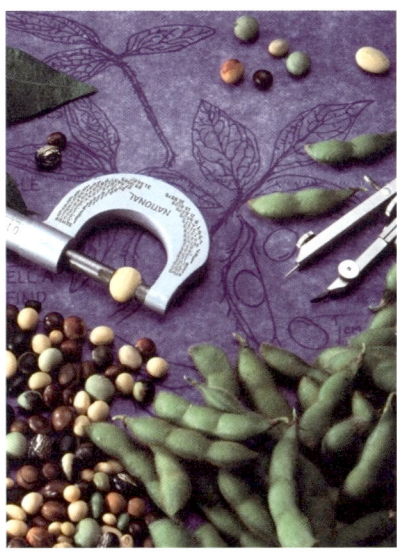

8 Hülsenfrüchte (Leguminosen)

8.1 Einleitung

Als Hülsenfrüchte oder Leguminosen bezeichnet man die reifen Samen der Pflanzenfamilie *Fabaceae*. Dazu gehören verschiedene Bohnensorten (auch Sojabohnen), Linsen, Erbsen, Erdnüsse und Lupine. Charakteristisch für Hülsenfrüchte ist deren hoher Proteingehalt (Tabelle 8.1), weshalb sie für die Ernährung der Menschen in Entwicklungsländern, besonders für die meist vegetarische Bevölkerung Indiens, unentbehrlich sind. Weiterhin spielen Hülsenfrüchte als Viehfutter eine Rolle.

Tabelle 8.1. Zusammensetzung von Hülsenfrüchten in % der Trockenmasse [4]

Produkt	K.[a]	P.[b]	F.[c]	B.[d]
Sojabohne	7.6	41	20	24
Erdnuß	7.9	31	51	12
Erbse	54	26	1.4	19
Gartenbohne	54	24	1.8	19
Kichererbse	55	23	5.0	11
Linse	58	27	1.6	12

[a] verwertbare Kohlenhydrate   [b] Proteine   [c] Fette   [d] Ballaststoffe (unverdauliche Kohlenhydrate)

Die in Hülsenfrüchten enthaltenen Proteine sind z.T. allergen oder giftig. Weil die meisten Proteine beim Erhitzen irreversibel ihre dreidimensionale Struktur ändern, und dabei ihre biologische Aktivität einbüßen, sollte man Hülsenfrüchte vor dem Verzehr gut kochen.

Die häufigsten Beanstandungsgründe für Hülsenfrüchte durch die Lebensmittelkontrolle sind Befall durch Insekten, Schimmelpilze oder Bakterien, z.B. Salmonellen [30, 33, 79]. Auf Erdnüssen wächst der Pilz *Aspergillus flavus* besonders gut, was oft hohe Aflatoxingehalte in diesem Produkt mit sich bringt.

8.2 Allergene Proteine

Unser Immunsystem schützt uns vor Infektionen durch Viren, Bakterien oder Pilze, indem es deren Proteine (Antigene) als fremd erkennt, und den Eindringling daraufhin zerstört. Kommt es nach einigen Tagen oder Jahren zu einem zweiten Kontakt mit diesem Fremdprotein, dann reagiert das Immunsystem schneller und effektiver als beim ersten Mal. Bei Impfungen gegen gefährliche Infektionskrankheiten wird dieses Erinnerungsvermögen des Immunsystems genutzt. Die Immunreaktion richtet sich also gegen fremde Proteine im Blut oder in Zellen, und findet meistens symptomlos statt.

In seltenen Fällen kann es beim zweiten Kontakt mit dem Antigen jedoch zu einer allergischen Reaktion kommen. Dies ist eine Überreaktion des Immunsystems, die in schweren Fällen sogar tödlich ausgehen kann. Typische Symptome sind Rötung und Schwellung der Haut, des Mundes und des Rachens, Übelkeit, Asthma und Herzrythmusstörungen. Ein besonderes Merkmal von Allergien ist die Abwesenheit einer einfachen Beziehung zwischen der Menge und Art des Antigens und der Art und Heftigkeit der allergischen Reaktion [5].

Neben fremden Proteinen können ebenfalls Moleküle mit geringerem Molekulargewicht, z.B. Penicillin oder Aspirin, oder sogar Elemente, wie Nickel oder Chrom(VI), eine Allergie induzieren. Dazu muß dieser Stoff zunächst an ein körpereigenes Protein binden, und sich eine Immunität gegen dieses modifizierte Protein entwickeln.

Lebensmittelallergien treten bei 1% der Bevölkerung auf [16], und werden meistens durch gewisse, stark allergene Fremdproteine ausgelöst (Mol.-Gew. 14–360 kDa). Unser Verdauungssystem kann zwar die Mehrzahl aller fremden Proteine verarbeiten, ohne daß unser Immunsystem diese Proteine oder deren Fragmente wahrnimmt und eine Immunität gegen sie entwickelt. Einige Lebensmittel enthalten jedoch Proteine, die bei genetisch disponierten Personen zu einer Allergie führen können. Besonders reich an allergenen Proteinen sind Erdnüsse und Sojabohnen, aber auch Kuhmilch, Meerestiere, Hühnereier, Haselnüsse, Senf, Reis, Sellerie und Äpfel enthalten solche. Durch Hitze lassen sich viele allergene Proteine zerstören [4].

8.3 Lectine

Bohnen und andere Hülsenfrüchte, aber auch manche Tiere, enthalten Proteine, die mit hoher Selektivität gewisse Kohlenhydrate binden können. Diese Proteine heißen Lectine (vom Lateinischen *legere*, auswählen), oder, im Fall pflanzlicher Lectine, auch Phytohämagglutinine. Letzterer Name verdeutlicht die Fähigkeit dieser Proteine, durch Binden an die kohlenhydratreiche Oberfläche von roten Blutkörperchen, diese zusammenzuklumpen (agglutinieren).

Garten- und Feuerbohnen (*Phaseolus vulgaris* und *Ph. coccineus*) enthalten ein giftiges Gemisch von Lectinen, das als Phasin bezeichnet wird. Aufgrund ihrer hochoptimierten Struktur werden diese Proteine im Magen nicht effektiv zerstört, und gelangen daher in den Dünndarm, wo sie die Darmwand zerstören. Schon fünf bis sechs ungekochte Bohnenkerne sind für Kinder tödlich. Lectine sind hitzeempfindlich, und werden beim Kochen inaktiviert.

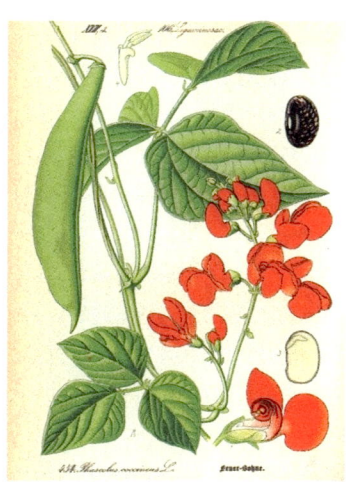

Feuerbohne (*Phaseolus coccineus*)

Noch giftigere Lectine sind Ricin (LD_{50} [Maus, inhaliert] 4 μg/kg) und Abrin (LD_{50} [Maus, po] 0.04 μg/kg). Ricin ist in den Samen der in Südeuropa wachsenden Rizinusstaude (*Ricinus communis*) enthalten, Abrin in den Samen der in den Tropen beheimateten Paternostererbse (*Abrus precatorius*). Ein einziger gut gekauter Samen der Paternostererbse kann tödlich sein. Linsen und Erbsen enthalten ebenfalls Lectine, die jedoch für den Menschen nicht giftig sind.

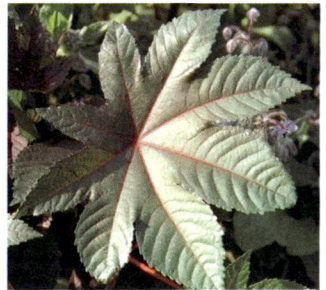
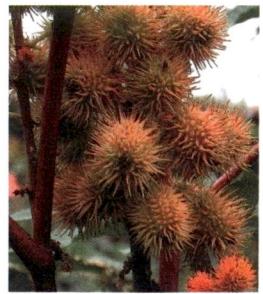

Rizinusstaude (*Ricinus communis*)

8.4 Proteaseinhibitoren

Proteine, die proteinabbauenden Enzyme (Proteasen) inhibieren, sind in Mikroorganismen, Pflanzen und Tieren weit verbreitet. Sie senken die Verdaulichkeit und Bekömmlichkeit dieser Organismen, und dienen so zum Schutz der Art vor Angreifern. Die meisten Hülsenfrüchte enthalten große Mengen solcher Proteaseinhibitoren.

Der Verzehr von Proteaseinhibitoren verursacht auf die Dauer Mangelerkrankungen, weil, wegen der unvollständigen Verdauung der Proteine, keine ausreichenden Mengen essentieller Aminosäuren resorbiert werden.

Hitze zerstört die meisten Proteaseinhibitoren. Daher kann man den Nährwert von Leguminosen durch Kochen steigern.

8.5 Chinolizidinalkaloide

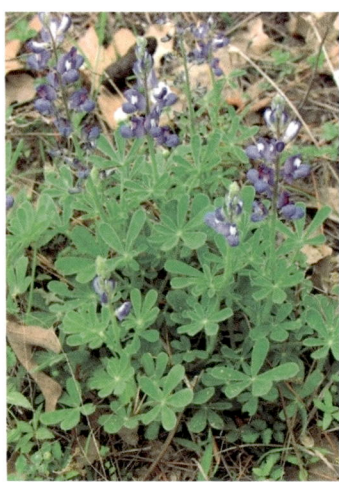 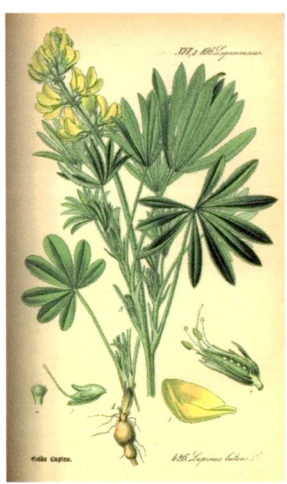

Lupinen (*Lupinus subcarnosus* und *Lupinus luteus*)

Lupine, wie Wolfs- und Feigbohne, sind wegen ihres hohen Nährwertes wichtige Futterpflanzen, und deren Samen dienen in vielen Ländern ebenfalls zur menschlichen Ernährung. Je nach Art enthalten Lupine unterschiedliche Mengen Alkaloide[1], die sich strukturell vom Chinolizidin ableiten, und daher Chinolizidinalkaloide heißen (Abb. 8.1). Die wichtigsten Vertreter dieser Stoffklasse sind Lupinin, Lupanin, Cytisin, Spartein und Anagyrin. Diese

[1] Alkaloide: Stickstoff-haltige, basische, meist stark giftige Naturstoffe, z.B. Nicotin, Morphin, Cocain und Chinin.

Alkaloide sind zwar akut kaum giftig, dafür aber stark teratogen. Milch von Tieren, die mit alkaloidhaltigen Lupinen gefüttert wurden, sollten werdende Mütter nicht trinken, weil diese Milch Mißbildungen am Fötus verursachen kann [139]. Akute Vergiftungen mit diesen Alkaloiden führen zu Leberschäden, und bei hoher Dosis durch Atemlähmung zum Tode.

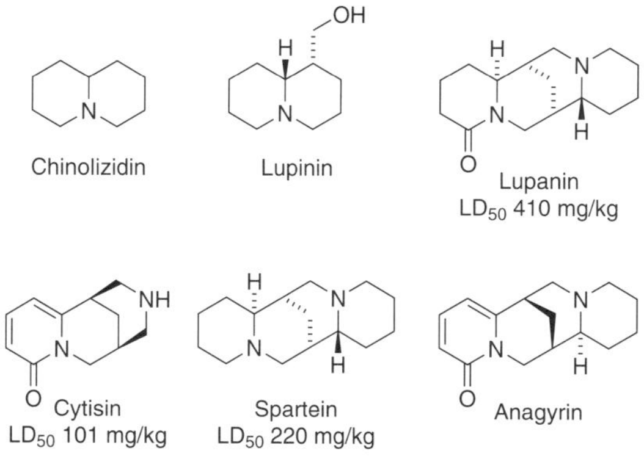

Chinolizidin

Lupinin

Lupanin
LD$_{50}$ 410 mg/kg

Cytisin
LD$_{50}$ 101 mg/kg

Spartein
LD$_{50}$ 220 mg/kg

Anagyrin

Abb. 8.1. Lupinenalkaloide. Alle LD$_{50}$-Werte gelten für orale Verabreichung an Mäuse.

8.6 Andere giftige Inhaltsstoffe

Neben den zwanzig proteinogenen Aminosäuren treten in der Natur weitere, seltene Aminosäuren auf. Diese dienen oft als Gifte oder zur Stabilisierung von Peptiden und Proteinen gegenüber Proteasen.

Hülsenfrüchte der Gattung *Lathyrus*, z.B. Saatplatterbsen, Kichererbsen und Gartenwicken, enthalten variable Mengen des Neurotoxins 3-Oxalylamino-2-aminopropionsäure (Abb. 8.2). Diese Aminosäure ist für gelegentliche Vergiftungen verantwortlich, die als Lathyrismus bezeichnet werden. Typische Symptome sind Lähmung der Gliedmaßen und Krämpfe. Zwar ist dieses Toxin hitzestabil, doch wird es beim Kochen herausgelöst, und kann mit dem Kochwasser verworfen werden. Manche *Lathyrus* Arten enthalten ebenfalls die Verbindung 3-Aminopropionitril, die bei der Verfütterung an Haustiere Skelettveränderungen (Osteolathyrismus) hervorruft.

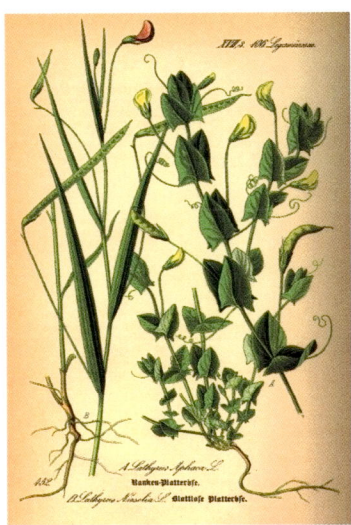

3-Oxalylamino-2-amino-propionsäure

3-Aminopropionitril

Abb. 8.2

Ranken-Platterbse (*Lathyrus aphaca*)
und Blattlose Platterbse (*Lathyrus nissolia*)

Wie in Kap. 5.5.4. erwähnt, enthält die Limabohne (*Phaseolus lunatus*) das cyanogene Glycosid Linamarin. Die Konzentration an glycosidisch gebundener Blausäure in Limabohnen entspricht etwa der in bitteren Mandeln (2–3 g/kg). Für den Verzehr ist eine sorgfältige Zubereitung daher unerläßlich, um die Blausäure größtenteils zu entfernen.

Die Ackerbohne (*Vicia faba*) enthält die Glycoside Vicin und Convicin (Abb. 8.3). Diese Stoffe können, nach enzymatischer Zuckerabspaltung, bei Menschen mit genetisch bedingtem Glucose-6-phosphat-Dehydrogenase-Mangel eine schwere hämolytische Anämie (Favismus, Glutathion-Defizit) auslösen, die auch tödlich ausgehen kann [4, 76, 139]. Ein ähnliches Krankheitsbild rufen die schmerzlindernden Mittel Phenacetin und Paracetamol bei Überdosierung hervor. Die Leber oxidiert diese Stoffe zu Chinonen, die dann Glutathion oxidieren oder chemisch binden. Die Aglykone Divicin und Isouramil werden ebenfalls leicht oxidiert, wobei Verbindungen mit Chinon-ähnlicher Reaktivität entstehen. Glutathion ist ein Tripeptide, das für Entgiftungs-, Transport- und Stoffwechselprozesse erforderlich ist. Kann Glutathion nach seiner Oxidation oder chemischen Derivatisierung nicht schnell genug regeneriert werden, dann tritt eine hämolytische Anämie ein.

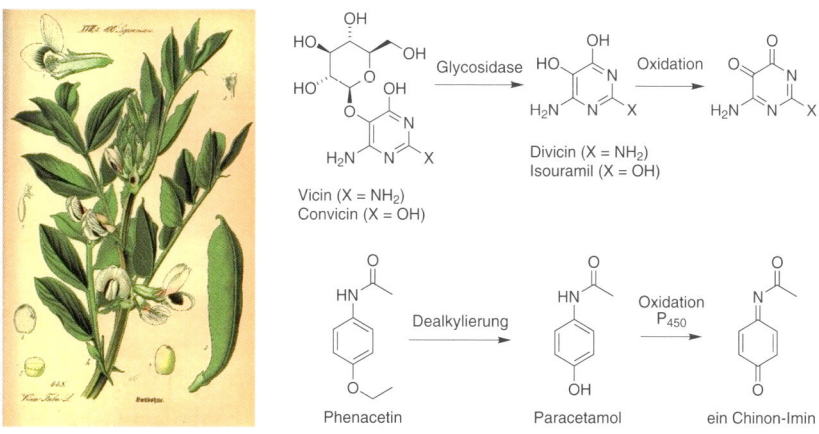

Abb. 8.3. Strukturen und Metabolisierung der Glycoside Vicin und Convicin der Acker- oder Saubohne (*Vicia faba*)

Glucose-6-phosphat-Dehydrogenase-Mangel tritt besonders häufig bei Menschen im Nahen Osten und in Malariagebieten auf. Die Ackerbohne ist dort ein wichtiger Bestandteil der Ernährung, und man versucht deshalb, Varianten mit geringerem Vicin- und Convicingehalt zu züchten [4].

Sojabohnen enthalten hohe Konzentrationen verschiedener Phytoestrogene (s. Kap. 5.5.7). Trotz der großen Mengen dieser Stoffe in Lebensmitteln konnte man bisher keinen negativen Einfluß auf die geschlechtliche Entwicklung von Jungen nachweisen. Nur bei Schafen oder Rindern, die stark phytoestrogenhaltigen Klee gefressen haben, tritt gelegentlich eine Beeinträchtigung der Reproduktionsfähigkeit ein.

8.7 Schlußfolgerung

Hülsenfrüchte sind eine wertvolle Bereicherung unserer Speisekarte. Wegen ihres hohen Proteingehalts sind sie besonders für Vegetarier und für die Menschen in Entwicklungsländern wichtig. Bei der Zubereitung achte man auf eventuellen Insektenbefall, und unterbreche das Kochen nicht zu früh. Gut gekochte Hülsenfrüchte sind bekömmlicher, nahrhafter und weniger stark allergen als zu kurz gekochte.

Der starke Kaffee

Ein Mensch, der viel Kaffee getrunken,
ist nachts in keinen Schlaf gesunken.
Nun muß er zwischen Tod und Leben
hoch überm Schlummerabgrund schweben
und sich mit flatterflinken Nerven
von einer Angst zur andern werfen
und wie ein Affe auf dem schwanken
Gezweige turnen der Gedanken,
muß über die geheimsten Wurzeln
des vielverschlungnen Daseins purzeln
und hat verlaufen sich alsbald
im höllischen Gehirn-Urwald.
In einer Schlucht von tausend Dämpfen
muß er mit Spukgestalten kämpfen,
muß, von Gespenstern blöd geäfft,
an Weiher, Schule, Krieg, Geschäft
in tollster Überblendung denken
und dann sich nicht in Nichts versenken.
Der Mensch in selber Nacht beschließt,
daß er Kaffee nie mehr genießt.
Doch ist vergessen alles Weh
am andern Morgen - beim Kaffee.

E. Roth

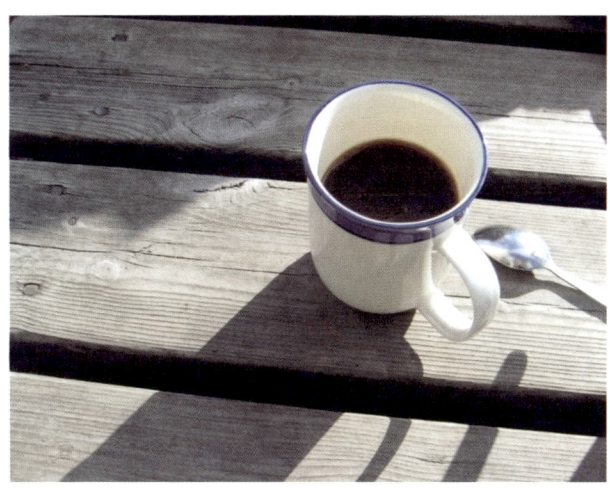

9 Coffeinhaltige Getränke

Es liegt in der Natur des Menschen, nach Besserem zu streben, nach Freiheit, nach Ewigkeit. Die Gemützustände selber zu kontrollieren, und so der Tyrannei des Körpers wenigstens teilweise zu entkommen, erprobte man daher schon immer und mit allen Mitteln. Stimulantien wie Nicotin, Arecolin (Betelnuß), Kokain und Coffein dienen seit Jahrtausenden zur Unterdrückung der Müdigkeit, und sind so beliebt wie Mittel zur Einleitung des Schlafes oder des Träumens, wie Alkohol, Opium, Kannabis, usw.

Coffein ist nicht nur in Getränken, sondern auch in Schokolade und vielen Arzneien enthalten [179] (Tabelle 9.1). Die größten Mengen Coffein, die deutsche Verbraucher zu sich nehmen, stammen jedoch aus Kaffee, dem beliebtesten aller Getränke (Tabelle 9.2).

Tabelle 9.1. Coffeingehalt verschiedener Lebensmittel [179, 180]

Produkt	Coffein (mg/kg)
Kaffee	360
Tee	200
Coca Cola	115[a]
'Energy drinks'	200[b]
Kakao	21
Schokolade	23

a) Mittelwert von Coca Cola, Pepsi und ähnlichen Getränken.
b) Von der amerikanischen Food and Drug Administration (FDA) maximal zugelassene Konzentration.

Tabelle 9.2. Pro-Kopf Getränkeverbrauch in Deutschland in Litern/Jahr (2003)

Kaffee	154
Mineralwasser mit CO_2	127
Bier	118
Erfrischungsgetränke mit CO_2	98
Milch	66
Säfte	65
Kräuter-/Früchtetee	50
Erfrischungsgetränke ohne CO_2	32
Schwarzer/Grüner Tee	26
Wein	20
andere alkoholische Getränke	10
Gesamtverbrauch reinen Alkohols	10.2

9.1 Coffein

Für den stimulierenden Effekt des Kaffees und des Tees ist Coffein verantwortlich. Coffein (Trimethylxanthin) ist der weltweit meistbenutzte psychoaktive Wirkstoff. Es ist strukturell mit den Dimethylxanthinen Theophyllin und Theobromin verwandt, die alle formal vom gleichen heterocyclischen System abgeleitet sind, ebenso wie Harnsäure, Purin und Adenosin (Abb. 9.1). Theophyllin kommt in geringen Mengen in Tee vor, Theobromin hauptsächlich in der Kakaobohne.

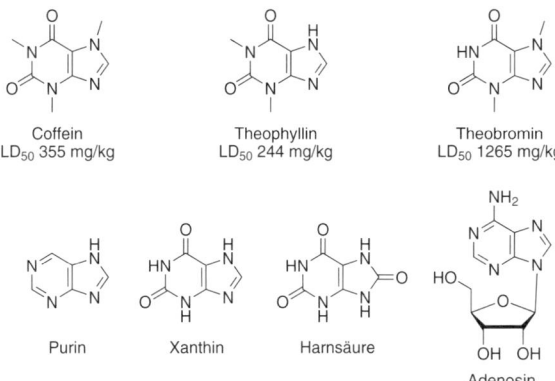

Coffein	Theophyllin	Theobromin
LD_{50} 355 mg/kg	LD_{50} 244 mg/kg	LD_{50} 1265 mg/kg

Purin   Xanthin   Harnsäure   Adenosin

Abb. 9.1. Derivate des Purins. Alle LD_{50}-Werte gelten für die orale Verabreichung an Ratten.

Coffein hat im menschlichen Körper eine Halbwertszeit von 3–7 h, und durchdringt nach oraler Aufnahme schnell alle Gewebe und das Gehirn. Es gelangt auch in die Muttermilch und über die Plazenta ebenfalls leicht in den Embryo [77]. Obwohl Coffein keine starke seelische oder körperliche Abhängigkeit auslöst, treten bei plötzlichem Entzug milde Entzugserscheinungen auf, wie Müdigkeit oder Kopfschmerzen [181].

Die Methylxanthine entspannen die glatte Muskulatur, stimulieren das zentrale Nervensystem und das Herz, und wirken ebenfalls harntreibend. Die stimulierende Wirkung auf das zentrale Nervensystem ist besonders beim Coffein und Theophyllin ausgeprägt. Die biologischen Effekte der Methylxanthine kommen hauptsächlich durch deren Antagonismus an Adenosinrezeptoren zustande.

Regelmäßiger Genuß großer Mengen Coffein kann Herzrythmusstörungen, Schlaflosigkeit, Unruhe oder Kopfschmerzen zur Folge haben [5, 182]. Die tödliche Dosis für einen Erwachsenen beträgt etwa 10 g.

Coffein wirkt nicht nur stimulierend, sondern erhöht ebenfalls den Blutdruck [183]. Hoher Blutdruck begünstigt das Auftreten von Gefäßrupturen (Schlaganfall), Atherosklerose und Herzinsuffizienz, und verursacht etwa 25% aller Todesfälle [184]. Kaffee-, Tee- oder Coca-Cola-Trinker sollten daher öfter an Herzkreislauf-Beschwerden leiden, und im Durchschnitt früher sterben [185]. Epidemiologische Studien haben bisher jedoch keinen oder nur einen geringen Zusammenhang zwischen Coffeinkonsum und Herzkreislauf-Erkrankungen gezeigt [180, 186, 187]. Grund hierfür könnte sein, daß die durchschnittlich aufgenommenen Coffeinmengen für eine Schädigung der Gesundheit nicht ausreichen [180], und daß die Polyphenole, die in vielen coffeinhaltigen Getränken aufzufinden sind, Herzkreislauf-Erkrankungen vorbeugen [188].

Wegen der gewaltigen Zunahme der Weltbevölkerung (1700: 600 Mio; 2004: 6400 Mio) sind die Mengen Coffein in Abwässern so stark gestiegen, daß es sich schon in Seen und im Grundwasser nachweisen läßt [189]. Zusammen mit Abfall, Rückständen von Medikamenten und Pflanzenschutzmitteln droht daher nun auch Coffein das Gleichgewicht wässriger Biotope zu stören.

9.2 Kaffee

9.2.1 Herstellung und Zusammensetzung

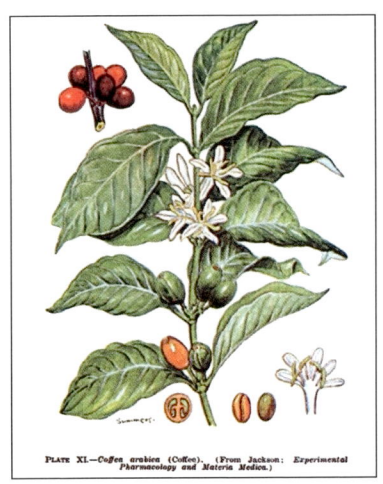

Kaffeebaum (*Coffea arabica*)

Als Kaffee bezeichnet man sowohl die gerösteten Samen des Kaffeebaumes (hauptsächlich *Coffea arabica* und *Coffea canephora*) als auch den daraus hergestellten Aufguß. Den meisten Kaffee produziert man in Brasilien und Kolumbien. Dazu trocknet man die Früchte nach der Ernte, und trennt die Samen dann maschinell vom Fruchtfleisch. Der Kaffee erhält das typische Kaffeearoma erst während des Röstens. Je nach Kaffeesorte erhitzt man die Bohnen dazu 2–15 min auf 200–300 °C. Dabei fällt der Wassergehalt von etwa 10% auf 1.5–3.5%, wodurch der Röstkaffee lagerfähig wird. Weiterhin tritt in der Hitze die Maillard-Reaktion ein, die einen Teil der Kohlenhydrate und Aminosäuren in braungefärbte Melanoidine unbekannter Struktur umwandelt. Zusammen mit karamelisierten Kohlenhydraten geben diese Melanoidine dem Kaffee die typische, dunkle Farbe. Die Farbstoffe des Kaffees ähneln chemisch somit denen der Coca-Cola, die man auch mit karamelisiertem Zucker färbt.

Bei der Zubereitung eines Kaffeeaufgusses lösen sich 18–35% des Röstkaffees im heißen Wasser auf. Die Konzentration an nichtflüchtigen Bestandteilen in Kaffee normaler Stärke beträgt etwa 20 g/l. Neben Coffein enthält Kaffee relativ große Mengen Chlorogensäure und Trigonellin (Tabelle 9.3).

Chlorogensäure

Trigonellin
LD_{50} (Ratte, sc) 5 g/kg

Tabelle 9.3. Zusammensetzung von Kaffee, Sorte Arabica, in % der Trockenmasse

	Röstkaffee[a]	Aufguß[b]
Kohlenhydrate	38	25
Proteine	10	6
Lipide	17	0.8
Melanoidine	23	29[c]
Mineralstoffe	4.5	14
Chlorogensäure	2.7	15
Coffein	1.3	4.8
Trigonellin	1.0	1.6
Aromastoffe	0.1	0.4

[a] mittlerer Röstgrad   [b] Trockenmasse: 10–30 g/l   [c] Farbstoffe und Bitterstoffe unbekannter Struktur

Das typische Kaffeearoma rührt nicht von einer Substanz, sondern von einem Stoffgemisch her. Bisher hat man über vierzig verschiedene, flüchtige Substanzen in Röstkaffee nachgewiesen [190]. Besonders 2-Furylmethanthiol und andere schwefelhaltige Verbindungen tragen zum Kaffeearoma bei (Abb. 9.2). In reiner Form riechen Thiole allerdings ekelerregend, und nicht nach Kaffee. Erst durch die starke Verdünnung und Mischung mit anderen Stoffen kommt der angenehme Kaffeegeruch zustande.

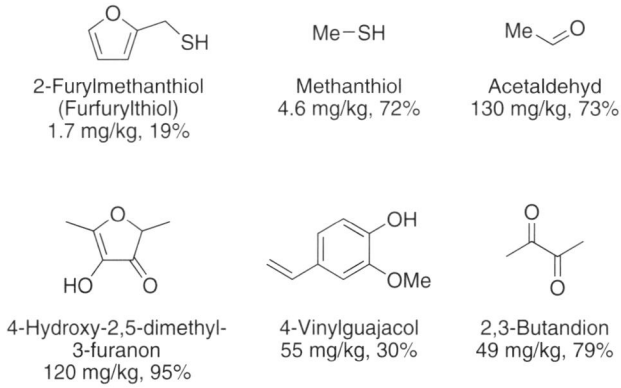

2-Furylmethanthiol
(Furfurylthiol)
1.7 mg/kg, 19%

Methanthiol
4.6 mg/kg, 72%

Acetaldehyd
130 mg/kg, 73%

4-Hydroxy-2,5-dimethyl-
3-furanon
120 mg/kg, 95%

4-Vinylguajacol
55 mg/kg, 30%

2,3-Butandion
49 mg/kg, 79%

Abb. 9.2. Bestandteile des Kaffeearomas, Konzentrationen in Röstkaffee und Ausmaß der Extraktion in den Aufguß [4]

Weil wir riesige Mengen Kaffee trinken, haben Wissenschaftler die möglichen Folgen für die Gesundheit intensiv untersucht.

Kaffee ist eines jener Lebensmittel, die nie zugelassen worden wären, wenn man sie durch Vermischen aller Einzelbestandteile hergestellt hätte. Viele der Inhaltsstoffe des Kaffees erzeugen nämlich im Tierversuch Tumoren, und gelten daher auch als 'für den Menschen wahrscheinlich krebserregend'. Kaffee ist jedoch weder für Nagetiere noch für den Menschen kanzerogen [191–195]. Kaffeegenuß erhöht nur leicht das Risiko, an Harnleiterkrebs zu erkranken [196]. Geringe Mengen potentiell krebserregender Inhaltsstoffe des Kaffees können wir offenbar folgenlos metabolisieren und/oder ausscheiden.

Für manche Krebstypen zeigt Kaffee sogar eine vorbeugende Wirkung: Kaffeetrinker erkranken z.B. etwas seltener an Dickdarm-, Mund- und Rachenkrebs als nicht-Kaffeetrinker [194, 197, 198]. Der Grund hierfür ist noch nicht bekannt, doch könnte die abführende Wirkung des Kaffees beim Schutz vor Dickdarmkrebs eine Rolle spielen.

Häufiger Kaffeegenuß korreliert in manchen Studien mit einem erhöhten Herzinfarktrisiko

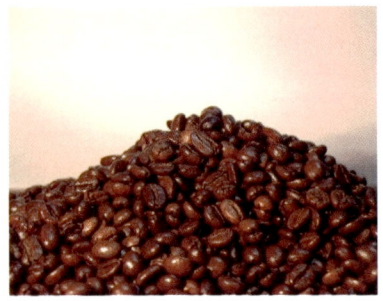

[187], was an der blutdrucksteigernden Wirkung des Coffeins liegen könnte [185]. Coffein schädigt bei hoher Dosierung den Fötus [199, 200].

Die gelegentlich beobachtete Reizung der Magenwand bei Kaffeekonsum rührt nicht vom Coffein, sondern wahrscheinlich von den Röstprodukten des Kaffees her. Diese Stoffe regen die Magensäureproduktion an, und Menschen mit einem Magengeschwür sollten Kaffee und andere Getränke aus gerösteten Pflanzenteilen daher meiden.

9.2.2 Verunreinigungen

Wie alle anderen getrockneten, pflanzlichen Produkte ist Kaffee anfällig für Schimmelpilzbefall. Man lagere ihn daher möglichst im Kühlschrank.

Das bedeutendste Mycotoxin in Kaffee ist Ochratoxin A (Kap. 4.4.3). In Europa stammen 60% des über die Nahrung aufgenommenen Ochratoxins A aus Getreideprodukten, 25% aus Wein, 5–7% aus Traubensaft und ebenfalls 5–7% aus Kaffee [201]. Die im Kaffee enthaltenen Mengen an Ochratoxin A liegen meistens unter den zugelassenen Grenzwerten, und führen daher kaum zu Beanstandungen.

Seit der Entdeckung von Acrylamid in erhitzten pflanzlichen Nahrungsmitteln im Jahre 2002 überprüft man auch regelmäßig den Acrylamidgehalt des Kaffees. Dieser liegt z.Z. bei 10–25 μg/l [67], und so mit Abstand unter dem anderer Lebensmittel, z.B. Lebkuchen (bis 5000 μg/kg [30]), Kartoffelchips (50–3500 μg/kg) oder Brot (< 30–162 μg/kg [60]). In

Kaffee-Ersatz, wie z.B. Zichorienkaffee, hat man z.T. wesentlich höhere Acrylamidkonzentrationen nachgewiesen als in normalem Kaffee [30]. Hersteller dieser Produkte verbessern laufend ihre Produktionsverfahren, so daß die Acrylamidmengen in allen Nahrungsmitteln stetig fallen. Kaffee-Aufgüsse enthalten, trotz des Röstens der Kaffeebohnen, nur geringe Mengen polycyclischer aromatischer Kohlenwasserstoffe [202, 203].

9.3 Tee und teeähnliche Getränke

Tee ist eines der weltweit populärsten Getränke. In Deutschland rangiert Tee, mit einem durchschnittlichen, jährlichen pro-Kopf-Verbrauch von 26 l, allerdings nur an neunter Stelle auf der Liste beliebter Getränke (Tabelle 9.2), weit hinter Kaffee oder Coca-Cola.

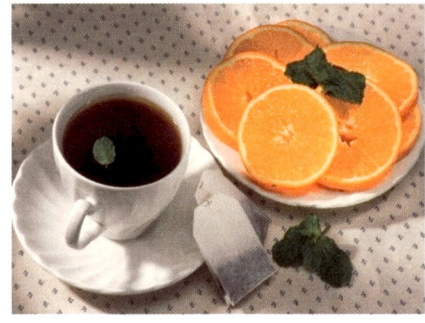

Neben schwarzem und grünem Tee werden heute eine große Auswahl Kräutertees und diverse Kräutermischungen angeboten, oft mit vielverheißender, jedoch nicht zulässiger, arzneilicher Bewerbung.

Seit Jahrhunderten verwendet man Kamille als Allheilmittel. Auch neuere Untersuchungen belegen, daß Kamillentee entzündungshemmend, schmerzlindernd und antiseptisch wirkt. Ähnliche Eigenschaften zeigen auch die Aufgüsse verschiedener Minzen; hauptsächlich Terpene verursachen diese Wirkung. Hoch dosiert können diese Stoffe die Schleimhäute reizen, und bei Schwangeren sogar einen Abort auslösen. Besonders stark abtreibend sind die Terpene des Sadebaumes, aber auch mit Kamille unterbrach man Schwangerschaften im späten Mittelalter.

9.3.1 Herstellung

Tee ist ein wässriges Extrakt der getrockneten Blätter des Teestrauches (*Camellia sinensis* oder *Thea sinensis*). Die Hauptproduzenten sind Indien und China. Zur Teeproduktion verwendet man hauptsächlich junge Blätter, weil diese besonders aromareich und leicht zu verarbeiten sind. Nach der Ernte trocknet man die Blätter so weit, daß sie sich anschließend noch ohne Bruch rollen lassen. Hierbei halbiert sich das Gewicht der Blätter durch Wasserverlust. Nach dem Welken verteilt man die Blätter auf einer festen Unterlage, und zerreibt sie mit einem rotierenden Metallzylinder.

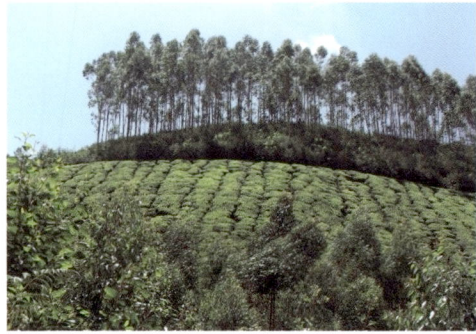

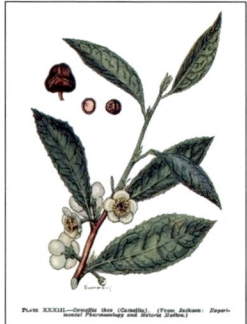

Teestrauch (*Camellia sinensis*)

Epigallocatechin
(farblos, bitter)

Polyphenol-
oxidase

ein Catechin-Quinon

Gallussäure

Epitheaflavinsäure (rot)

Theaflavin (orange-rot)

Bisflavanol (farblos)

Thearubigene (dunkelbraun)

Abb. 9.3. Enzym-katalysierte Oxidation von Catechinen zu den Farbstoffen des schwarzen Tees

Hierbei zerbrechen die Zellwände, und die Kontaktoberfläche zur Luft vergrößert sich stark. Teeblätter enthalten leicht oxidierbare Polyhydroxyaromaten ('Polyphenole', z.B. Catechine) sowie Enzyme, die in Gegenwart von Luftsauerstoff die Oxidation der Phenole katalysieren. Diese Oxidation nennt man Fermentation, obwohl es sich hierbei nicht um eine wirkliche Fermentation handelt, d.h. um eine chemische Umwandlung durch Mikroorganismen, sondern um eine enzymkatalysierte, oxidative Kupplung der Polyphenole zu Dimeren oder Oligomeren[1]. Dabei entstehen die charakteristischen Farbstoffe des schwarzen Tees (Abb. 9.3).

Ist der erwünschte Fermentationsgrad erreicht, dann unterbricht man die weitere Oxidation durch schnelles Trocknen in einem Heißlufttrockner. Dabei fällt der Wassergehalt auf 3–4%, und der Tee wird lagerfähig.

Grünen Tee stellt man aus derselben Pflanze wie schwarzen Tee her, nur unterbindet man dabei die Fermentation. Dazu hemmt man die Enzyme der frischen Blätter mit heißem Wasserdampf, und zerkleinert und trocknet die Blätter anschließend. Wegen der fehlenden Fermentation enthält grüner Tee größere Mengen an Catechinen, die den charakteristischen, bitteren Geschmack dieses Getränkes verursachen.

9.3.2 Zusammensetzung

Etwa 40% der Trockenmasse des Tees löst sich in heißem Wasser. Der unlösliche Teil besteht hauptsächlich aus Cellulose, der wasserlösliche Teil aus den in Tabelle 9.4 angegebenen Substanzen. Tee normaler Stärke, der 3 min gezogen hat, enthält etwa 3.5 g/l gelöste Verbindungen. Ein ungezuckerter Teeaufguß ist somit, wie auch Kaffee, praktisch kalorienfrei.

Tabelle 9.4. Durchschnittliche Zusammensetzung des wasserlöslichen Anteils von schwarzem und grünem Tee [4, 204]

Substanz	schwarzer Tee	grüner Tee
Coffein	3%	3%
Phenole	17%	34%
Oxidierte Phenole	23%	6%
Proteine	6%	6%
Aminosäuren	3%	3%
Kohlenhydrate	11%	11%
Lipide	3%	3%
Kalium	5%	5%
Fluorid	0.02%	0.02%
andere Mineralstoffe	5%	5%
flüchtige Stoffe	0.1%	0.1%

[1] Oligomere: Moleküle, die durch Verknüpfung anderer Moleküle ('Monomere') entstehen.

Wie auch beim Kaffee gibt es keine Einzelverbindung, die das Aroma des Tees hervorruft. Mehrere flüchtige Substanzen sind an der Aromabildung beteiligt, von denen die wichtigsten in Abb. 9.4 zu sehen sind. Weniger als 0.1% des Trockengewichts des Tees ist flüchtig. Den adstringierenden Geschmack starker Teeaufgüsse verursachen u.a. Gerbsäuren (Tannine, Ester der Gallussäure), die bei übermäßigem Teegenuß zu Verstopfungen führen.

β-Damascenon	Linalool	4-Hydroxy-2,5-dimethyl-3-furanon	3-Hydroxy-4,5-dimethyl-2-furanon

3-Methyl-2,4-nonandion	3-Methylbutanal	3-(Methylthio)-propionaldehyd	Z-4-Heptenal

Abb. 9.4. Aromastoffe des Tees

9.3.3 Biologische Wirkung

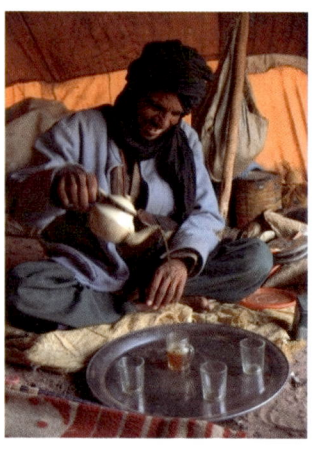

Die meisten Menschen trinken Tee wegen seiner stimulierenden Wirkung, die das Coffein verursacht. Im Vergleich zu anderen Nahrungsmitteln enthält Tee viel Fluorid (1–2 mg/l) [205]. Zwar schützt Fluorid vor Karies und Osteoporose, doch die regelmäßige Aufnahme großer Mengen Fluorid (> 20 mg/Tag) kann zu weißen Flecken auf der Zahnschmelzoberfläche und zur Versteifung der Gelenke führen (Fluorose) [5]. Auch wer überdurchschnittlich viel Tee trinkt, braucht sich jedoch keine Sorgen zu machen; die Fluoridkonzentration im Tee entspricht etwa der zur Kariesprophylaxe empfohlenen Fluoridmenge in Trinkwasser (1 mg/l). Selbst der Genuß großer Mengen Tee sollte nicht ausreichen, fluoridbedingte Gesundheitsschäden zu verursachen.

Tee und Kaffee enthalten Phytinsäure (myo-Inositolhexaphosphat), die mit Eisenionen schwer-resorbierbare Eisenphytate bildet. Trinkt man diese Getränke während einer Mahlzeit, dann resorbiert man das Eisen nur noch unvollständig. Dies kann auf die Dauer bei Menschen mit hohem Eisenbedarf, wie Kindern oder schwangeren Frauen, eine Eisenmangelanämie hervorrufen [206–208]. Epidemiologische Studien zeigen jedoch keinen deutlichen Zusammenhang zwischen Teekonsum und Eisenmangel [209, 210]. Menschen mit hohem Eisenbedarf sollten Tee oder Kaffee nicht während sondern zwischen den Mahlzeiten trinken.

Tee, vor allem grünem Tee, schreibt man allerlei Heilwirkungen zu, wobei 'man' meistens Teeproduzenten sind. Epidemiologische Studien belegen diese Behauptungen jedoch nicht. Häufiger Teegenuß beeinflußt nicht das Risiko, an Mund/Rachen- [198], Magen- [93], Dickdarm- [197], Brust- [193], Eierstock- [211], Harnleiter- [196], Blasen- oder Nierenkrebs [92] zu erkranken. Abgesehen vom Coffein resorbieren wir die Inhaltsstoffe des Tees nur schlecht. Diese haben im Blut nur eine kurze Halbwertszeit, und das Fehlen biologischer Effekte überrascht daher nicht weiter [91, 94].

9.3.4 Verunreinigungen

Die wichtigsten Beanstandungsgründe für Tee durch die Lebensmittelkontrolle sind, neben falscher oder irreführender Beschriftung, zu hohe Keimzahlen, z.B. von Salmonellen, und zu große Mengen an Pestizidrückständen [30, 33]. Ältere Insektizide oder Fungizide, die man noch oft in teeproduzierenden Ländern einsetzt, stellen für den Verbraucher kein größeres Risiko dar, weil diese Substanzen für den Menschen nur wenig giftig sind, und sich in heißem Wasser kaum lösen [212–214].

Auch Kräutertees, wie Kamille- oder Pfefferminztee, sind oft stark mit Mikroorganismen belastet, obwohl man diese Tees oft bei Erkrankungen trinkt, oder den Mund damit spült [215]. Daher ist es wichtig, solche Aufgüsse mit möglichst heißem Wasser (> 90 °C) herzustellen.

Zur Trocknung des Tees verwendet man Heißluft, die man nicht selten durch Verbrennung von Holz, Öl oder Kohle erzeugt. Ähnlich wie beim Räuchern können dabei polycyclische Kohlenwasserstoffe auf dem Tee kondensieren [216]. Manche Tees chinesischer Herkunft enthalten bis zu 9 mg/kg dieser Verbindungen, wobei es sich allerdings zum größten Teil um die weniger gefährlichen Tricyclen handelt [217]. Nur ein geringer Anteil dieser Kohlenwasserstoffe (3–8%) gehen in den Aufguß über.

9.3.5 Toxine in Kräutertees

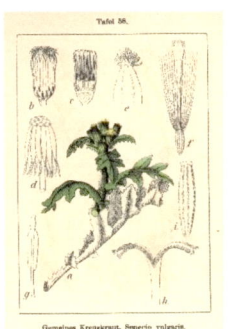

Greiskraut (*Senecio vulgaris*)

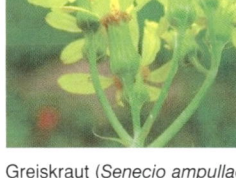

Greiskraut (*Senecio ampullaceus*)

Pflanzen der Familien *Compositae* (Korbblütengewächse) und *Boraginaceae* (Boretschgewächse) produzieren Alkaloide, die eine Pyrrolizidin-Substruktur enthalten (Abb. 9.5). Besonders die Art *Senecio* (Kreuz- oder Greiskraut) und die tropischen Arten *Crotalaria* und *Heliotropium* sind reich an diesen Alkaloiden. Pyrrolizidinalkaloide sind stark leberschädigend und krebserregend.

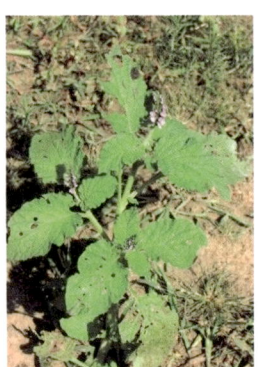

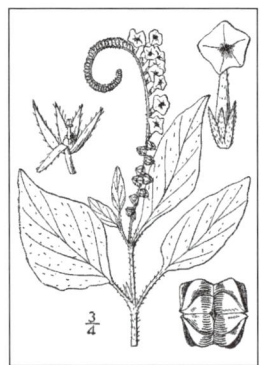

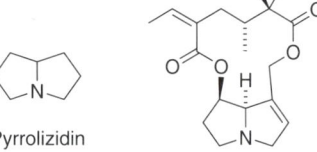

Pyrrolizidin

Senecionin
LD_{50} (Maus, iv) 64 mg/kg

Abb. 9.5. Pyrrolizidinalkaloide und Sonnenwende (*Heliotropium indicum*)

Diese Pflanzen sind nicht nur für Menschen gefährlich, sondern können auch für Haustiere zum Verhängnis werden. So vergifteten sich in den 1990er Jahren auf einer Farm in Costa Rica Pferde mit *Heliotropium indicum*, wobei 83 von ursprünglich 110 Tieren starben [218]. Weil diese Pflanzen weit verbreitet sind, und sich z.T. nicht leicht von anderen, unbedenklichen Kräutern unterscheiden lassen, gelangen sie gelegentlich in Tierfutter und Kräutertees. Übermäßiger Konsum solcher Tees kann Leber- oder Nierenschäden [219–221], oder gar Krebs zur Folge haben. Chaparral Tee [222], der im südwestlichen Teil der USA erhältlich ist, und Mate (Paraguaytee [9]) haben in einzelnen Fällen Krebs verursacht.

Ebenfalls der Gemeine oder Echte Beinwell (Schwarzwurz, *Symphytum officinale*), ein Boretschgewächs, enthält leber-
schädigende Pyrrolizidinalkaloide. Früher
verwendete man Aufgüsse dieser Pflanze
entweder als heiße Breiumschläge zur
Behandlung von Entzündungen, Wunden,
usw., oder zum Mundspülen und Gurgeln
[76]. Diese Aufgüsse wurden für Heil-
zwecke ebenfalls getrunken. Wegen des
hohen Gehalts an schädlichen Alkaloiden
hat man in Deutschland und Kanada die
zugelassenen Anwendungen für Schwarzwurz erheblich eingeschränkt [223–225].

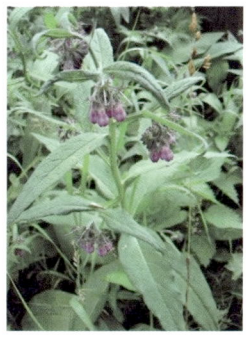 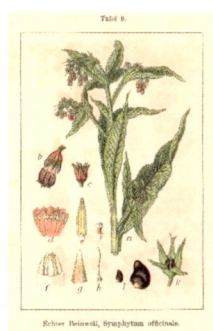

Gemeiner Beinwell (*Symphytum officinale*)

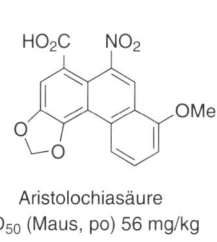

Aristolochiasäure
LD_{50} (Maus, po) 56 mg/kg

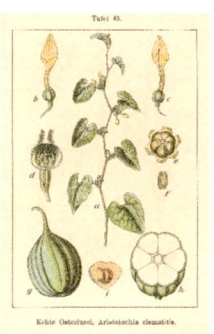

Abb. 9.6. Osterluzei, Wolfskraut (*Aristolochia clematitis*)

Chinesischer Kräutertee kann die Leber und die Nieren stark schädigen, wenn Kräuter
der Art *Aristolochia*, z.B. Wolfskraut, zur Herstellung verwendet wurden [219]. Diese
Pflanze enthält die giftige Aristolochiasäure (Abb. 9.6).
Stellt man Kräutertees in kleineren Betrieben oder selber her, dann besteht, wie bei Pilzen,
die Gefahr einer Verwechslung mit giftigen Pflanzen. Nur wenige Kräuter liefern gesundheitlich unbedenkliche Aufgüsse, und diese Pflanzen sind oft kaum von nahverwandten,
doch gefährlichen Varianten zu unterscheiden. Nach Trocknung und Zerkleinerung ist das
Risiko einer Verwechslung noch größer. Die vielen Vergiftungsfälle durch Kräutertees zeigen, daß nicht alles was blüht gesund ist [226–229].

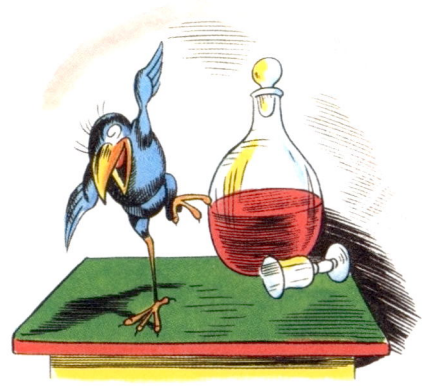

10 Alkoholische Getränke

Seit Jahrtausenden benutzen die Menschen Rausch-mittel, um in andere Geisteszustände vorzudringen oder vor der Realität zu fliehen. Alkohol (Ethanol, Ethylalkohol, Abb. 10.1) ist durch Gärung kohlen-hydrathaltiger Grundnahrungsmittel leicht zugäng-lich, und daher seit langem bekannt. Wein war nicht nur bei Griechen und Römern beliebt; schon die Assyrer und Ägypter verstanden es, 3500 v. Chr., Traubensaft zu vergären, und die Sumerer brauten Bier 3000 v. Chr.

Hefen wandeln, in Abwesenheit von Luft, Glucose oder andere Kohlenhydrate in Alkohol und Kohlendioxid um. Bei einer Alkoholkonzentration von etwa 12% sterben die Hefen. Höherprozentige Getränke lassen sich daher nur durch Destillation oder durch Zugabe rei-nen Alkohols herstellen. Das Destillieren des Weines erfanden die Araber im Mittelalter. Sie gaben dem 'Weingeist' auch den Namen: 'al kuhl' bedeutet 'Augenschminke' oder 'feines Pulver'; das Feinste vom Feinen.

Alkohol gehört, zusammen mit den meisten anderen Rauschmitteln, zu den eher traurigen Kapiteln der Menschheit. Seit Jahrzehnten trinkt durchschnittlich jeder Europäer jährlich neun bis zwölf Liter reinen Alkohol. In Deutschland ster-ben jedes Jahr etwa 42 000 Menschen durch Alkohol-mißbrauch oder alkoholbedingte Unfälle; drei Millionen Deutsche sind behandlungsbedürftige Alkoholiker. Welt-weit gibt es heute gleichviele alkoholbedingte Erkran-kungen und Todesfälle wie Tabakopfer [230]. Das durch Alkohol verursachte menschliche Leiden und der volks-wirtschaftliche Schaden sind enorm.

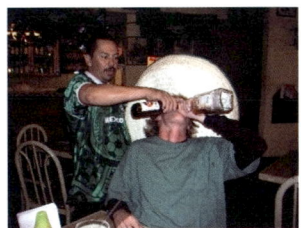

Ethanol gehört zur Verbindungsklasse der Alkohole, d.h. zu den organischen Verbindungen, die eine Hydroxylgruppe (OH) enthalten (Abb. 10.1). Im Vergleich zu nahverwandten Stoffen, wie Methanol oder Propanol, ist Ethanol akut nur wenig giftig. Für einen Erwachsenen sind etwa 250 g reinen Ethanols tödlich, während beim Methanol 8 g zur Erblindung und schon 25–80 g zum Tode führen.

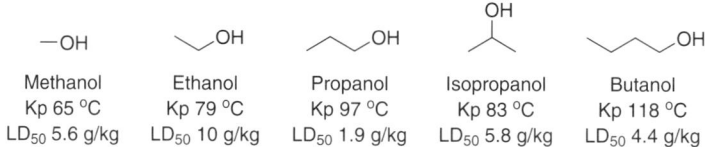

Methanol	Ethanol	Propanol	Isopropanol	Butanol
Kp 65 °C	Kp 79 °C	Kp 97 °C	Kp 83 °C	Kp 118 °C
LD_{50} 5.6 g/kg	LD_{50} 10 g/kg	LD_{50} 1.9 g/kg	LD_{50} 5.8 g/kg	LD_{50} 4.4 g/kg

Abb. 10.1. Strukturen und Eigenschaften von Ethanol und nahverwandten Verbindungen. Kp = Siedepunkt bei Normaldruck. Alle LD_{50}-Werte gelten für die orale Verabreichung an Ratten.

Nach oraler Aufnahme wird Alkohol schnell resorbiert, und gelangt in die meisten Organe, ins zentrale Nervensystem und in die Muttermilch. Wir metabolisieren Alkohol durch stufenweise Oxidation, die zunächst Acetaldehyd liefert, das die meisten toxischen Effekte des Alkohols verursacht. Anschließend wird Acetaldehyd zu Essigsäure oxidiert. Acetaldehyd ist auch in Kaffee, Joghurt, Fisch, Fleisch und Orangensaft enthalten, und verursacht in geringen Mengen offenbar keine Langzeitschädigung. In hohen Konzentrationen wirkt es im Tierversuch jedoch krebserregend. Acetaldehyd zerstört Folsäure, und eine mangelhafte Versorgung mit diesem Vitamin erhöht das Krebsrisiko [2, 95, 122]. Alkoholiker erkranken überdurchschnittlich oft an Mund-, Rachen-, Kehlkopf-, Speiseröhren-, Leber- und Dickdarmkrebs [5, 231, 232].
In geringen Mengen dämpft Alkohol unsere Hemmungen und Selbstkritik, worauf seine Funktion als soziales Schmiermittel beruht. Wir sind Primaten mit einem maßlosen Verlangen nach Beifall und Anerkennung, und selbstsicher wirkende, vorlaute Witzemacher sind halt beliebter als schweigsame Denker. Nicht nur das Ansprechen anderer Menschen auf Festen fällt im alkoholisierten Zustand leichter, auch die häusliche Privathölle einer langweilig gewordenen Ehe kann man durch Alkohol erträglicher gestalten.
Regelmäßiger Alkoholgenuß ist der sicherste Weg zum Alkoholismus. Charakterlich disponierte Menschen können nach einigen Jahren nicht mehr aufhören, täglich zu trinken, und entwickeln die typischen Denk- und Verhaltensmuster der Alkoholiker: Trübsinn, Selbstmitleid, Schuldgefühle beim Trinken, Verlust der Selbstbeherrschung, zwanghaftes Trinken. Alkohol schädigt das zentrale und periphere Nervensystem und die Verdauungsorgane. Die häufigste Folge chronischen Alkoholmißbrauchs ist ein Leberschaden. Zunächst sammeln sich in der Leber Lipide an (Fettleber), und nach sechs bis zehn Jahren folgt eine Fettleber-

Hepatitis. Die nächste Stufe bei anhaltendem, übermäßigem Alkoholkonsum ist eine maligne und oft lethale Leberzirrhose. In Ländern mit hohem Alkoholverbrauch sterben mehr Menschen an Leberzirrhose als an Krebs [5]. Wegen des hohen Kaloriengehalts des Alkohols neigen Trinker dazu, zu wenig zu essen und an Vitaminmangel zu erkranken. So leiden Alkoholiker oft an Polyneuropathie, einer vitaminmangelbedingten Funktionsstörung des peripheren Nervensystems, die sich z.B. im Verlust der Muskeleigenreflexe und der Hautsensibilität äußert.

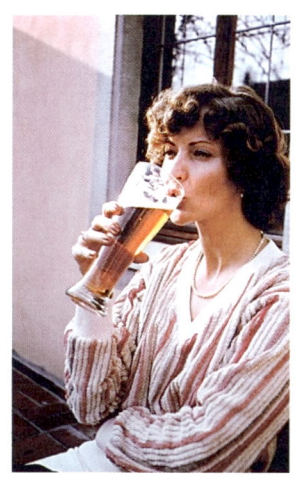

Auch wenn reiner Alkohol keimtötend wirkt, reicht die in Getränken enthaltene Alkoholkonzentration nicht aus, um eine antibiotische Wirkung im Körper zu entfalten. Im Gegenteil, Alkohol beeinträchtigt unser Immunsystem, und hilft daher nicht bei viralen oder bakteriellen Infektionen.

Manche Menschen können regelmäßig große Mengen Alkohol trinken, ohne süchtig zu werden. Die gesundheitliche Schädigung dadurch ist jedoch nicht weniger schwerwiegend als bei süchtigen Alkoholikern.

Alkoholkonsum ist für das ungeborene Kind besonders schädlich, und kann zu bleibender Geistesschwäche, Minderwuchs oder gestörter Organentwicklung führen. In Deutschland werden jährlich etwa 1800 Kinder mit alkoholbedingten Schäden geboren [16].

10.1 Bier

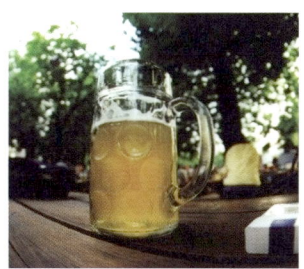

Bier ist in Deutschland nach Kaffee und Mineralwasser das beliebteste Getränk. Im Durchschnitt trinkt jeder Bundesbürger täglich 0.33 l.

Wegen seines hohen Kaloriengehalts galt Bier früher als sinnvoller Bestandteil einer Mahlzeit, und sogar Kinder durften oder mußten es trinken. In der Geschichte 'Drei Mann in einem Boot' (J.K. Jerome, 1859–1927) verschreibt ein Arzt dem hypochondrischen Ich-Erzähler als Allheilmittel 'ein Beefsteak und ein Bier alle sechs Stunden'. Weil regelmäßiger Bierkonsum günstigste Voraussetzungen für alkoholbedingte Erkrankungen und Alkoholismus schafft, dürfte Jeromes Diät heute kaum noch aktuell sein. Für Kinder sind alle alkoholischen Getränke tabu, weil Gifte wie Alkohol ihren Körper besonders leicht schädigen.

10.1.1 Herstellung

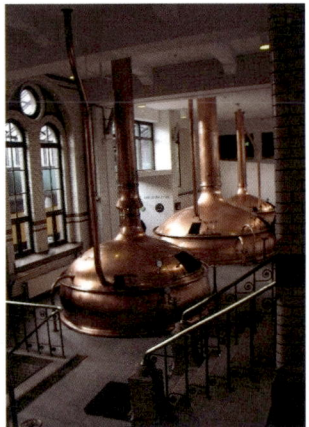

Brauerei

Bier ist ein vergorenes Getreideextrakt. Zunächst stellt man Malz her, indem man gereinigte Gerstenkörner keimen läßt, und sie dann bei 80–105 °C trocknet ('darren'). Das Malz wird zermahlen, mit Wasser vermengt und solange gerührt und erwärmt ('maischen'), bis der erwünschte Extraktionsgrad erreicht ist. Filtration ('abläutern') liefert das Extrakt (die Würze) und einen Filterrückstand (die Treber). Nun gibt man zur Würze den Hopfen (1-5 g/l) und kocht das Gemisch 2 h. Der Hopfen gibt dem Bier den bitteren Geschmack und eine bessere Haltbarkeit. Anschließend kühlt man die Würze, versetzt sie mit Hefe, und läßt sie bei 5–9 °C etwa neun Tage gären (Hauptgärung). Einen Großteil der Hefe trennt man dann ab, und lagert das Jungbier noch 1–4 Monate bei 0–2 °C (Nachgärung), wobei die Gärung vervollständigt wird, das Bier sich klärt, und die Konzentration an Kohlensäure den Endgehalt von etwa 0.4% erreicht. Nach einer letzten Filtration kann man das Bier in Flaschen oder Fässer abfüllen [43]. Der hohe Gehalt an Kohlendioxid erfordert entweder eine Lagerung unter Druck oder bei tiefer Temperatur.

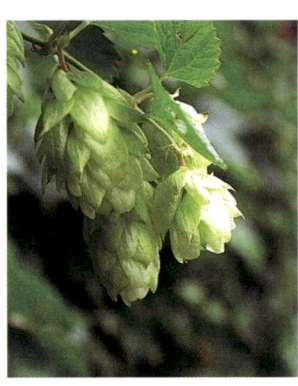

Hopfen (*Humulus lupulus*)

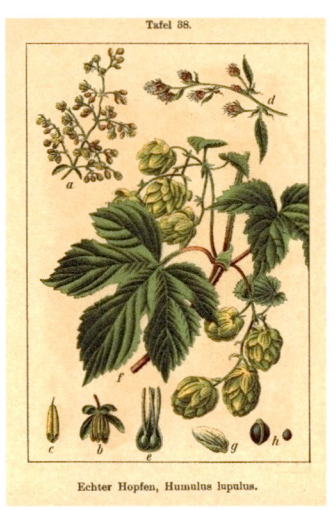

Tafel 38.

Echter Hopfen, Humulus lupulus.

Der Alkoholgehalt von Bier liegt mit 2.5–5% unter dem des Weines. Weiterhin enthält Bier größere Mengen an Kohlenhydraten (3–5%), die, zusammen mit dem Alkohol, 220–500 kcal/l an Energie liefern. Die wichtigsten Aromaträger zeigt Abb. 10.2.

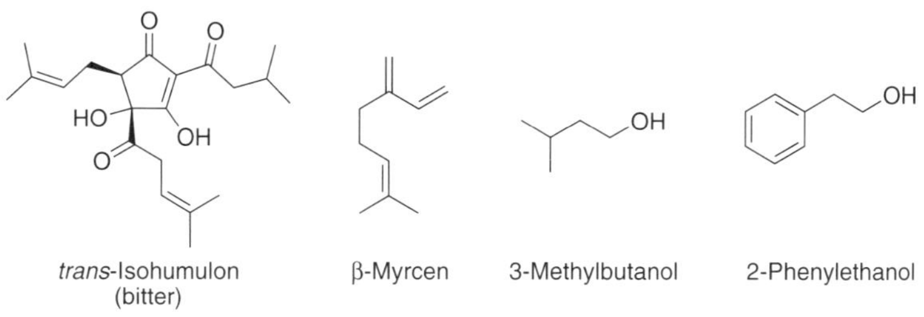

Abb. 10.2. Aromastoffe des Bieres [4, 43]

10.1.2 Verunreinigungen

Trocknet man Nahrungsmittel mit erhitzter Luft, dann können polycyclische Aromaten oder andere Verbrennungsprodukte auf der Nahrung kondensieren. Heißluft enthält oft ebenfalls Stickoxide, die mit Aminen zu den stark krebserregenden Nitrosaminen reagieren. Bei der Malztrocknung können so erhebliche Mengen Dimethylnitrosamin entstehen, die dann ins Bier gelangen [16]. Seit der Erkennung dieses Problems hat man den Trocknungsprozeß modifiziert, und heute enthalten Biere nur noch wenig Dimethylnitrosamin. Maximal ist 0.5 μg/l zugelassen, gelegentlich kann man mehr als 1 μg/l nachweisen [30]. Andere Lebensmittel enthalten größere Mengen dieses Giftes: Salami oder Schinken können bis 80 μg/kg Dimethylnitrosamin enthalten [4]. Das Krebsrisiko, das von 1 μg/l Dimethylnitrosamin in Bier ausgeht, ist 350mal kleiner als das vom Alkohol ausgehende Krebsrisiko [121].

Bier ist licht- und oxidationsempfindlich, und kann durch Pilz- oder Bakterienbefall schnell verderben. Im Jahre 1985 entdeckte man in mehreren deutschen Bieren Chlor- und Bromessigsäure, wobei die Höchstkonzentrationen bei 50 mg/l lagen [16]. Beide Verbindungen waren offenbar seit 1979 illegal dem Bier zugesetzt worden, um die Haltbarkeit zu erhöhen, trotz ihrer hohen akuten Toxizität. Weniger giftige Konservierungsmittel sind für Bier jedoch zulässig, vorausgesetzt dieser Zusatz ist auf der Beschriftung aufgeführt. Alle zugelassenen Konservierungsmittel sind für Menschen kaum giftig, und stellen kein Gesundheitsrisiko dar. Die gesundheitsschädigende Wirkung des im Bier enthaltenen Alkohols übertrifft deutlich die aller gängigen Konservierungsmittel, selbst wenn man diese in viel höheren Konzentrationen verwenden würde als erforderlich.

Bier beanstanden die Lebensmittelkontrollen hauptsächlich wegen Rückständen von Reinigungsmitteln. Bei der Reinigung leerer Bierflaschen oder der Abfüllanlagen hinterbleiben dort gelegentlich Reste von Seife, organischen Lösungsmitteln oder Natronlauge, und gelangen dann in einige Produktpartien. Seife und Lösungsmittel sind nur wenig gesundheitsschädigend, und leicht am Geruch und Geschmack erkennbar. Andererseits riecht Natronlauge nicht charakteristisch, und macht sich erst beim Kosten bemerkbar: Laugen wirken ätzend und zerstören alles Gewebe, mit dem sie in Berührung kommen. Hat man Natronlauge verschluckt, dann sollte man viel Wasser und/oder Milch trinken, um die Lauge zu verdünnen, und sich schnellstens in ein Krankenhaus begeben.

10.2 Wein

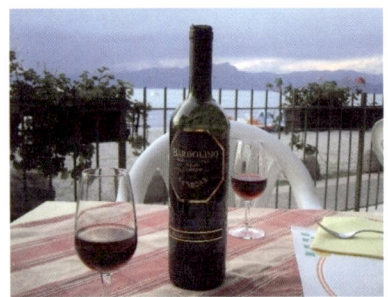

In Deutschland, wo der jährliche pro-Kopf-Verbrauch etwa 20 l beträgt, trinkt man weniger Wein als in den meisten anderen, weinproduzierenden Ländern Europas (2003: Italien: 68 l; Frankreich: 58 l; Portugal: 49 l; Schweiz: 44 l; Spanien: 34 l). Und das, obwohl die deutsche Regierung Weinkonsum sogar fördert: im Gegensatz zu Bier, Alkopops, Schaumwein oder Spirituosen erhebt der Fiskus für Wein keine zusätzliche Steuer.

10.2.1 Herstellung

Wein ist vergorener Weintraubensaft. Zur Herstellung von Weißwein preßt man die Weintrauben samt Stielen, Schale und Kernen vorsichtig aus, und filtriert die Trester schnell vom Most ab, um den Gehalt an Gerbstoffen im Most gering zu halten. Den Most gärt man entweder sofort, oder sterilisiert ihn zunächst durch Schwefelung oder kurzes Erhitzen (Pasteurisierung), und bringt ihn dann durch Zusatz von Hefen zur Gärung. Diese erfordert bei 12–15 °C fünf bis sieben Tage. Danach trennt man die ausgefallene Hefe ab, und gärt den Wein einige Wochen oder Monate nach. Hierbei entwickelt sich das charakteristische Aroma des Weines. Während der Weinlagerung verflüchtigt sich ebenfalls das meiste Kohlendioxid.

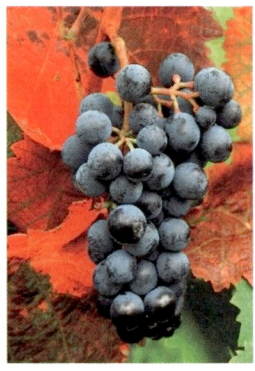

Bei der Herstellung von Rotwein filtriert man die zerquetschten Weintrauben nicht, sondern gärt das Gemisch aus Most und Trester. Hierbei löst der entstehende Alkohol Farbstoffe aus den Stielen und der Schale der Trauben heraus. Nach Beendigung der Hauptgärung filtriert man, und fährt ähnlich wie beim Weißwein fort.

Während seiner Herstellung schwefelt man den Wein mehrmals durch Zusatz von Sulfiten wie Kaliumpyrosulfit ($K_2S_2O_5$). Sulfite sind Salze der schwefligen Säure (H_2SO_3), die reversibel in Schwefeldioxid (SO_2) und Wasser zerfallen. Sulfit wirkt als Reduktionsmittel, und verhindert im Wein die Zerstörung luftempfindlicher Inhaltsstoffe und die Oxidation von Phenolen zu braunen Farbstoffen. Sulfit unterdrückt auch die Vermehrung von Bakterien und Schimmelpilzen. Die Endkonzentration an Schwefeldioxid im Wein sollte 50 mg/l nicht übersteigen. Auch bei überhöhtem Sulfitgehalt ist dessen Wirkung auf die Gesundheit, in Gegenwart von 120 000 mg/l Alkohol, nicht weiter der Rede wert.

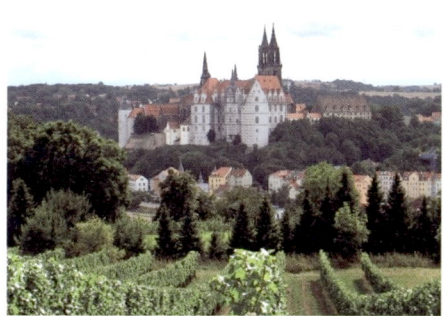

Weinberg bei Meißen

Weine enthalten 6–13% Alkohol und 0.6–1.0% Glycerin. Aroma- und Farbstoffe liegen nur in geringen Mengen vor, doch ihre Anzahl ist beachtlich: über 800 verschiedene flüchtige organische Verbindungen hat man bisher in Wein nachgewiesen [4].

10.2.2 Biologische Wirkung

Epidemiologische Studien deuten darauf hin, daß mäßiger Weinkonsum zwar das Krebsrisiko erhöht, aber besonders bei übergewichtigen Menschen das Herzinfarktrisiko senkt [233–235]. Deshalb würde bei einer Drosselung des durchschnittlichen Weinkonsums die Zahl an Todesfällen wohl eher zu- statt abnehmen. Ob das für gesunde, nicht-übergewichtige Menschen ebenfalls zutrifft, ist noch nicht geklärt.

Auch andere Erkrankungen scheint Wein in geringer Dosierung abzuwehren [236]. Doch freuen Sie sich nicht zu früh: Weintrinker neigen dazu, im Durchschnitt schlanker und gebildeter zu sein, mehr zu verdienen, gesünder zu essen, mehr Sport zu treiben, und weniger zu rauchen als Biertrinker [237], und in manchen Ländern als der Durchschnittsbürger. Die scheinbare gesundheitsfördernde Wirkung des Weines könnte daher ein rein zufälliges Artefakt sein.

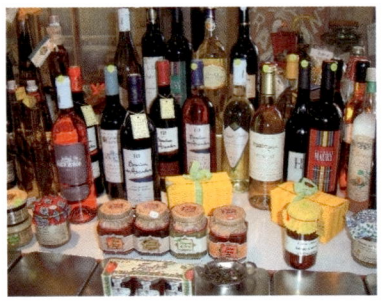

Die Medien schildern die Wirkung des Weintrinkens auf die Gesundheit gelegentlich kontrovers, obwohl die gesundheitsschädigenden Eigenschaften des Alkohols seit Jahren bekannt sind. Viele Arbeitsplätze hängen in Europa von der Weinproduktion ab, und eine mächtige Lobby übt, besonders in Frankreich, Druck auf die Regierungen und die Medien aus, die Gefahren des Trinkens zu bagatellisieren. Dieser Lobby ist es sogar gelungen, in manchen Ländern Europas dem Weintrinken einen Anklang von Eleganz und Rang einzuhauchen. Wegen dieser Suggestion, der hohen Preise und des Snob-Effekts ('Je teurer eine Ware, umso besser muß sie sein') trinkt man in Nordeuropa immer mehr Wein.

10.2.3 Verunreinigungen

Die Lebensmittelkontrollen analysieren Weine genau, nicht nur um eventuelle Verunreinigungen sondern auch Fälschungen aufzudecken. Typische Vergehen sind Zuckerung, Wässerung und falsche Herkunfts- oder Sortenangabe. Weiterhin versetzen Weinproduzenten den Wein gelegentlich mit Glycerin oder unzulässigen Farbstoffen [30, 33]. Die Schwefelung von Weinen ist nicht einfach, und Weine enthalten oft übermäßig hohe oder nicht ausreichende Sulfitmengen; beides kann Grund für eine Beanstandung sein.

10.2.3.1 Ochratoxin A

Ein Viertel des über die Nahrung aufgenommenen Ochratoxin A stammt aus Wein [201, 238, 239]. Der Einsatz geeigneter Fungizide beim Weinanbau kann die Menge dieser stark nierenschädigenden und potentiell krebserregenden Substanz im Wein effektiv senken [120]. Besonders Weine aus Nordafrika oder anderen, wenig entwickelten Ländern können viel Ochratoxin A enthalten [33].

10.2.3.2 Ethylcarbamat

$$H_2N \overset{\displaystyle O}{\underset{\displaystyle }{\|}} O \diagdown$$

Ethylcarbamat, auch Ethylurethan genannt, wurde zu Beginn des 20. Jahrhunderts, vor der Entdeckung der modernen Hypnotika wie den Barbituraten oder Benzodiazepinen, regelmäßig als Schlafmittel verschrieben. Später stellte man fest, daß Ethylcarbamat, wie viele andere Substanzen, in hohen Konzentrationen im Tierversuch Tumoren erzeugt, und das Mittel verschwand wieder vom Markt. In den 1970er Jahren entdeckte man, dank empfindlicheren analytischen Methoden, bis zu 20 mg/l dieser Substanz in alkoholischen Getränken, besonders in Spirituosen wie Whisky, Sake oder Steinobstbranntwein [16]. Weitere Studien zeigten, daß Ethylcarbamat ein natürliches Nebenprodukt der alkoholischen Gärung ist, und daher in vielen Lebensmitteln vorkommt, z.B. in Brot, Sojasoße, Joghurt und Käse. Wein enthält nur 4–25 µg/l Ethylcarbamat [240], d.h. etwa 100mal weniger als Acetaldehyd, der im Tierversuch ebenfalls Tumoren hervorruft.

10.2.3.3 Blei

Bereits im Altertum, als Wasserrohre, Nahrungsbehälter und Besteck noch große Mengen Blei enthielten, vergifteten sich die Menschen oft mit diesem Schwermetall. Saure Nahrungsmittel, wie Essig, Fruchtsäfte, Wein, Bier und andere kohlensäurehaltige Getränke, lösen Bleisalze besonders effektiv aus Legierungen, Keramik oder Glasuren heraus. In Deutschland darf Blei daher nicht in Geschirr oder Besteck enthalten sein, doch in anderen Ländern ist diese Anwendung z.T. noch üblich.

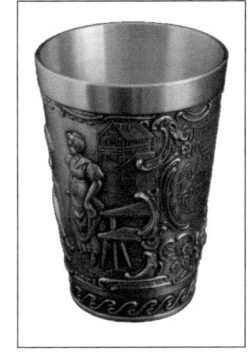

Blei gelangt in die Umwelt hauptsächlich in Form von Autoabgasen (Tetraethylblei als Antiklopfmittel im Benzin), Abgasen bei der Bleiproduktion und Bleipigmenten in Farben. Es handelt sich hierbei um anorganische Bleiverbindungen. Diese lagern sich auf Kulturpflanzen ab, lassen sich aber durch gutes Abwaschen zum größten Teil beseitigen. Weil wir immer weniger verbleites Benzin verbrauchen, hat die Bleibelastung der Umwelt in Deutschland in den letzten Jahrzehnten stark abgenommen. Besonders bleibelastete Lebensmittel sind Wildpilze, Wild und Innereien (Niere, Leber) [72].

Blei kann auf mehreren Wegen in Wein gelangen. Die nachträgliche Süßung des Weines durch Zusatz von Bleiacetat (Bleizucker) war zwar schon immer illegal, doch früher durchaus üblich, und hat zu vielen Vergiftungen geführt [16]. Angeblich starb L. v. Beethoven an einer durch gepanschten Wein verursachten Bleivergiftung.

Zur Weinproduktion verwendete man früher Behälter oder Leitungen aus Messing, aus denen Wein das Blei herauslösen konnte [241, 242]. Als die Produzenten dieses Problem erkannten, wurde Messing durch andere Materialien ersetzt. Wein mit hohem Bleigehalt belastet natürlich die angeschlagene Gesundheit von Alkoholikern besonders stark [243].

Wegen der langen Halbwertszeit von Blei im menschlichen Körper (20 Jahre) können auch geringe Mengen Blei in Nahrungsmitteln zu chronischen Bleivergiftungen führen. Wie leicht es zu solchen Vergiftungen kommen kann, veranschaulicht folgender Fall [244]: ein 66jähriger Mann hatte jahrelang Rotwein zuhause selber hergestellt. Dazu zertrat er Weintrauben in einer Badewanne und ließ sie dort, vor dem Abfüllen in Flaschen, eine Woche lang gären. Nachdem er zwei Jahre lang an diversen Symptomen gelitten hatte, und schließlich ins Krankenhaus eingeliefert werden mußte, ergab eine Blutanalyse stark überhöhte Bleiwerte. Ebenfalls sein selbstgegorener Rotwein war stark bleihaltig: mit 14 mg/l übertraf dessen Bleigehalt den maximal zugelassenen um den Faktor 70.

Die Quelle des Bleis war die Badewanne. Diese bestand aus Emaille, die an mehreren Stellen defekt war, so daß der Wein dort mit dem Metall in Berührung kam. Kontrollexperimente zeigten, daß Rotwein (pH 3.8) nach einer Woche in dieser Wanne einen Bleigehalt von 310 mg/l erreichen konnte.

Blei sammelt sich hauptsächlich in den Knochen an. Die Symptome einer chronischen Bleivergiftung sind Verdauungsstörungen, Augen- und Nierenschäden, eine schwarzgraue Verfärbung der Zahnhälse (Bleisaum), Lähmung der Arme und Anämie. Akute Vergiftungen rufen starke, krampfartige Leibschmerzen hervor, die auch bei chronischen Vergiftungen auftreten können. Zur Therapie von Bleivergiftungen verabreicht man, wie bei anderen Schwermetallvergiftungen, Stoffe, die das Metall binden und dessen Ausscheidung beschleunigen, z.B. EDTA oder Penicillamin [5].

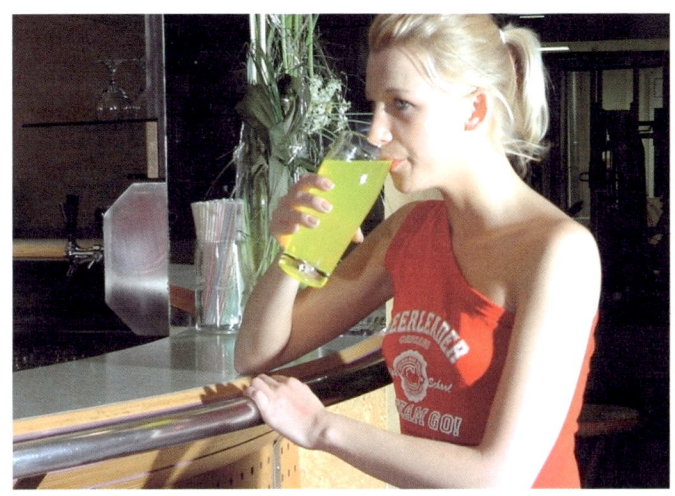

11 Ernährung, Chemikalien und Gesundheit

11.1 Was sind Gifte?

Der Begriff 'Gift' ist, streng genommen, bedeutungslos, weil alle Stoffe ab einer gewissen Dosis den Tod verursachen, auch Wasser oder Sauerstoff. Meistens bezeichnet man jedoch nur stark toxische Substanzen als Gifte.

> Alle Dinge sind Gift und nichts ist ohne Gift,
> allein die Dosis macht, daß ein Ding kein Gift ist.
>
> (Paracelsus, 1538)

In Tabelle 11.1 sind einige stark giftige und weniger giftige Stoffe und deren LD_{50}-Werte aufgelistet. LD_{50}-Werte geben die erforderliche Dosis in Milligramm oder Gramm per Kilogramm Körpergewicht an, bei der 50% der Versuchstiere sterben (LD = lethal dosis). Weil Toxizität von Spezies zu Spezies stark variieren kann, und ebenfalls von der Art der Verabreichung (oral, intravenös, subkutan, usw.) abhängt, sind Spezies und Dosierform für die Deutung von LD_{50}-Werten wichtig.

Die meisten LD_{50}-Werte hat man an Nagetieren ermittelt, und dienen nur zur Abschätzung der Giftigkeit für den Menschen; oft, aber nicht immer, reagieren wir auf Gifte empfindlicher als Nagetiere.

Tabelle 11.1. Repräsentative LD_{50}-Werte

Stoff	Stoffklasse (Mol.-Gew.)[a]	LD_{50} in mg/kg (Ratte, po)	
Botulinustoxin	Protein[b] (150000)	0.00001	
TCDD (Dioxin)	Aromat[c] (322)	0.02	
Tetrodotoxin	Fischtoxin (319)	0.33	(Maus)
Aflatoxin B$_1$	Mycotoxin (312)	0.4	(Ente)
Strychnin	Alkaloid (334)	5	
Arsenik	As$_2$O$_3$ (198)	15	
Natriumcyanid	NaCN (49)	15	
DDT	Aromat[c] (355)	116	
Phenobarbital	Barbiturat[d] (232)	162	
Natriumnitrit	NaNO$_2$ (69)	180	
Nicotin	Alkaloid (162)	230	
Coffein	Alkaloid (194)	355	
Aspirin	Aromat[c,e] (180)	1500	
Acetaminophen	Aromat[c,e] (151)	1944	
Essigsäure[f]	CH$_3$CO$_2$H (60)	3530	
Kochsalz	NaCl (58)	3750	
Penicillin G	Mycotoxin (356)	6916	
Alkohol	CH$_3$CH$_2$OH (46)	10600	
Saccharin	Aromat[c] (183)	17000	
Zucker (Saccharose)	Kohlenhydrat (342)	29700	

[a] Molgewicht in g/mol
[b] Bakterientoxin
[c] unnatürliche, aromatische Verbindung
[d] unnatürliches Schlafmittel
[e] entzündungshemmendes Mittel
[f] Essig: Essigsäure + Wasser

LD_{50}-Werte spiegeln nur die akute Toxizität wider, d.h. die Dosis, die unmittelbar nach Verabreichung tödlich wirkt. Über chronische Toxizität, d.h. die Schädigung bestimmter Organe bei regelmäßiger, subtoxischer Dosierung über lange Zeiten, sagen diese Werte nichts aus, genausowenig wie über die Fähigkeit einer Substanz, Krebs oder Veränderungen am Fötus (Teratogenität) hervorzurufen. Chronische Toxizität, Kanzerogenizität und Teratogenität sind jedoch für die Lebensmitteltoxikologie von Bedeutung, und müssen bei der Beurteilung giftiger Stoffe in Lebensmitteln berücksichtigt werden. So ist z.B. Alkohol akut nur wenig giftig, schädigt jedoch bei regelmäßigem Konsum die Leber irreversibel und erhöht das Krebsrisiko [5, 10]. Andererseits ist Essigsäure akut dreimal so giftig wie Alkohol, doch ist regelmäßiger Genuß dieser Substanz in keiner Weise schädlich. Manche

Stoffe reizen oder zerstören in hoher Konzentration Gewebe und Schleimhäute, doch in verdünnter Form sind diese Substanzen ungiftig. Beispiele hierfür wären starke Mineralsäuren wie Salz-, Schwefel- oder Phosphorsäure, oder starke Laugen wie Natronlauge.

Zum Schutz der Verbraucher ermittelt man für neue Nahrungsmittelzusätze sogenannte ADI-Werte (acceptable daily intake). Dazu bestimmt man zunächst für mindestens zwei Tierarten die maximale Stoffmenge, die bei lebenslanger, täglicher Dosierung keine nachweisbaren biologischen Wirkungen hervorruft. Diese Stoffmenge bezeichnet man auch als NOAEL (no observed adverse effect level). Der ADI-Wert ist definiert als 1/100 des NOAEL. Aus dem ADI-Wert und der durchschnittlich verzehrten Menge eines Lebensmittels berechnet man die maximal zulässige Konzentration von Zusatzstoffen oder Verunreinigungen. Nahrungsmittelproduzenten sind gesetzlich dazu verpflichtet, diese maximalen Konzentrationen nicht zu überschreiten.

11.2 Krebsentstehung durch krebserregende Substanzen

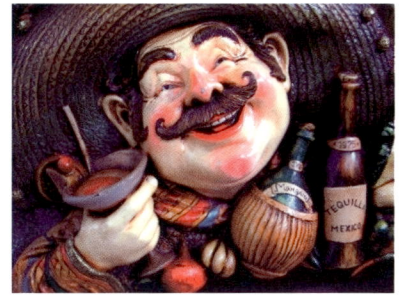

Die Entstehung von Tumoren ist ein natürlicher Prozeß. Mit dem Alter wächst die Wahrscheinlichkeit, spontan an Krebs zu erkranken. Für einen 40jährigen ist das Krebsrisiko nur 1/100 000, für einen 80jährigen hingegen 1/1700 [102]. Tumoren entstehen nicht nur spontan, sondern lassen sich auch durch Radioaktivität, UV-Strahlung oder mit kanzerogenen Substanzen auslösen.

Behandelt man die Haut einer Maus wiederholt mit einer ausreichenden Menge einer krebserzeugenden Substanz, z.B. einem polycyclischen aromatischen Kohlenwasserstoff, dann entstehen nach einigen Wochen (Latenzzeit) maligne Tumoren (Plattenepithelkarzinome). Ein Stoff, der hierzu in der Lage ist, heißt komplettes Kanzerogen oder Solitärkanzerogen. Hierzu gehören u.a. Aflatoxine, Asbest, Arsen, Benzol, Diethylstilbestrol, Dimethylnitrosamin, Estragol, Safrol, und Nickel.

Neben Stoffen, die eigenständig Krebs auslösen, gibt es ebenfalls Substanzen (Promotoren), die Tumoren nur dann hervorrufen, wenn mindestens eine Behandlung mit einem kompletten Kanzerogen stattgefunden hat. Bringt man z.B. auf die Haut einer Maus zunächst eine Menge von Benz(a)pyren, die zur Erzeugung von Tumoren nicht ausreicht (Initiation), und danach täglich eine Lösung eines Promotors, dann entstehen nach einiger Zeit ebenfalls Tumoren. Stoffe mit promovierenden Eigenschaften sind z.B. DDT, Dioxin (TCDD),

Saccharin und das Schlafmittel Phenobarbital. Zwischen der Initiation und der Tumor-erzeugung durch einen Promoter können viele Jahre vergehen, was darauf hindeutet, daß die Initiation irreversible biochemische Veränderungen auslöst.

11.3 Die Identifizierung krebserregender Substanzen

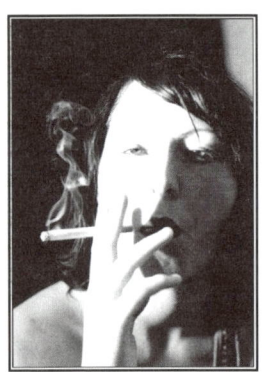
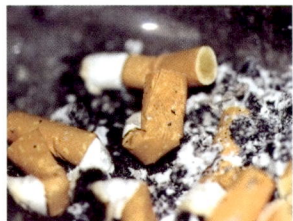

Zu den wichtigsten krebserregenden Stoffen gehören sowohl natürliche wie auch synthetische Verbindungen. In Tierversuchen wirken natürliche und synthetische Stoffe mit gleicher Wahrscheinlichkeit kanzerogen [25]. Man nimmt an, daß krebserregende Substanzen bis zu 80% aller Krebserkrankungen verursachen [102], wobei Tabakrauch der wichtigste Träger dieser Stoffe ist.

Wir können heute noch nicht mit Sicherheit vorhersagen, ob eine Substanz für den Menschen krebserregend sein wird oder nicht. Ein Vergleich der Struktur einer neuen Substanz mit bekannten Kanzerogenen ermöglicht nur eine ungenaue Beurteilung ihrer Gefährlichkeit. Nur ein Vergleich der Krebsraten in großen Gruppen behandelter und unbehandelter Menschen, d.h. eine epidemiologische Studie, kann solche Stoffe mit einiger Sicherheit identifizieren. Zu betonen ist hierbei 'große Gruppe'; statistische Analysen liefern nur dann sinnvolle Ergebnisse, wenn das untersuchte Phänomen auch mehrmals eintritt. Weil Krebs eine unwahrscheinliche Erkrankung ist, muß die Anzahl Versuchspersonen entsprechend groß sein. Rückschlüsse aus den Krebsraten von Seveso, wo etwa 7000 Menschen mit Dioxin vergiftet wurden [58], auf die Kanzerogenizität dieser Substanz sind daher nicht möglich.

Epidemiologische Studien kann man natürlich nicht mit neuen Substanzen ausführen, und man ist daher in diesem Fall auf in vitro Tests, z.B. Versuche mit Bakterien, und Tierversuche angewiesen. Ein unkomplizierter Test ist der Ames-Test [102]. Mit diesem Experiment kann man mutagene Substanzen erkennen, d.h. Verbindungen, die zu Fehlern bei der DNA-Replikation führen. Hierzu behandelt man einen Bakterienstamm, der zur Ernährung die Aminosäure Histidin benötigt, mit der zu untersuchenden Substanz in einem histidinfreien Nährmedium. Ist die Substanz mutagen, dann entstehen viele neue Mutanten, von denen einige auch ohne Histidin wachsen können. Die Anzahl wachsender Bakterienkolonien ist daher proportional zur Mutagenizität der Testsubstanz. In neueren Varianten des Ames-Tests enthält das Nährmedium ebenfalls Leberenzyme, um gleichzeitig die Mutagenizität möglicher Metaboliten der zu testenden Substanz zu bestimmen.

Nur etwa 80% aller krebserregenden Verbindungen sind mutagen. Viele mutagene Stoffe lösen beim Menschen keinen Krebs aus, und manche nicht-mutagene Verbindungen sind für den Menschen krebserregend (Abb. 11.1). Deshalb kann man mit dem Ames-Test Substanzen nicht sicher in Kanzerogene und nicht-Kanzerogene einteilen.

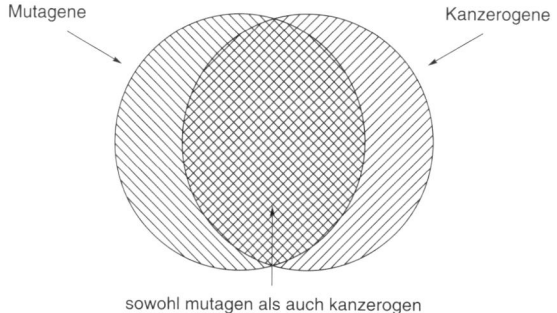

Abb. 11.1.

Tierversuche bieten eine weitere Möglichkeit, das krebserregende Potential einer Substanz abzuschätzen. Weil die Entstehung von Tumoren auch bei Nagetieren ein unwahrscheinliches Phänomen ist, würde die Identifizierung von Stoffen, die bei geringer Dosierung das Krebsrisiko z.B. verdoppeln oder verdreifachen, riesige Zahlen von Versuchstieren erfordern [5]. Um das Krebsrisiko zu erhöhen, und so mit weniger Versuchstieren auszukommen, verabreicht man die Testsubstanz daher in hohen Dosen. Dadurch überlädt man das Entgiftungssystem der Versuchstiere, und Tumoren entstehen nun auch durch stoffunspezifische Mechanismen [25, 121, 139]. So läßt sich erklären, warum mehr als die Hälfte aller Substanzen, die man bisher in solchen Versuchen an Ratten oder Mäusen getestet hat, krebserregend waren. Dazu gehören u.a. Stoffe, die seit Jahrhunderten fester Bestandteil unserer Nahrung sind, und die aufgrund epidemiologischer Studien für den Menschen als nicht-krebserregend gelten sollten. Dies wären z.B. Limonen (Inhaltsstoff der Apfelsinenschale), Benzaldehyd (Bittermandelaroma) und Kaffeesäure (Inhaltsstoff von Äpfeln [bis > 1 g/kg] und anderen Obstsorten) [25]. Es erscheint wenig glaubhaft, daß die Hälfte aller Stoffe die uns umgeben, krebserregend sein sollen (Abb. 11.2).

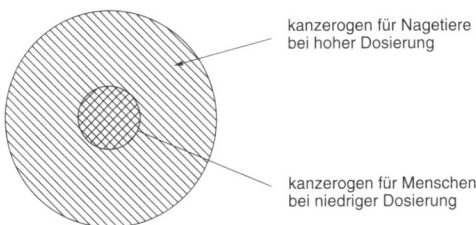

kanzerogen für Nagetiere
bei hoher Dosierung

kanzerogen für Menschen
bei niedriger Dosierung

Abb. 11.2.

Trotz der geringen Aussagekraft dieser Tierversuche zieht man sie, mangels besserer Alternativen, weiterhin zur Berurteilung neuer Substanzen heran. Zusammen mit dem Ames-Test lassen sich so immerhin krebserregende Stoffe mit einiger Sicherheit erkennen. Zahlreiche, potentiell nützliche, neue pharmazeutische Wirkstoffe und Pflanzenschutzmittel fallen diesen Tests jedoch ebenfalls zum Opfer; bei normaler Dosierung wären die meisten dieser Substanzen unschädlich gewesen.

11.4 Der Placebo-Effekt

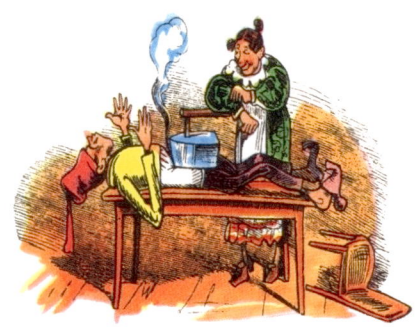

Bei vielen Erkrankungen hängt die Wirksamkeit einer Arznei stark vom Glauben des Patienten und von den suggestiven Einflüssen des Arztes ab. Verschreibt man z.B. einer Gruppe von Migränepatienten ein Mittel, das, den Patienten vorenthalten, überhaupt keinen biologisch aktiven Wirkstoff enthält, dann empfindet trotzdem ein Teil der Patienten nach Einnahme dieser Scheinarznei eine Linderung der Schmerzen [5, 245]. Dieses überraschende, doch immer wieder beobachtete Phänomen heißt Placebo-Effekt. Wir Menschen beeinflussen offenbar durch Autosuggestion unbewußt physiologische Prozesse. Viele, z.T. stark ritualisierte Behandlungsmethoden, wie z.B. Homöopathie oder Akupunktur, verdanken ihre Effizienz allein dem Placebo-Effekt [246–248]. Symptome, die nicht von schweren Erkrankungen herrühren, behandeln auch normale Ärzte gelegentlich mit Placebo [249].
Vor der Zulassung einer neuen Medizin muß der Hersteller heute deren Wirksamkeit beweisen. Weil der Placebo-Effekt fast immer eine Wirksamkeit, auch von wirkungslosen Stoffen, vortäuschen würde, muß der Produzent dazu einen Placebo-kontrollierten, doppelten Blindversuch an einer größeren Patientengruppe ausführen. Hierbei verabreicht man das zu testende Präparat und

144

ein Placebo, d.h. ein Präparat ohne Wirkstoff, wobei weder die behandelnden Ärzte noch die Patienten wissen, ob sie den Wirkstoff oder den Placebo erhalten. Ein neues Präparat gilt erst als wirksam, wenn es die Symptome deutlich effektiver als der Placebo lindert.

Wie der Glaube an die Wirksamkeit einer Arznei uns tatsächlich heilen kann, so kann der Glaube, vergiftet zu werden, in der Tat Vergiftungssymptome auslösen. Im Sommer 1999 erkrankten plötzlich mehrere Kinder in einer Schule in Bornem, einer kleinen Ortschaft bei Antwerpen. 33 Schüler brachte man mit Symptomen wie Kopfschmerzen, Übelkeit, Erbrechen, Magenschmerzen und Durchfall ins Krankenhaus. Alle diese Kinder hatten Coca-Cola getrunken, die eigenartig schmeckte und roch. Über diese scheinbare Massenvergiftung berichteten die Medien noch am selben Abend ausführlich, und die nächsten Tage wiederholten sich diese Vergiftungen in vier weiteren belgischen Schulen. Sechs Tage nach dem Vorfall in Bornem verboten die Behörden den Verkauf aller Produkte der Firma Coca-Cola in Belgien, und alle bis dahin hergestellten Getränke mußten vernichtet werden. Trotzdem stieg die Anzahl Betroffener weiter, und erreichte nach weiteren sechs Tagen 943 Fälle. Ebenfalls in angrenzenden Gegenden Frankreichs klagten Menschen über Vergiftungssymptome. Erst nachdem alle Coca-Cola Produkte aus den Geschäften verschwunden waren, endete der Spuk, so schnell wie er gekommen war [250].

Eine Analyse der Coca-Cola, die in Bornem zu den ersten Vergiftungserscheinungen geführt hatte, deutete auf eine geringe Verunreinigung mit Schwefelwasserstoff (H_2S) hin. Dieses Gas kann man schon in extrem niedrigen, noch unschädlichen Konzentrationen wahrnehmen, und ruft den unverkennbaren Geruch verfaulter Eier hervor. Die Firma Coca-Cola räumte später einen Fehler bei der Herstellung ein, der zu dieser Verunreinigung in einigen wenigen Produktpartien geführt hatte. Die Konzentrationen an Schwefelwasserstoff waren allerdings nicht ausreichend, um die beobachteten Symptome auszulösen.

Der Fall 'Coca-Cola' in Belgien ist ein typisches Beispiel einer psychogenen Massenerkrankung [250]. Sie ereignete sich während einer ausgesprochenen Lebensmittelkrise, die ihren Höhepunkt im Mai 1999 erreichte. Damals wurde bekannt, daß man schon im Januar dioxinbelastetes Tierfutter auf mehreren großen Bauernhöfen verfüttert hatte. Obwohl die belgischen Verbraucher den größten Teil der verseuchten Produkte bereits verzehrt hatten, ließen die Behörden nahezu alle Milch-, Eier- und Fleischprodukte zurückrufen und zerstören [251, 252]. Der zuständige Minister mußte zurücktreten, und das Vertrauen der Belgier in staatliche Lebensmittelkontrollen und moderne Lebensmittel war zerstört. Vor diesem Hintergrund sind Scheinvergiftungen und Massenpsychosen nicht weiter verwunderlich. Das Coca-Cola Syndrom schädigte keinen der Betroffenen dauerhaft [250].

Auch wenn es beim Dioxinskandal und Coca-Cola-Syndrom in Belgien, abgesehen vom Lebensmittelminister, keine Opfer gab, unterschätze man nicht die gesundheitlichen Folgen solch einer Streßsituation. Zahlreiche Studien belegen, daß andauernder Streß oder chronische Angst die Gesundheit beeinträchtigen und das Altern beschleunigen [253]. Empfindliche Menschen können vor Streß sogar sterben [254–256]. Die Angst vor Giften in Lebensmitteln dürfte ebenfalls ein lebensverkürzender Streßfaktor sein. Dank dieses Buches sollten Sie solche Ängste leicht überwinden, und entspannt ein paar Jahre länger leben.

11.5 Synthetisch versus Natürlich

Bei der Aufzählung der Faktoren, die imstande sind, die Massenseele zu erregen, könnten wir uns die Erwähnung der Vernunft ersparen (...). Das Mittelalter und die Renaissance hatten genug aufgeklärte Köpfe, aber nicht ein einziger war darunter, dem die Vernunft die kindischen Seiten seines Aberglaubens enthüllt und auch nur einen leisen Zweifel an den Bosheiten des Teufels oder an der Notwendigkeit der Hexenverbrennungen wachgerufen hätte. (...) Der philosophische Unsinn gewisser allgemeiner Grundanschauungen war nie ein Hindernis für ihren Triumph. Dieser Triumph scheint sogar nur dann möglich zu sein, wenn sie irgendwelchen geheimnisvollen Unsinn enthalten.
(G. Le Bon, Psychologie der Massen, 1895)

Einer der großen Mythen unserer Zeit ist der Glaube an die Güte der Natur [121]: alles 'natürliche' ist gesund und gut, alles 'synthetische' ist ungesund und schlecht. Ursache für diese Fehleinschätzung ist u.a. die in den 1960er Jahren einsetzende Enttäuschung über Technik und Fortschritt (kalter Krieg, Umweltverschmutzung), die neben Phänomenen wie UFO's und Superman auch viel fortschrittsfeindliches Gedankengut hervorbrachte.
Viele Menschen glauben, daß irrelevante Mengen unbekannter Stoffe in natürlichen Produkten unsere Gesundheit positiv beeinflussen, während Spuren giftiger Chemikalien in synthetischen Produkten unserer Gesundheit schaden. Die zahlreichen homöopathischen Produkte und deren reger Absatz zeigen, wie weit solches Denken verbreitet ist: in Deutschland waren im Jahre 1993 12% aller verkauften Arzneien wirkungslose Präparate, meistens Kräuterzubereitungen oder homöopathische Produkte, in Italien sogar 21% [257]. Der Glaube an die Güte der Natur sitzt heute so tief und fest wie der Glaube an Gott und den Teufel im Mittelalter, und viele empfinden ihn als logisch oder gar als 'wissenschaftlich erwiesen'. Lebensmittelhersteller nutzen diesen Glauben für Werbezwecke aus, und Verpackungen ohne 'Bio-', 'Öko-', 'natürlich' oder 'ohne Konservierungsmittel' sind eine Seltenheit geworden. Der Leser dieses Buches wird einsehen, daß die Begriffe 'natürlich'/'synthetisch' nichts mit 'gesund'/'ungesund' zu tun haben.
Die Natur ist keineswegs gut zu uns, und in der Regel erzeugt sie viel tückischere Gifte als der Mensch (s. Tabelle 11.1). Nicht synthetische Chemikalien in der Umwelt, sondern natür-

liche Viren und Bakterien fordern jährlich Millionen von Opfern, und werden, falls wir uns nicht selber durch Kriege zugrunde richten, in der Zukunft dafür sorgen, die Weltbevölkerung wieder auf die Größe zu senken, die die Biosphäre auf lange Sicht versorgen kann.

Was bedeuten eigentlich die Begriffe 'synthetisch' und 'natürlich'? In der Lebensmittelchemie kennzeichnen sie die Herkunft von Einzelverbindungen, d.h. reiner Chemikalien wie Zucker, Benzaldehyd, Menthol, Essig, Coffein, Alkohol, Kochsalz, usw. Für die Charakterisierung von Stoffgemischen, wie z.B. Käse, Kaffee oder Marmelade, eignen sich diese Begriffe nicht, weil man diese Gemische immer künstlich herstellt.

Als 'synthetisch' bezeichnet man Substanzen, die Chemiker mit einer Reihe chemischer Reaktionen in einer Fabrik aus anderen Stoffen, den sog. Edukten, herstellen. Diese Produkte können sowohl Naturstoffe als auch Verbindungen sein, die in der Natur nicht anzutreffen sind. So isoliert man z.B. Vanillin oder Vitamin C nicht aus Pflanzen, was im Prinzip möglich doch sehr teuer wäre, sondern synthetisiert sie aus preiswerten Edukten: Vanillin aus Lignin-Abfällen der Papierindustrie und Vitamin C aus Traubenzucker.

Wegen der Angst vieler Menschen vor Synthetischem bezeichnen Nahrungsmittelhersteller diese künstlich hergestellten Naturstoffe nicht als 'synthetisch' sondern als 'naturidentisch'. Wenn man von Verunreinigungen absieht, sind synthetische und natürliche Naturstoffe tatsächlich identisch: die Moleküle sind deckungsgleich, und können, wenn überhaupt, nur anhand ihres Isotopenmusters unterschieden werden.

Die Definition von 'natürlichen' Substanzen ist schwieriger. Die meisten Verbraucher denken dabei an Stoffe, die man aus Pflanzen oder Tieren gewinnt. Reine organische Verbindungen sind jedoch in der Natur so gut wie nie anzutreffen, und die Isolierung eines Naturstoffs erfordert nicht nur Lösungsmittel sondern oft auch Chemikalien. So läßt sich z.B. Benzaldehyd (Bittermandelaroma) aus Aprikosenkernen nur mit Chemiekenntnissen und Chemikalien gewinnen. Dazu spaltet man das Amygdalin enzymatisch in Glucose, Benzaldehyd und Blausäure. Anschließend senkt man den Blausäuregehalt auf ein akzeptables Niveau (< 0.01%) durch Behandlung mit Eisen(II)sulfat und Calciumhydroxid, und destilliert schließlich den Benzaldehyd, um andere organische Substanzen und die Eisencyanide abzutrennen. Aus 100 kg Aprikosenkernen erhält man so etwa 105 g Benzaldehyd [258]. Großtechnisch stellt man diese Chemikalie durch Oxidation von Toluol her, das man aus Erdöl gewinnt.

Zwar versuchen die Benzaldehyd-Produzenten, die pflanzliche Rohstoffe als Ausgangsmaterial verwenden, ihrem 'natürlichen' Produkt besondere, gesundheitsfördernde Eigenschaften anzudichten, doch hat und wird niemand diese je belegen können. Die Eigenschaften reinen Benzaldehydes sind unabhängig vom Syntheseweg; alle anderen Behauptungen sind Wahnvorstellungen und fallen ins Gebiet der Märchen und Sagen.

Wie Sie sicher bemerkt haben, ist die Grenze zwischen natürlichen und synthetischen Verbindungen keine scharfe Linie: Gärung oder andere enzymatische Umwandlungen sind ebenfalls chemische Reaktionen, und viele großtechnische Synthesen, z.B. die des Vitamin C, kombinieren enzymfreie Umwandlungen mit enzymatischen Reaktionen. Ob die Ausgangsmaterialien giftig oder ungiftig sind oder unter oder auf der Erdoberfläche vorkommen, ist für die Eigenschaften des Endproduktes unerheblich.

Der größte Unterschied zwischen synthetischen Verbindungen und Stoffen, die man aus Lebewesen isoliert, ist die Art und Menge an Verunreinigungen. Bei chemischen Synthesen entstehen nur wenige Nebenprodukte, deren Struktur oft leicht zu ermitteln ist. Wegen ihrer kleinen Zahl kann man meistens effektive Reinigungsmethoden entwickeln, und so sehr reine Substanzen herstellen.

Anders ist die Situation für Verbindungen in Lebewesen. Diese Stoffe treten nur in geringen Konzentrationen neben tausenden anderer Substanzen auf. Bei der Extraktion fallen sie als Gemisch mit chemisch nahverwandten Verbindungen an. Daher enthalten solche Produkte oft große Mengen an Verunreinigungen, deren Struktur und biologische Eigenschaften unbekannt sind, und immer wieder Anlaß zu bösen Überraschungen geben, wie die BSE-Krise kürzlich gezeigt hat (s. Kap. 2.5). Pflanzliche oder tierische Naturprodukte können neben allergenen oder infektiösen Proteinen (Prionen) auch Bakterien, Viren und Schimmelpilzsporen enthalten, die potentiell gesundheitsschädigend sind, und die Haltbarkeit der Produkte sowie deren Folgeprodukte beeinträchtigen.

Reine Chemikalien dienen als Aromastoffe, Farbstoffe oder Konservierungsmittel, und treten daher in Lebensmitteln oft nur in geringen Konzentrationen auf. Daher sind Verunreinigungen in solchen Substanzen toxikologisch weniger bedenklich als Verunreinigungen in Hauptnahrungsmitteln. Trotzdem muß auch hier die Lebensmittelkontrolle darauf achten, daß der Verbraucher keiner Vergiftungs- oder Infektionsgefahr ausgesetzt wird. Bei Substanzen aus Pflanzen oder Tieren ist diese Gefahr bei weitem größer als bei synthetischen Verbindungen.

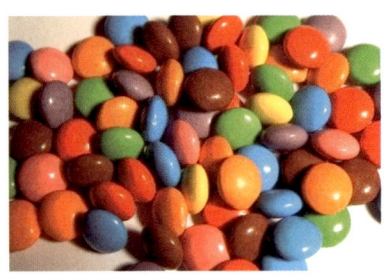

11.6 Die Unsichtbarkeit von Chemikalien

Die Medien leben von schlechten Nachrichten, und informieren ausführlich über Umweltkatastrophen, Kriege, Umweltverschmutzung, usw., jedoch nur selten über die Vorteile des technischen Fortschritts. Wenn Journalisten über Chemie berichten, ist der Anlaß meistens ein spektakulärer Unfall. Folglich ist die ablehnende Haltung vieler Menschen gegenüber der chemischen Industrie verständlich. Beim Begriff 'Chemie' denken wir eher an Seveso, Bophal und Kontergan als an den großen Komfort, den wir dank der Chemie täglich genießen. Der Grund hierfür ist nicht nur die einseitige Berichterstattung durch Presse und Fernsehen, sondern auch die Unsichtbarkeit chemischer Produkte.

Wer macht sich heute noch Gedanken über Läuse, Flöhe, Bettwanzen, verfaulte Eier, Würmer im Mehl, Bandwürmer im Fleisch oder Käfer in Linsen, Erbsen und Bohnen? Vor der Erfindung moderner Insektizide, Waschmittel und der chemischen Entkeimung waren dies alltägliche Probleme. Moderne Chemikalien spielen nicht nur in der Hygiene sondern auch bei der Herstellung vieler Produkte eine wichtige Rolle, z.B. Kosmetika, Medikamente, Vitamine, Farben, Klebstoffe, Kunstfasern, Aromen, usw. Daß die Qualität dieser Produkte ständig steigt, haben die meisten Menschen sicherlich bemerkt, doch daß dies eine Leistung der chemischen Industrie ist, dürfte vielen Verbrauchern unbewußt bleiben. Wir sehen nicht direkt die neuen Chemikalien, sondern nur deren Folgen in der Form größeren Komforts und besserer Produkte.

Wegen dieser Unsichtbarkeit erkennen wir die hohe Qualität eines Produktes, z.B. einer Banane oder der Innenausstattung Ihres Autos, nicht unmittelbar als Folge der Verwendung von Fungiziden oder modernen Kunststoffen. Andererseits entfacht diese Unsichtbarkeit allerlei Wahnvorstellungen. Weil die Presse ständig neue Horrormeldungen über Chemikalien in Lebensmitteln verbreitet, wir aber nichts außergewöhnliches schmecken oder riechen, keimt der Verdacht auf, daß alles mit geruch- und geschmacklosen, giftigen Chemikalien verseucht ist. Dunkelheit und Ungewißheit lassen jede potentielle Gefahr größer erscheinen, als sie ist. Manche Menschen befürchten sogar ernsthaft eine Verschwörung der chemischen Industrie und der Regierung mit dem Ziel, alle Bürger zu vergiften [114].

Solche Unterstellungen sind genauso unmöglich zu widerlegen wie die Wirksamkeit der Homöopathie. Grundsätzlich lassen sich weder die Nicht-Existenz von Gefahren noch die Unwirksamkeit einer Substanz beweisen.

Gegenüber der Touristik- oder Automobilindustrie haben wir keine feindliche Haltung, obwohl deren Produkte viel umwelt- und gesundheitsschädlicher sind, als die der chemischen Industrie. So starben im Jahre 2003 in Deutschland 6006 Menschen in Verkehrsunfällen, und 462 600 Menschen wurden dabei verletzt. Beim Transport deutscher Touristen verbrennen wir jeden Sommer etwa 1600 Mio Liter fossiler Kohlenwasserstoffe, just for fun. Angesichts der Kohlendioxid-bedingten Klimaveränderung, die sich wohl kaum mehr abwehren läßt, und die das Artensterben noch weiter beschleunigen wird, ist dies ein Verbrechen an der Umwelt, das völlige Indifferenz und Respektlosigkeit gegenüber der Natur bezeugt.

Die Produkte der Touristik- und Automobilbranche sind allerdings klar sichtbar, so daß kein Grund für Konspirationshypothesen besteht.

Unser Wissen über die biologische Wirkung organischer und anorganischer Substanzen umfaßt alle lebensnotwendigen Nahrungsbestandteile und eine Vielzahl unnatürlicher Chemikalien. Wir können daher heute so sicher wie nie zuvor die Gefahren einschätzen, die von Verunreinigungen in Lebensmitteln ausgehen. Zwar entdecken wir ständig neue Substanzen in Lebensmitteln, doch liegt dies nicht an zunehmender Verunreinigung, sondern an den empfindlichen Analysemethoden, deren Weiterentwicklung stetig fallende Nachweisgrenzen mit sich bringt. Von vielen, potentiell schädlichen Verunreinigungen in Lebensmitteln, für die heute Grenzwerte bestehen, wußte man früher nichts. Das bedeutet nicht, daß diese Verunreinigungen früher nicht existierten.

Nahrungsmittel sind heute so toxin- und keimfrei wie noch nie. Die empfindliche Analytik und strengen Lebensmittelkontrollen sorgen dafür, daß die Qualität von Lebensmitteln täglich steigt, und daß fast nur noch hygienisch und toxikologisch einwandfreie Waren auf den Markt kommen. Die Seltenheit, mit der sich heute Lebensmittelvergiftungen ereignen, belegen dies. 60–90% dieser Erkrankungen sind bakterielle Infektionen, viele davon sicherlich durch Lebensmittel 'ohne Konservierungsmittel'. Vergiftungen durch synthetische Chemikalien in Lebensmitteln treten in Deutschland kaum auf.

11.7 Chemikalien in Lebensmitteln

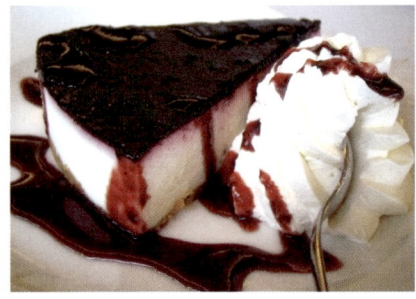

Für den Verbraucher in Deutschland ist die ausreichende Versorgung mit Lebensmitteln schon lange kein Problem mehr. Die meisten Haushalte geben nur einen geringen Anteil des Einkommens für Nahrungsmittel aus, obwohl die Preise vieler Produkte in Europa durch Zölle künstlich hoch gehalten werden. Viele Menschen wären sogar bereit, mehr für Lebensmittel zu zahlen, wenn diese garantiert gesünder wären als billigere Ware.

Natürlich möchte der Verbraucher so gut wie möglich über die Zusammensetzung von Lebensmitteln informiert werden, um die ungesunden sicherer vermeiden zu können. Deshalb stellt sich die Frage, in welchem Umfang man die Inhaltsstoffe von Lebensmitteln angeben soll. Einerseits erscheint es in einer demokratischen, freien Gesellschaft als vollständig unannehmbar, daß Nahrungsmittelproduzenten dem Verbraucher etwas verheimlichen. Andererseits sind unsere Analysemethoden so empfindlich wie nie zuvor, und wir können kleinste Substanzspuren ohne weiteres nachweisen. Wir müssen damit rechnen, bald einzelne Moleküle routinemäßig aufspüren zu können. Für die meisten Lebensmittel reichte der Platz auf der Verpackung für eine vollständige, chemische Analyse sicherlich nicht aus.

Heutzutage sind die Produzenten nur dazu verpflichtet, Zusatzstoffe wie Konservierungsmittel und Farbstoffe anzugeben, die sie in den letzten Stufen des Herstellungsprozesses zugesetzt haben. Über Hilfsstoffe, die der Bauer bei der Pflanzen- oder Tierzucht eingesetzt hat, erfährt der Verbraucher nichts, obwohl manchmal große Mengen dieser Stoffe in den Lebensmitteln nachzuweisen sind. So enthalten z.B. nahezu alle Getreideprodukte, wie Brot, Haferflocken, Gebäck, usw., den Wachstumsregler Chlormequat in Mengen bis zu mehreren mg/kg [259, 260], ohne daß die Produzenten darauf hinweisen müssen. Somit kann der Verbraucher weder Einfluß auf die Produktionsmethoden von Lebensmitteln ausüben, noch frei wählen, ob er nun Brot mit oder ohne Wachstumsregler kauft, um nur ein Beispiel zu nennen.

Genmodifizierte Nahrungsmittel werden durch diese Praxis benachteiligt, weil der Verbraucher nicht erkennen kann, daß man sie ohne Pflanzenschutzmittel gezüchtet hat. Über gefährliche Naturstoffe, die besonders in Lebensmitteln 'ohne Konservierungsmittel' oder aus 'ökologischem Anbau' auftreten können, und eine reale gesundheitliche Gefahr darstellen, erfahren wir auch nichts.

Wegen des oben erwähnten Mythos der 'giftigen Chemikalien' und der 'gesunden Naturkost' bewirkt die Angabe von Zusatzstoffen in Lebensmitteln, egal ob man diese früh oder spät im Produktionsprozeß einsetzt, eine falsche Reaktion beim Verbraucher. Wer bevorzugte nicht 'unbehandelte' Rosinen, wenn er die Wahl zwischen unbehandelten und fungizidhaltigen oder geschwefelten Rosinen hätte, trotz des oft hohen Aflatoxingehalts unbehandelter Rosinen? Weil die Hersteller natürliche Inhaltsstoffe nicht anzugeben brauchen, ist die Angabe von Zusatzstoffen nur die halbe Wahrheit, die entsprechend zu einer falschen Qualitätsbeurteilung durch den Verbraucher führt.

Man kann in der Praxis vom Durchschnittsbürger keine tiefgehenden Kenntnisse der Lebensmitteltoxikologie erwarten. Deshalb müssen die zuständigen Behörden dafür sorgen, daß nur unbedenkliche Lebensmittel auf den Markt kommen. Wenn diese Behörden mit peinlichster Genauigkeit auf die Angabe aller unnatürlichen Zusatzstoffe bestehen, dann sollte bei konservierungsmittelfreien Lebensmitteln ebenfalls auf die potentielle Infektions-, Vergiftungs- oder Krebsgefahr hingewiesen werden. Bei genmodifizierten Lebensmitteln wäre der Hinweis sinnvoll, daß man diese, im Gegensatz zu nicht-genmodifizierten Produkten, z.B. ohne den Einsatz von Insektiziden angebaut hat.

11.8 Lebensmittel und Medikamente

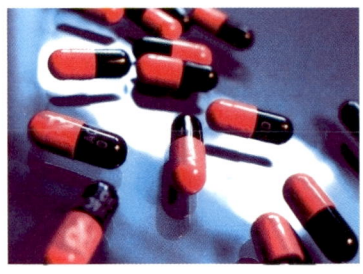

Nach der oralen Verabreichung einer Substanz nimmt deren Konzentration im Blut (Plasmakonzentration) zunächst zu, erreicht nach einer gewissen Zeit ein Maximum, und klingt dann wieder ab. Für alle Stoffe, egal ob sie natürliche Nahrungsbestandteile oder synthetische Wirkstoffe sind, ja sogar für Wasser, gibt es eine Plasmakonzentration, ab der Vergiftungssymptome eintreten. Man muß Arznei- und Nahrungsmittel daher immer so dosieren, daß die Plasmakonzentration jeder Komponente nie deren toxische Konzentration übersteigt.

Für oral wirksame Arzneien ist es nicht gleichgültig, ob man sie zwischen oder während einer Mahlzeit zu sich nimmt [261]. Oft verlangsamt eine üppige Mahlzeit die Resorbtion eines Wirkstoffs, so daß die Gefahr einer Überdosierung abnimmt. Die für die Wirksamkeit der Arznei erforderliche Mindestkonzentration wird dann allerdings nur langsam erreicht, und eventuell nur für eine kürzere Zeit aufrechterhalten. Bei manchen Arzneistoffen erhöht die gleichzeitige Aufnahme größerer Mengen Wasser deren Resorbtion. Weiterhin können gewisse Nahrungsmittel die Wirksamkeit einer Arznei beeinträchtigen oder verstärken.

Alle Substanzen, die über die Verdauungsorgane oder direkt ins Blut gelangen und nicht unmittelbar verwertet werden können, muß der Körper unschädlich machen und ausscheiden. Unsere wichtigsten Entgiftungsorgane sind die Leber und die Nieren. Die Leber enthält Enzyme (Cytochrome P_{450}), die wasserunlösliche, lipophile Fremdstoffe hydroxylieren, d.h. mit Hydroxylgruppen (OH) versehen, und somit deren Wasserlöslichkeit erhöhen. Diese Produkte werden dann, zusammen mit anderen wasserlöslichen Fremdstoffen, über die Nieren ins Urin ausgeschieden.

Manche Stoffe können diese Leberenzyme vorübergehend inhibieren, indem sie mit ihnen stabile Komplexe bilden. Dazu gehören viele ältere Arzneien [262] aber auch natürliche Bestandteile von Lebensmitteln. Eine Hemmung dieser Enzyme verringert unsere Fähigkeit, gefährliche Substanzen schnell auszuscheiden, und kann die Halbwertszeit und Konzentration anderer Stoffe im Blut stark ansteigen lassen.

Vielleicht fragen Sie sich nun, warum alte Medikamente, die wichtige Enzyme hemmen und somit die Plasmakonzentration anderer Arzneien oder Toxine gefährlich ansteigen lassen können, überhaupt noch zugelassen sind. Grund hierfür ist der niedrige Preis alter Wirkstoffe. Patente für pharmazeutische Produkte gelten nur zwanzig Jahre lang, und sind für diese Substanzen daher verfallen. Deshalb stellen mehrere Generika-Produzenten diese

Mittel her, und bieten sie nahezu zum Produktionspreis an. Das erfreut natürlich kostenbe-wußte Gesundheitsminister und die Krankenkassen, die sich deshalb energisch für die Ver-schreibung alter Medikamente einsetzen, trotz deren potentiell gefährlichen Nebenwirkungen.

Bei der Ermittlung der optimalen Dosis einer neuen Arznei untersucht man deren Pharma-kokinetik[1] an gesunden Probanden. Ist die Entgiftungskapazität der Leber eines Patienten durch Enzymhemmung beeinträchtigt, dann kann die für gesunde Menschen erforderliche Dosis zu viel höheren Plasmakonzentrationen führen als erwartet, und Vergiftungssymptome auslösen.

Manche Naturstoffe inhibieren Enzyme, die für die Metabolisierung vieler Arzneistoffe wich-tig sind. Das berühmteste Beispiel ist die Pampelmuse, deren Inhaltsstoffe die Metabolisierung von über zwanzig verschiedenen Wirkstoffen, u.a. Viagra, erheblich verlangsamt [263]. Manche Apfelsinensorten zeigen eine ähnlich Wirkung [264]. Verzehrt man diese Zitrusfrüchte bei gleichzeitiger Arzneibehandlung, dann kann es zu einer ernsthaften Vergiftung kommen.

11.8.1 MAO-Inhibitoren

Iproniazid (Abb. 11.3) führte man 1952 als bakteriziden Wirkstoff gegen Tuberkulose ein. Die mit dieser Substanz behandelten Patienten zeigten sich auffallend gut gelaunt, und viele Ärzte begannen, diesen Wirkstoff chronisch depressiven Menschen zu verschreiben; mit Erfolg: Iproniazid hatte offenbar eine antidepressive Wirkungskomponente.

Man wußte, daß Iproniazid eine Gruppe von Enzymen, die Monoaminoxidasen (MAO), hemmt, und dadurch die Konzentration endogener Amine, wie Serotonin, erhöht. Dies erschien ein plausibler Mechanismus für die stimmungsaufhellende Wirkung dieser Sub-stanz zu sein; die MAO-Inhibitoren als neue Antidepressiva waren entdeckt [265].

Iproniazid zeigte eine zu hohe Lebertoxizität, und mußte 1961 wieder vom Markt genom-men werden. Man entwickelte jedoch weitere, weniger giftige MAO-Inhibitoren, z.B. Isocarboxazid, Phenelzine und Moclobemid [266], und setzte sie erfolgreich als Antidepressiva ein [265].

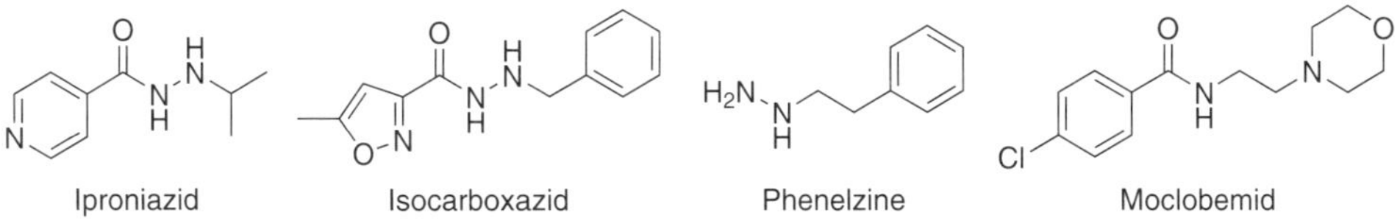

Abb. 11.3. Strukturen einiger MAO-Inhibitoren

---

[1] Pharmakokinetik: Zeitlicher Verlauf der Wirkstoffkonzentration im Körper.

MAO-Inhibitoren zeigen mehrere unerwünschte Nebenwirkungen, von denen hier nur die Unverträglichkeit mit gewissen Nahrungsmitteln erwähnt sei.

Wie aus dem Namen hervorgeht, oxidieren Monoaminoxidasen einfache Amine. Die natürlichen Substrate dieser Enzyme sind die Amine Serotonin, Tyramin, Dopamin und Noradrenalin, die in fast allen mehrzelligen Organismen als Neurotransmitter dienen (Abb. 11.4). Daher kommen manche dieser Amine auch in Nahrungsmitteln vor [45]. Besonders aminreich sind Fisch und durch Gärung hergestellte Produkte wie Käse, Wein und Bier.

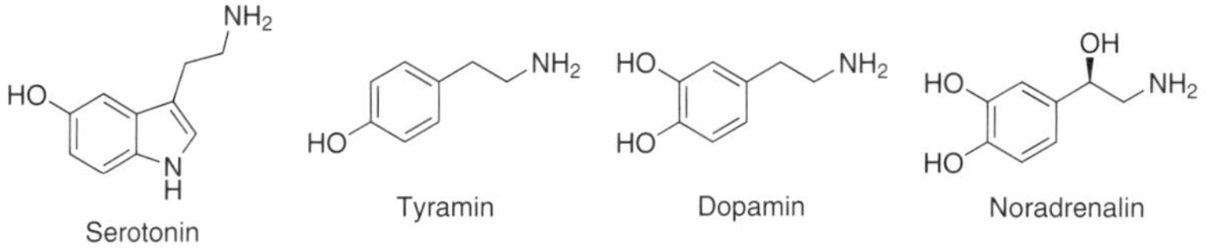

Abb. 11.4. Strukturen einiger Neurotransmitter

Obwohl weder biogene Amine noch MAO-Inhibitoren bei geringer Dosierung die Gesundheit gefährden, kann die gleichzeitige Verabreichung beider Stoffklassen unangenehme Folgen haben. Eine hohe Tyraminkonzentration im Blut, wie sie z.B. beim Genuß von Käse oder Wein nach Behandlung mit MAO-Inhibitoren auftritt, steigert den Blutdruck. Die üblichen Symptome sind Kopfschmerzen und ein Druckgefühl im Kopf. Eine hohe Dosierung des MAO-Inhibitors und/oder der tyraminhaltigen Nahrung kann sogar einen Herzinfarkt oder Schlaganfall verursachen und zum Tode führen. So starb ein Patient, der nach Behandlung mit Moclobemid auch noch eine halbe Flasche Whisky getrunken hatte [267]. Wegen der vielen Nebenwirkungen setzt man MAO-Inhibitoren heute nur noch selten als Antidepressiva ein. Wir kennen andere, ungefährlichere Stoffklassen, die ebenfalls stimmungsaufhellend wirken, wie z.B. Serotonin-Wiederaufnahme Inhibitoren. Sucht- und Mißbrauchgefahr besteht allerdings bei allen Arten antidepressiver Wirkstoffe.

11.8.2 Alkohol

Alkohol kann die Wirkung von Arzneien verstärken, in seltenen Fällen jedoch auch abschwächen. Ebenso können manche Pharmaka den Alkoholrausch verstärken. Wird ein Wirkstoff durch dieselben Enzyme abgebaut, die zur Metabolisierung des Alkohols erforderlich sind, dann wirken beide Substanzen bei gleichzeitiger Dosierung länger und stärker als bei getrennter Dosierung. Dazu gehören z.B. das Schmerzmittel Phenazon und das Schlafmittel Phenobarbital [5]. Psychopharmaka wie Antidepressiva, Beruhigungsmittel oder Neuroleptika verstärken die Wirkung des Alkohols auch, weil deren biologische Wirkung ebenfalls durch selektive Funktionsbeeinträchtigung des zentralen Nervensystems zustande kommt.

Eine Gruppe von Substanzen löst schon bei geringer Dosierung eine Überempfindlichkeit gegen Alkohol aus. Landarbeiter, die mit Kalkstickstoff (CaNCN) gedüngert haben, oder Arbeiter in der Gummiproduktion, die Kontakt zum Vernetzungsmittel Tetraethylthiuramdisulfid (Disulfiram, Antabus, Abb. 11.5) hatten, erleiden schon beim Genuß kleiner Mengen Alkohol starke Kopfschmerzen, Herzklopfen, Rötung der Haut, und in schweren Fällen einen Kreislauf-

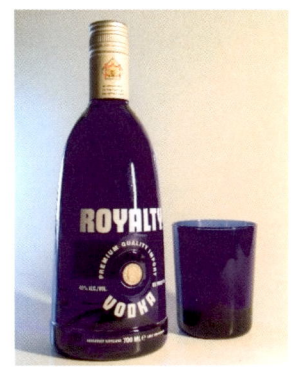

kollaps. Kalkstickstoff und Disulfiram inhibieren das Enzym, das die Oxidation des Acetaldehydes, dem ersten Metaboliten des Alkohols, katalysiert. Dadurch reichert sich nach Alkoholgenuß Acetaldehyd im Blut an, und löst die beobachteten Vergiftungssymptome aus. Weitere Stoffe mit ähnlicher Wirkung sind das Lösungsmittel Schwefelkohlenstoff und Coprin, ein Inhaltsstoff des Faltentintlings (*Coprinus atramentarius*), ein Speisepilz. Disulfiram verwendet man gelegentlich als Hilfsmittel zur Alkoholentwöhnung [5, 77].

$$Ca=N-C≡N \qquad S=C=S$$

Kalkstickstoff   Schwefelkohlenstoff

Tetraethylthiuramdisulfid
(Disulfiram, Antabus)

Coprin

Abb. 11.5. Substanzen, die die Alkohol-Metabolisierung hemmen

11.9 Schlank durch Einsicht

Nicht dem Vergnügen,
der Schmerzlosigkeit geht der Vernünftige nach.

(Aristoteles)

Die Verdauung ist ein bemerkenswerter biochemischer Prozeß. Unsere Verdauungsorgane müssen Nahrungsmittel als solche erkennen, gefährliche Bestandteile unschädlich machen, und die nützlichen Substanzen in verwertbare Komponenten zerlegen. Dabei dürfen die Verdauungsorgane selbst nicht angegriffen werden, obwohl sie aus denselben Substanzen aufgebaut sind

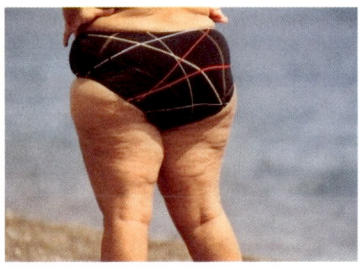

wie die Nahrungsmittel. Die Verdauung eines Kote-letts, z.B., ist eine biochemische Höchstleistung, die alle Verdauungsorgane stark belastet. Es ist daher nicht überraschend, daß viele schwere Krankheiten, beson-ders auch Krebs, die Verdauungsorgane befällt. Die ständige Abnutzung und Erneuerung der Magen- und Darmwand erhöht das Krebsrisiko, wie auch alle anderen chronischen Verletzungen.

Übergewicht ist zu einer Epidemie der wohlhaben-den Gesellschaften geworden [268]. Für den Betroffenen bedeutet Übergewicht nicht nur ein kleineres, kosmetisches Malheur, sondern auch ein höheres Erkrankungsrisiko. Selbst mildes Übergewicht begünstigt hohen Blutdruck und Herz-Kreislauf Erkrankungen, Diabetes (Zuckerkrankheit), Arthrosen, Gicht und Krebs [13, 268, 269].

Kalorienarme Ernährung verringert bei Nagetieren das Krebsrisiko und verlängert deren durchschnittliche Lebensdauer signifikant. Dies ist heute die einzige bekannte Methode, die Lebenserwartung dieser Tiere zu erhöhen [270–274]. Unterernährte Menschen erkranken ebenfalls seltener an Brustkrebs oder Hodenkrebs [233]. Dies könnte unter anderem an der geringeren Aufnahme schädlicher Nahrungsbestandteile liegen: je weniger man ißt, umso weniger Gifte nimmt man zu sich.

Fettleibigkeit ist immer die Folge einer zu kalorienreichen Ernährung, doch die tieferen, psychologischen Gründe dafür kennen wir nicht. Es gibt heute noch keine wirkungsvolle Therapie, und die meisten Menschen, die sich einer zeitlich begrenzten Diät unterziehen, nehmen danach wieder zu. Neben unzureichender körperlicher Aktivität könnte ein weite-rer, möglicher Grund für Übergewicht eine falsche Auswahl der Nahrungsmittel sein. Die natürliche Diät des Homo sapiens, an die sich unser Körper über Millionen von Jahren ange-paßt hat, ist viel frisches Obst und Blätter, und nur selten rohes Fleisch. Solch eine Kost ist reich an Vitaminen, Mineral- und Ballaststoffen, jedoch arm an Kochsalz, Proteinen und Fetten, und daher an Kalorien. Nahrungsmittel mit mehr als 50% Fett, wie Mayonnaise, Remoulade, Butter, Käse, Öle, Sahne, Schokolade, usw., sind in der Natur nicht anzutref-fen, viel zu energiereich und kaum sättigend. Ständiger Hunger könnte eine natürliche Reaktion des Körpers auf unsere modernen vitamin- und mineralstoffarmen Lebensmittel sein. Stimmte das, dann wären Multivitaminpräparate eine sinnvolle Ergänzung von Diäten [96].

Heiterer Ausklang [275]

Der deutsche Bürger Jakob Späth
verschrieb sich eine Nulldiät,
begründet durch das viele Gift,
das man in Lebensmitteln trifft.

Das Wasser, reservoir-gespeichert,
ist mit Nitraten angereichert.
Im Kalbfleisch findet man Hormone,
und auch die Hähnchen sind nicht ohne.

Sogar die Eier sind betroffen
von Chlor mit Kohlenwasserstoffen.
Er meidet den Salat, gewitzt,
bedenkend, daß man ihn gespritzt.

Auch alles, was von Korn und Mehle,
ist ebenfalls nicht ohne Fehle.
Es ist der Mehlwurm sich bewußt:
das Giftgas ist des Müllers Lust.

Das wissen wir dank unsern braven
Chemielaborchromatographen.
Nun ist der arme Jakob Späth
gestorben an der Nulldiät.

Auf seinem Grabstein steht die Schrift:
Er starb an seiner Angst vor Gift.
Wir andern leben froh und heiter
trotz allen diesen Giften weiter.

Wir essen bleigewürzten Kohl,
vergiften uns mit Alkohol.
Wir werden, auch als Giftbehälter,
im Landesdurchschnitt immer älter

und wissen, was das Gift betrifft:
Allein die Dosis macht das Gift.

Literaturverzeichnis

1. B. Wansink, Consumer reactions to food safety crises. *Advances in Food and Nutrition Research* **2004**, *48,* 103–150.

2. G. Löffler, P. E. Petrides, *Physiologische Chemie;* Springer Verlag: Berlin, 1988.

3. M. Sponheimer, J. A. Lee-Thorp, Isotopic evidence for the diet of an early hominid, Australopithecus africanus. *Science* **1999**, *283,* 368–370.

4. H.-D. Belitz, W. Grosch, P. Schieberle, *Lehrbuch der Lebensmittelchemie;* Springer Verlag: Berlin, 2001.

5. W. Forth, D. Henschler, W. Rummel, *Allgemeine und Spezielle Pharmakologie und Toxikologie;* B.I. Wissenschaftsverlag: Mannheim, 1988.

6. A. J. Cross, R. Sinha, Meat-related mutagens/carcinogens in the etiology of colorectal cancer. *Environ. Mol. Mutagen.* **2004**, *44,* 44–55.

7. M. A. Murthaugh, K. Ma, C. Sweeney, B. J. Caan, Meat consumption patterns and preparation, genetic variants of metabolic enzymes, and their association with rectal cancer in men and women. *Journal of Nutrition* **2004**, *134,* 776–784.

8. L. M. Butler, R. Sinha, R. C. Millikan, C. F. Martin, B. Newman, M. D. Gammon, A. S. Ammerman, R. S. Sandler, Heterocyclic amines, meat intake, and association with colon cancer in a population-based study. *Am. J. Epidemiol.* **2003**, *157,* 434–445.

9. M. J. Hill, Diet and cancer: a review of scientific evidence. *Eur. J. Cancer Prev.* **1995**, *4 (suppl 2),* 3-42.

10. M. L. McCullough, E. L. Giovannucci, Diet and cancer prevention. *Oncogene* **2004**, *23,* 6349–6364.

11. A. Chao, M. J. Thun, C. J. Connell, M. L. McCullough, E. J. Jacobs, W. D. Flanders, C. Rodriguez, R. Sinha, E. E. Calle, Meat consumption and risk of colorectal cancer. *Journal of the American Medical Association* **2005**, *293,* 172–182.

12. H. K. Choi, K. Atkinson, E. W. Karlson, W. Willett, G. Curhan, Purine-rich foods, dairy and protein intake, and the risk of gout in men. *New England Journal of Medicine* **2004**, *350,* 1093–1103.

13. L. C. Lyu, C. Y. Hsu, C. Y. Yeh, M. S. Lee, S. H. Huang, C. L. Chen, A case-control study of the association of diet and obesity with gout in Taiwan. *American Journal of Clinical Nutrition* **2003**, *78,* 690–701.

14. H. K. Choi, K. Atkinson, E. W. Karlson, W. Willett, G. Curhan, Alcohol intake and risk of incident gout in men: a prospective study. *Lancet* **2004**, *363,* 1277–1281.

15. M. Snaith, Gout and alcohol. *Rheumatology* **2004**, *43*, 1208–1209.

16. J. D. Diehl, *Chemie in Lebensmitteln;* Wiley-VCH: Weinheim, 2000.

17. M. R. Barbachyn, C. W. Ford, Oxazolidinone structure-activity relationships leading to linezolid. *Angew. Chem. Int. Ed. Engl.* **2003**, *42*, 2010–2023.

18. A. Kaufmann, B. Ryser, Multiresidue analysis of tranquilizers and the ß-blocker carazolol in meat by liquid chromatography/tandem mass spectrometry. *Rapid Commun. Mass Spectrom.* **2001**, *15*, 1747–1751.

19. J. Cooper, P. Delahaut, T. L. Fodey, C. T. Elliott, Development of a rapid screening test for veterinary sedatives and the ß-blocker carazolol in porcine kidney by ELISA. *Analyst* **2004**, *129*, 169–174.

20. Y. Govaert, P. Batjoens, K. Tsilikas, J.-M. Degroodt, S. Srebrnik, Multi-residue analysis of tranquilizers in meat: confirmatory assays using mass spectrometry. *Analyst* **1998**, *123*, 2507–2512.

21. B. M. G. Blankvoort, J. M. M. J. G. Aarts, R. Schilt, P. Geerdink, B. Spenkelink, R. J. T. Rodenburg, Detection of hormonal anabolic compounds in calf urine and unverified growth-promoting preparations: application of the AR-LUX bioassay for screening and determination of androgenic activity. *Analyst* **2003**, *128*, 1373–1381.

22. W. Sneader, The discovery of oestrogenic hormones. *Journal of the British Menopause Society* **2000**, 129–133.

23. H. Leffers, M. Næsby, B. Vendelbo, N. E. Skakkebæk, M. Jørgensen, Oestrogenic potencies of zeranol, oestradiol, diethylstilboestrol, bisphenol-A and genistein: implications for exposure assessment of potential endocrine disrupters. *Human Reproduction* **2001**, *16*, 1037–1045.

24. C. Akre, R. Fedeniuk, J. D. MacNeil, Validation of a simple, sensitive method for the determination of ß-estradiol in bovine urine using gas-chromatography negative-ion chemical ionization mass spectrometry. *Analyst* **2004**, *129*, 145–149.

25. B. N. Ames, L. S. Gold, Paracelsus to parascience: the environmental cancer distraction. *Mutation Research* **2000**, *447*, 3–13.

26. A. Hossaini, J.-J. Larsen, J. C. Larsen, Lack of oestrogenic effects of food preservatives (parabens) in uterotrophic assays. *Food and Chemical Toxicology* **2000**, 38, 319–323; H. Greim, Chemicals with endocrine-disrupting potential: a threat to human health? *Angew. Chem. Int. Ed. Engl.* **2005**, *44*, 5568–5574.

27. L. You, Phytoestrogen genistein and its pharmacological interactions with synthetic endocrine-active compounds. *Current Pharmaceutical Design* **2004**, *10*, 2749–2757.

28. R. E. Chapin, M. W. Harris, B. J. Davis, S. M. Ward, R. E. Wilson, M. A. Mauney, A. C. Lockhart, R. J. Smialowicz, V. C. Moser, L. T. Burka, B. J. Collins, The effects of perinatal/juvenile methoxychlor exposure on adult rat nervous, immune, and reproductive system function. *Fundam. Appl. Toxicol.* **1997**, *40*, 138–157.

29. K. W. Gaido, L. S. Leonard, S. C. Maness, J. M. Hall, D. P. McDonnell, B. Saville, S. Safe, Differential interaction of the methoxychlor metabolite 2,2-bis(*p*-hydroxyphenyl)-1,1,1-trichloroethane with estrogen receptors α and ß. *Endocrinology* **1999**, *140*, 5746–5753.

30. Jahresbericht der Amtlichen Lebensmittelüberwachung Bayern. 2003. (http://www.lgl.bayern.de)

31. K. Skog, K. Augustsson, G. Steineck, M. Stenberg, M. Jägerstad, Polar and non-polar heterocyclic amines in cooked fish and meat products and their corresponding pan residues. *Food and Chemical Toxicology* **1997**, *35*, 555–565.

32. A. Stolyhwo, Z. E. Sikorski, Polycyclic aromatic hydrocarbons in smoked fish: a critical review. *Food Chemistry* **2005**, *91*, 303–311.

33. Jahresbericht der Landesuntersuchungsanstalt Sachsen. 2003. (http://www.lua.sachsen.de)

34. R. Teratanavat, N. H. Hooker, Understanding the characteristics of US meat and poultry recalls: 1994–2002. *Food Control* **2004**, *15*, 359–367.

35. D. Dormont, Prions, BSE, and food. *Int. J. Food Microbiol.* **2002**, *78*, 181–189.

36. H. Nau, P. Steinberg, M. Kietzmann, *Lebensmitteltoxikologie;* Parey: Berlin, 2003.

37. D. Matthews, BSE: a global update. *J. Appl. Microbiol.* **2003**, *94*, 120S–125S.

38. S. Dealler, Food standards after the BSE inquiry report...a worrying problem for public health. *J. Epidemiol. Community Health* **2002**, *56*, 803.

39. M. N. Ricketts, Public health and the BSE epidemic. *Current Topics in Microbiology and Immunology* **2004**, *284*, 99–119.

40. N. M. Ferguson, A. C. Ghani, C. A. Donnelly, T. J. Hagenaars, R. M. Anderson, Estimating the human health risk from possible BSE infection of the british sheep flock. *Nature* **2002**, *415*, 420–424.

41. J. B. C. Jackson, M. X. Kirby, W. H. Berger, K. A. Bjorndal, L. W. Botsford, B. J. Bourque, R. H. Bradbury, R. Cooke, J. Erlandson, J. A. Estes, T. P. Hughes, S. Kidwell, C. B. Lange, H. S. Lenihan, J. M. Pandolfi, C. H. Peterson, R. S. Steneck, M. J. Tegner, R. R. Warner, Historical overfishing and the recent collapse of coastal ecosystems. *Science* **2001**, *293*, 629–638.

42. K. S. Sidhu, Health benefits and potential risks related to consumption of fish or fish oil. *Regulatory Toxicology and Pharmacology* **2004**, *38*, 336–344.

43. J. Schormüller, *Lehrbuch der Lebensmittelchemie;* Springer Verlag: Berlin, 1961.

44. H.-W. Smolik, *Wirbellose Tiere; Zoologisches Begriffswörterbuch;* Rowohlt Taschenbuch Verlag GmbH: Reinbek bei Hamburg, 1968.

45. A. R. Shalaby, Significance of biogenic amines to food safety and human health. *Food Research International* **1996**, *29*, 675–690.

46. T. J. Key, A. Schatzkin, W. C. Willett, N. E. Allen, E. A. Spencer, R. C. Travis, Diet, nutrition and the prevention of cancer. *Public Health Nutrition* **2004**, *7*, 187–200.

47. J. Stamler, L. Appel, R. Cooper, D. Denton, A. R. Dyer, P. Elliott, P. Greenland, H. Kesteloot, S. Kumanyika, K. Liu, M. Marmot, L. van Horn, P. Whelton, Dietary sodium chloride (salt), other dietary components and blood pressure: paradigm expansion, not paradigm shift. *Acta Cardiologica* **2000**, *55*, 73–78.

48. H. H. Harris, I. J. Pickering, G. N. George, The chemical form of mercury in fish. *Science* **2003**, *301*, 1203.

49. M. Aschner, Neurotoxic mechanisms of fish-borne methylmercury. *Environmental Toxicology and Pharmacology* **2002**, *12*, 101–104.

50. R. Dabeka, A. D. McKenzie, D. S. Forsyth, H. B. S. Conacher, Survey of total mercury in some edible fish and shellfish species collected in Canada in 2002. *Food Additives and Contaminants* **2004**, *21*, 434–440.

51. D. Jureša, M. Blanuša, Mercury, arsenic, lead and cadmium in fish and shellfish from the adriatic sea. *Food Additives and Contaminants* **2003**, *20*, 241–246.

52. R. L. Rawls, D. A. O'Sullivan, Italy seeks answers following toxic release. *Chemistry & Engineering News* **1976**, *August,* 27–35.

53. A. Hay, Toxic cloud over Seveso. *Nature* **1976**, *262*, 636–638.

54. B. Eskenazi, P. Mocarelli, M. Warner, W.-Y. Chee, P. M. Gerthoux, S. Samuels, L. L. Needham, D. G. Patterson, Maternal serum dioxin levels and birth outcomes in women of Seveso, Italy. *Environmental Health Perspectives* **2003**, *111*, 947–953.

55. P. Mastroiacovo, A. Spagnolo, E. Marni, L. Meazza, R. Bertollini, G. Segni, Birth defects in the Seveso area after TCDD contamination. *JAMA* **1988**, *259*, 1668–1672.

56. M. Warner, B. Eskenazi, P. Mocarelli, P. M. Gerthoux, S. Samuels, L. Needham, D. Patterson, P. Brambilla, Serum dioxin concentrations and breast cancer risk in the Seveso women's health study. *Environmental Health Perspectives* **2002**, *110*, 625–628.

57. P. A. Bertazzi, A. C. Pesatori, D. Consonni, A. Tironi, M. T. Landi, C. Zocchetti, Cancer incidence in a population accidentally exposed to 2,3,7,8-tetrachlorodibenzo-dioxin. *Epidemiology* **1993**, *4*, 398–406.

58. P. A. Bertazzi, D. Consonni, S. Bachetti, M. Rubagotti, A. Baccarelli, C. Zocchetti, A. C. Pesatori, Health effects of dioxin exposure: a 20-year mortality study. *Am. J. Epidemiol.* **2001**, *153*, 1031–1044.

59. A. C. Pesatori, D. Consonni, S. Bachetti, C. Zocchetti, M. Bonzini, A. Baccarelli, P. A. Bertazzi, Short- and long-term morbidity and mortality in the population exposed to dioxin after the 'Seveso accident'. *Industrial Health* **2003**, *41*, 127–138.

60. C. Rudén, Acrylamide and cancer risk: expert risk assessment and the public debate. *Food and Chemical Toxicology* **2004**, *42*, 335–349.

61. G. Pompa, F. Caloni, M. L. Fracchiolla, Dioxin and PCB contamination of fish and shellfish: assessment of human exposure. Review of the international situation. *Veterinary Research Communications* **2003**, *27, Suppl. 1*, 159–167.

62. H. Kiviranta, T. Vartiainen, M. Verta, J. T. Tuomisto, J. Tuomisto, High fish-specific dioxin concentrations in Finland. *The Lancet* **2000**, *355*, 1883–1885.

63. G. Charnley, J. Doull, Human exposure to dioxins from food, 1999–2002. *Food and Chemical Toxicology* **2005**, *43*, 671–679.

64. R. F. Seegal, W. J. Bowers, Consequences and mechanisms of action of fish-borne toxicants: what we do not know and why. *Environmental Toxicology and Pharmacology* **2002**, *12*, 63–68.

65. J. Littleton, B. Frohlich, Fish-eaters and farmers: dental pathology in the Arabian Gulf. *Am. J. Phys. Anthropol.* **1993**, *92*, 427–447.

66. J. D. Lukacs, Sex differences in dental caries rates with the origin of agriculture in south asia. *Current Anthropology* **1996**, *37,* 147–153.

67. K. Granby, S. Fagt, Analysis of acrylamide in coffee and dietary exposure to acrylamide from coffee. *Analytica Chimica Acta* **2004**, *520,* 177–182.

68. R. M. LoPachin, R. A. Canady, Acrylamide toxicities and food safety: session IV summary and research needs. *NeuroToxicology* **2004**, *25,* 507–509.

69. J. S. E. Williams, Influence of variety and processing conditions on acrylamide levels in fried potato crisps. *Food Chemistry* **2005**, *90,* 875–881.

70. B. E. Yumbe-Guevara, T. Imoto, T. Yoshizawa, Effects of heating procedures on deoxynivalenol, nivalenol and zearalenone levels in naturally contaminated barley and wheat. *Food Additives and Contaminants* **2003**, *20,* 1132–1140.

71. A. M. Elgerbi, K. E. Aidoo, A. A. G. Candlish, R. F. Tester, Occurrence of aflatoxin M1 in randomly selected North African milk and cheese samples. *Food Additives and Contaminants* **2004**, *21,* 592–597.

72. H.-G. Classen, H.-J. Hapke, *Fremdstoffe in Lebensmitteln;* S. Hirzel Verlag: Stuttgart, 1997.

73. Centers for Disease Control and Prevention, Outbreak of aflatoxin poisoning: eastern and central provinces, Kenya, January–July 2004. *Morbidity and Mortality Weekly Report* **2004**, *53,* 790–793.

74. T. Vrabcheva, E. Usleber, R. Dietrich, E. Märtlbauer, Co-occurrence of ochratoxin A and citrinin in cereals from bulgarian villages with a history of balkan endemic nephropathy. *Journal of Agricultural and Food Chemistry* **2000**, *48,* 2483–2488.

75. A. Pittet, Natural occurrence of mycotoxins in food and feeds: an updated review. *Revue Méd. Vét.* **1998**, *149,* 479–492.

76. O. Gessner, G. Orzechowski, *Gift- und Arzneipflanzen von Mitteleuropa;* Carl Winter Universitätsverlag: Heidelberg, 1974.

77. J. G. Hardman, A. G. Gilman, L. E. Limbird, *Goodman and Gilman's; The Pharmacological Basis of Therapeutics;* McGraw-Hill: New York, 1996.

78. R. J. S. Leger, S. E. Screen, B. Shams-Pirzadeh, Lack of specialization in Aspergillus flavus. *Applied and Environmental Microbiology* **2000**, *66,* 320–324.

79. Jahresbericht der Landesuntersuchungsanstalt Sachsen. 2001. (http://www.lua.sachsen.de)

80. D. Boyacioglu, M. Goenuel, Comparison of four thin-layer chromatographic methods for the determination of aflatoxins in raisins. *Journal of the Association of Official Analytical Chemists* **1988**, *71,* 280–282.

81. M. Sharman, A. L. Patey, D. A. Bloomfield, J. Gilbert, Surveillance and control of aflatoxin contamination of dried figs and fig paste imported into the United Kingdom. *Food Additives and Contaminants* **1991**, *8,* 299–304.

82. H. Palacios-Cabrera, M. H. Taniwaki, H. C. Menezes, B. T. Iamanaka, The production of ochratoxin A by Aspergillus ochraceus in raw coffee at different equilibrium relative humidity and under alternating temperatures. *Food Control* **2004**, *15,* 531–535.

83. L. Álvarez, A. G. Gil, O. Ezpeleta, J. A. García-Jalón, A. López de Cerain, Immunotoxic effects of Ochratoxin A in wistar rats after oral administration. *Food and Chemical Toxicology* **2004**, *42,* 825–834.

84. K. A. Voss, P. C. Howard, R. T. Riley, R. P. Sharma, T. J. Bucci, R. J. Lorentzen, Carcinogenicity and mechanism of action of fumonisin B_1: a mycotoxin produced by Fusarium moniliforme (= F. verticillioides). *Cancer Detection and Prevention* **2002**, *26,* 1–9.

85. E.-K. Kim, P. M. Scott, B. P. Y. Lau, Hidden fumonisin in corn flakes. *Food Additives and Contaminants* **2003**, *20,* 161–169.

86. A. Aresta, N. Cioffi, F. Palmisano, C. G. Zambonin, Simultaneous determination of ochratoxin A and cyclopiazonic, mycophenolic, and tenuazonic acids in cornflakes by solid-phase microextraction coupled to HPLC. *Journal of Agricultural and Food Chemistry* **2003**, *51,* 5232–5237.

87. J. D. Legan, Mould spoilage of bread: the problem and some solutions. *Int. Biodeterioration & Biodegradation* **1993**, *32,* 33–53.

88. K. I. Suhr, P. V. Nielsen, Effect of weak acid preservatives on growth of bakery product spoilage fungi at different water activities and pH values. *Int. J. Food Microbiol.* **2004**, *95,* 67–78.

89. L. Frassetto, R. C. Morris, D. E. Sellmeyer, K. Todd, A. Sebastian, Diet, evolution and aging. The pathophysiologic effects of the post-agricultural inversion of the potassium-to-sodium and base-to-chloride ratios in the human diet. *European Journal of Nutrition* **2001**, *40,* 200–213.

90. M. M. Manson, D. J. Benford, Factors influencing the carcinogenicity of food chemicals. *Toxicology* **1999**, *134,* 93–108.

91. J. V. Higdon, B. Frei, Tea catechins and polyphenols: health effects, metabolism, and antioxidant functions. *Food Science and Nutrition* **2003**, *43*, 89–143.

92. G. D. Bianchi, J. R. Cerhan, A. S. Parker, S. D. Putnam, W. A. See, C. F. Lynch, K. P. Cantor, Tea consumption and risk of bladder and kidney cancers in a population-based case-control study. *Am. J. Epidemiol.* **2000**, *151*, 377–383.

93. Y. Hoshiyama, T. Kawaguchi, Y. Miura, T. Mizoue, N. Tokui, H. Yatsuya, K. Sakata, T. Kondo, S. Kikuchi, H. Toyoshima, N. Hayakawa, A. Tamakoshi, Y. Ohno, T. Yoshimura, A nested case-control study of stomach cancer in relation to green tea consumption in Japan. *British Journal of Cancer* **2004**, *90*, 135–138.

94. J. F. Young, L. O. Dragsted, J. Haraldsdóttir, B. Daneshvar, M. A. Kall, S. Loft, L. Nilsson, S. E. Nielsen, B. Mayer, L. H. Skibsted, T. Huynh-Ba, A. Hermetter, B. Sandström, Green tea extract only affects markers of oxidative stress postprandially: lasting antioxidant effect of flavonoid-free diet. *British Journal of Nutrition* **2002**, *87*, 343–355.

95. B. N. Ames, P. Wakimoto, Are vitamin and mineral deficiencies a major cancer risk? *Nature Reviews* **2002**, *2*, 694–704.

96. B. N. Ames, A role for supplements in optimizing health: the metabolic tune-up. *Archives of Biochemistry and Biophysics* **2004**, *423*, 227–234.

97. R. Jain, M. C. Rivera, J. E. Moore, J. A. Lake, Horizontal gene transfer accelerates genome innovation and evolution. *Molecular Biology and Evolution* **2003**, *20*, 1598–1602.

98. W. Broothaerts, H. J. Mitchell, B. Weir, S. Kaines, L. M. A. Smith, W. Yang, J. E. Mayer, C. Roa-Rodríguez, R. A. Jefferson, Gene transfer to plants by diverse species of bacteria. *Nature* **2005**, *433*, 629–633.

99. J. de Vries, W. Wackernagel, Microbial horizontal gene transfer and the DNA release from transgenic crop plants. *Plant and Soil* **2004**, *266*, 91–104.

100. H. Won, S. S. Renner, Horizontal gene transfer from flowering plants to gnetum. *Proceedings of the National Academy of Sciences of the USA* **2003**, *100*, 10824–10829.

101. B. G. Hammond, K. W. Campbell, C. D. Pilcher, T. A. Degooyer, A. E. Robinson, B. L. McMillen, S. M. Spangler, S. G. Riordan, L. G. Rice, J. L. Richard, Lower fumonisin mycotoxin levels in the grain of Bt corn grown in the United States in 2000–2002. *Journal of Agricultural and Food Chemistry* **2004**, *52*, 1390–1397.

102. D. Voet, J. G. Voet, *Biochemie;* VCH Verlagsgesellschaft mbH: Weinheim, 1992.

103. A. König, A. Cockburn, R. W. R. Crevel, E. Debruyne, R. Grafstroem, U. Hammerling, I. Kimber, I. Knudsen, H. A. Kuiper, A. A. C. M. Peijnenburg, A. H. Penninks, M. Poulsen, M. Schauzu, J. M. Wal, Assessment of the safety of foods derived from genetically modified (GM) crops. *Food and Chemical Toxicology* **2004**, *42,* 1047–1088.

104. E. M. Herman, Genetically modified soybeans and food allergies. *Journal of Experimental Botany* **2003**, *54,* 1317–1319.

105. B. W. Brook, N. S. Sodhi, P. K. L. Ng, Catastrophic extinctions follow deforestation in Singapore. *Nature* **2003**, *424,* 420–423.

106. J. A. Thomas, M. G. Telfer, D. B. Roy, C. D. Preston, J. J. D. Greenwood, J. Asher, R. Fox, R. T. Clarke, J. H. Lawton, Comparative losses of british butterflies, birds, and plants and the global extinction crisis. *Science* **2004**, *303,* 1879–1881.

107. J. B. Hughes, G. C. Daily, P. R. Ehrlich, Population diversity: its extent and extinction. *Science* **1997**, *278,* 689–692.

108. E. Chivian, A. S. Bernstein, Embedded in nature: human health and biodiversity. *Environmental Health Perspectives* **2004**, *112,* A12–A13.

109. M. Loreau, S. Naeem, P. Inchausti, J. Bengtsson, J. P. Grime, A. Hector, D. U. Hooper, M. A. Huston, D. Raffaelli, B. Schmid, D. Tilman, D. A. Wardle, Biodiversity and ecosystem functioning: current knowledge and future challenges. *Science* **2001**, *294,* 804–808.

110. M. Nei, G. V. Glazko, Estimation of divergence times for a few mammalian and several primate species. *Journal of Heredity* **2002**, *93,* 157–164.

111. Bayerisches Landesamt für Gesundheit und Lebensmittelsicherheit. Zulassung von Pflanzenschutzmitteln. 2003. (http://www.lgl.bayern.de)

112. J. G. Brody, A. Aschengrau, W. McKelvey, R. A. Rudel, C. H. Swartz, T. Kennedy, Breast cancer risk and historical exposure to pesticides from wide-area applications assessed with GIS (geographic information system). *Environmental Health Perspectives* **2004**, *112,* 889–897.

113. A. F. Jensen, A. Petersen, K. Granby, Cumulative risk assessment of the intake of organophosphorus and carbamate pesticides in the Danish diet. *Food Additives and Contaminants* **2003**, *20,* 776–785.

114. W. Reuter. *Pestizide am Limit.* 2004. Hamburg, Studie im Auftrag von Greenpeace e.V.

115. H. Jacobsen, G. Østergaard, H. R. Lam, M. E. Poulsen, H. Frandsen, O. Ladefoged, O. Meyer, Repeated dose 28-day oral toxicity study in Wistar rats with a mixture of five pesticides often found as residues in food: α-cypermethrin, bromopropylate, carbendazim, chlorpyrfos and mancozeb. *Food and Chemical Toxicology* **2004**, *42,* 1269–1277.

116. M. Birkhøj, C. Nellemann, K. Jarfelt, H. Jacobsen, H. R. Andersen, M. Dalgaard, A. M. Vinggaard, The combined antiandrogenic effects of five commonly used pesticides. *Toxicology and Applied Pharmacology* **2004**, *201,* 10–20.

117. A. Lueken, U. Juhl-Strauss, G. Krieger, I. Witte, Synergistic DNA damage by oxidative stress (induced by H_2O_2) and nongenotoxic environmental chemicals in human fibroblasts. *Toxicology Letters* **2004**, *147,* 35–43.

118. M. Burke, Sex effects: Could the cumulative effects of endocrine disrupting chemicals be harmful to humans? *Chemistry in Britain* **2003**, 30–32.

119. K. Gaido, L. Dohme, F. Wang, I. Chen, B. Blankvoort, K. Ramamoorthy, S. Safe, Comparative estrogenic activity of wine extracts and organochlorine pesticide residues in food. *Environmental Health Perspectives* **1998**, *106,* 1347–1351.

120. R. Lo Curto, T. Pellicanò, F. Vilasi, P. Munafò, G. Dugo, Ochratoxin A occurrence in experimental wines in relationship with different pesticide treatments on grapes. *Food Chemistry* **2004**, *84,* 71–75.

121. B. N. Ames, L. S. Gold, Misconceptions on pollution and the causes of cancer. *Angew. Chem. Int. Ed. Engl.* **1990**, *29,* 1197–1208.

122. N. Homann, J. Tillonen, M. Salaspuro, Microbially produced acetaldehyde from ethanol may increase the risk of colon cancer via folate deficiency. *International Journal of Cancer* **2000**, *86,* 169–173.

123. E. Giovannucci, Alcohol, one-carbon metabolism, and colorectal cancer: recent insights from molecular studies. *Journal of Nutrition* **2004**, *134,* 2475S–2481S.

124. H. Viswanathan, J. A. Wilson, Alcohol: the neglected risk factor in head and neck cancer. *Clinical Otolaryngology and Allied Sciences* **2004**, *29,* 295–300.

125. G. Menvielle, D. Luce, P. Goldberg, I. Bugel, A. Leclerc, Smoking, alcohol drinking and cancer risk for various sites of the larynx and hypopharynx. A case-control study in France. *European Journal of Cancer Prevention* **2004**, *13,* 165–172.

126. G. Pöschl, H. K. Seitz, Alcohol and cancer. *Alcohol and Alcoholism* **2004**, *39,* 155–165.

127. W. K. Lutz, J. Schlatter, Chemical carcinogens and overnutrition in diet-related cancer. *Carcinogenesis* **1992**, *13,* 2211–2216.

128. R. Gallagher, The organic food placebo. *The Scientist* **2004**, *18,* 6.

129. D. Ferber, Dead zone fix not a dead issue. *Science* **2004**, *305,* 1557.

130. S. Joyce, The dead zones: oxygen-starved coastal waters. *Environmental Health Perspectives* **2000**, *108,* A120.

131. J. Netting, Pesticides implicated in declining frog numbers. *Nature* **2000**, *408,* 760.

132. T. Narahashi, Recent progress in the mechanism of action of insecticides: pyrethroids, fipronil and indoxacarb. *Journal of Pesticide Science* **2001**, *26,* 277–285.

133. P. J. E. Quintana, R. J. Delfino, S. Korrick, A. Ziogas, F. W. Kutz, E. L. Jones, F. Laden, E. Garshick, Adipose tissue levels of organochlorine pesticides and polychlorinated biphenyls and risk of non-Hodkin's lymphoma. *Environmental Health Perspectives* **2004**, *112,* 854–861.

134. B. Andersen, J. Smedsgaard, J. C. Frisvad, Penicillium expansum: consistent production of patulin, chaetoglobosins, and other secondary metabolites in culture and their natural occurrence in fruit products. *Journal of Agricultural and Food Chemistry* **2004**, *52,* 2421–2428.

135. M. Cherington, Botulism: update and review. *Seminars in Neurology* **2004**, *24,* 155–163.

136. J. K. Varma, G. Katsitadze, M. Moiscrafishvili, T. Zardiashvili, M. Chikheli, N. Tarkashvili, E. Jhorjholiani, M. Chubinidze, T. Kukhalashvili, I. Khmaladze, N. Chakvetadze, P. Imnazde, J. Sobel, Foodborne botulism in the Republic of Georgia. *Emerging Infectious Diseases* **2004**, *10,* 1601–1605.

137. J. Sobel, N. Tucker, A. Sulka, J. McLaughlin, S. Maslanka, Foodborn botulism in the United States, 1990–2000. *Emerging Infectious Diseases* **2004**, *10,* 1606–1611.

138. U. Wittstock, J. Gershenzon, Constitutive plant toxins and their role in defense against herbivores and pathogens. *Current Opinion in Plant Biology* **2002**, *5,* 1–8.

139. B. N. Ames, Dietary carcinogens and anticarcinogens. *Science* **1983**, *221,* 1256–1264.

140. G. J. A. Speijers, Toxicological data needed for safety evaluation and regulation on inherent plant toxins. *Natural Toxins* **1995**, *3,* 222–226.

141. Y. I. Korpan, E. A. Nazarenko, I. V. Skryshevskaya, C. Martelet, N. Jaffrezic-Renault, A. V. El'skaya, Potato glycoalkaloids: true safety or false sense of security? *Trends in Biotechnology* **2004**, *22*, 147-151.

142. K. E. McKenna, Iatrogenic skin cancer: induction by psoralen/ultraviolet A and immunosuppression of organ transplant recipients. *Photodermatology, Photoimmunology and Photomedicine* **2004**, *20*, 289–296.

143. R. S. Stern, S. Bolshakov, A. J. Nataraj, H. N. Ananthaswamy, p53 Mutation in non-melanoma skin cancers occurring in psoralen ultraviolet A-treated patients: evidence for heterogeneity and field cancerization. *Journal of Investigative Dermatology* **2002**, *119*, 522–526.

144. R. S. Stern, S. Bagheri, K. Nichols, The persistent risk of genital tumors among men treated with psoralen plus ultraviolet A for psoriasis. *Journal of the American Academy of Dermatology* **2002**, *47*, 33–39.

145. U. Wittstock, B. A. Halkier, Glucosinolate research in the Arabidopsis era. *Trends in Plant Science* **2002**, *7*, 263–270.

146. D. A. Jones, Why are so many food plants cyanogenic? *Phytochemistry* **1998**, *47*, 155–162.

147. P. N. Okafor, C. N. Abara, C. U. Nwabuko, U. Ogbonna, Assessment of cyanogenic potential, nitrate and nitrite contents, and trypsin inhibitor activity of some nigerian legumes. *Journal of Agricultural and Food Chemistry* **2002**, *50*, 4965–4968.

148. P. Santamaria, A. Elia, F. Serio, E. Todaro, A survey of nitrate and oxalate content in fresh vegetables. *Journal of the Science of Food and Agriculture* **1999**, *79*, 1882–1888.

149. *The Merck Index;* Merck Research Laboratories, Division of Merck & CO., Inc.: Whitehouse Station, New Jersey, 1996.

150. G. Jaworska, Content of nitrates, nitrites, and oxalates in New Zealand spinach. *Food Chemistry* **2005**, *89*, 235–242.

151. T. Sugimura, Nutrition and dietary carcinogens. *Carcinogenesis* **2000**, *21*, 387–395.

152. K. Kokot-Helbling, P. Schmid, C. Schlatter, Vergleich der Aufnahme von flüchtigen organischen Verbindungen (Benzol, Toluol, Xylol und Tetrachlorethen) aus Lebensmitteln mit der Aufnahme aus der Luft. *Mitteilungen aus dem Gebiet der Lebensmitteluntersuchung und Hygiene* **1995**, *86*, 556–565.

153. F. Siano, C. Ghizzoni, F. Gionfriddo, E. Colombo, L. Servillo, D. Castaldo, Determination of estragole, safrole and eugenol methyl ether in food products. *Food Chemistry* **2003**, *81*, 469–475.

154. K. Srinivasan, Spices as influencers of body metabolism: an overview of three decades of research. *Food Research International* **2005**, *38*, 77–86.

155. M. Banerjee, P. K. Sarkar, Growth and enterotoxin production by sporeforming bacterial pathogens from spices. *Food Control* **2004**, *15*, 491–496.

156. H. Dunkelberg, Kanzerogene Aktivität von Ethylenoxid und seinen Reaktionsprodukten 2-Chlorethanol, 2-Bromethanol, Ethylenglycol und Diethylenglycol. II. Untersuchung von 2-Chlorethanol und 2-Bromethanol auf kanzerogene Wirkung. *Zentralblatt für Bakteriologie, Mikrobiologie und Hygiene* **1983**, *177*, 269–281.

157. J. Fowles, J. Mitchell, H. McGrath, Assessment of cancer risk from ethylene oxide residues in spices imported into New Zealand. *Food and Chemical Toxicology* **2001**, *39*, 1055–1062.

158. J. Bauer, Sind Mykotoxine in Lebensmitteln gefährlich? *Deutsche tierärztliche Wochenschrift* **2004**, *111*, 307–312.

159. B. Toth, Mushroom toxins and cancer. *International Journal of Oncology* **1995**, *6*, 137–145.

160. K. Walton, M. M. Coombs, R. Walker, C. Ioannides, The metabolism and bioactivation of agaritine and of other mushroom hydrazines by whole mushroom homogenate and by mushroom tyrosinase. *Toxicology* **2001**, *161*, 165–177.

161. K. Walton, R. Walker, C. Ioannides, Effect of baking and freeze-drying on the direct and indirect mutagenicity of extracts from the edible mushroom Agaricus bisporus. *Food and Chemical Toxicology* **1998**, *36*, 315–320.

162. B. Toth, K. Patil, H. Pyysalo, C. Stessman, P. Gannett, Cancer induction in mice by feeding the raw false morel mushroom Gyromitra esculenta. *Cancer Research* **1992**, *52*, 2279–2284.

163. H. C. Andersson, J. Hajslová, V. Schulzová, Z. Panovská, L. Hajkova, J. Gry, Agaritine content in processed foods containing the cultivated mushroom (Agaricus bisporus) on the Nordic and the Czech market. *Food Additives and Contaminants* **1999**, *16*, 439–446.

164. L. Mott, Alar again: science, the media, and the public's right to know. *International Journal of Occupational and Environmental Health* **2000**, *6*, 68–70.

165. C. R. Santerre, J. N. Cash, M. J. Zabik, The decomposition of daminozide (Alar) to form unsymmetrical dimethylhydrazine in heated, pH adjusted, canned solutions. *Journal of Food Protection* **1991**, *54,* 225–229.

166. P. Kalac, A review of edible mushroom radioactivity. *Food Chemistry* **2001**, *75,* 29–35.

167. M. Haldimann, C. Bajo, T. Haller, T. Venner, B. Zimmerli, Vorkommen von Arsen, Blei, Cadmium, Quecksilber und Selen in Zuchtpilzen. *Mitteilungen aus dem Gebiet der Lebensmitteluntersuchung und Hygiene* **1995**, *86,* 463–484.

168. M. Slekovec, W. Goessler, K. J. Irgolic, Inorganic and organic arsenic compounds in slovenian mushrooms: comparison of arsenic-specific detectors for liquid chromatography. *Chemical Speciation and Bioavailability* **1999**, *11,* 115–123.

169. H. Helgesen, E. H. Larsen, Bioavailability and speciation of arsenic in carrots grown in contaminated soil. *Analyst* **1998**, *123,* 791–796.

170. N. P. Vela, D. T. Heitkemper, K. R. Stewart, Arsenic extraction and speciation in carrots using accelerated solvent extraction, liquid chromatography and plasma mass spectrometry. *Analyst* **2001**, *126,* 1011–1017.

171. J. Vetter, E. Berta, Mercury content of the cultivated mushroom Agaricus bisporus. *Food Control* **2005**, *16,* 113–116.

172. J. Vetter, Data on arsenic and cadmium contents of some common mushrooms. *Toxicon* **1994**, *32,* 11–15.

173. M. Slekovec, K. J. Irgolic, Uptake of arsenic by mushrooms from soil. *Chemical Speciation and Bioavailability* **1996**, *8,* 67–73.

174. L. Svoboda, K. Zimmermannová, P. Kalac, Concentrations of mercury, cadmium, lead and copper in fruiting bodies of edible mushrooms in an emission area of a copper smelter and a mercury smelter. *Science of the Total Environment* **2000**, *246,* 61–67.

175. R. B. Voegborlo, A. M. El-Methnani, M. Z. Abedin, Mercury, cadmium and lead content of canned tuna fish. *Food Chemistry* **1999**, *67,* 341–345.

176. A. M. Higham, R. P. T. Tomkins, Determination of trace quantities of selenium and arsenic in canned tuna fish by using electroanalytical techniques. *Food Chemistry* **1993**, *48,* 85–93.

177. A. Sepe, L. Ciaralli, M. Ciprotti, R. Giordano, E. Funari, S. Costantini, Determination of cadmium, chromium, lead and vanadium in six fish species from the Adriatic Sea. *Food Additives and Contaminants* **2003**, *20,* 543–552.

178. D. Wiersma, B. J. van Goor, N. G. van der Veen, Cadmium, lead, mercury, and arsenic concentrations in crops and corresponding soils in The Netherlands. *Journal of Agricultural and Food Chemistry* **1986**, *34,* 1067–1074.

179. K. L. Durrant, Known and hidden sources of caffeine in drug, food, and natural products. *Journal of the American Pharmaceutical Association* **2002**, *42,* 625–637.

180. C. A. Knight, I. Knight, D. C. Mitchell, J. E. Zepp, Beverage caffeine intake in US consumers and subpopulations of interest: estimates from the Share of Intake Panel survey. *Food and Chemical Toxicology* **2004**, *42,* 1923–1930.

181. L. M. Juliano, R. R. Griffiths, A critical review of caffeine withdrawal: empirical validation of symptoms and signs, incidence, severity, and associated features. *Psychopharmacology* **2004**, *176,* 1–29.

182. A. I. Scher, Caffeine as a risk factor for chronic daily headache: a population-based study. *Neurology* **2004**, *63,* 2022–2027.

183. T. R. Hartley, W. R. Lovallo, T. L. Whitsett, Cardiovascular effects of caffeine in men and women. *The American Journal of Cardiology* **2004**, *93,* 1022–1026.

184. G. Thews, E. Mutschler, P. Vaupel, *Anatomie, Physiologie, Pathophysiologie des Menschen;* Wissenschaftliche Verlagsgesellschaft mbH: Stuttgart, 1989.

185. J. E. James, M. E. Gregg, Hemodynamic effects of dietary caffeine, sleep restriction, and laboratory stress. *Psychophysiology* **2004**, *41,* 914–923.

186. J. Cameron, G. Grassi, Effects of caffeine on arterial function and haemodynamics: implications for cardiovascular risk. *Journal of Hypertension* **2003**, *21,* 491–493.

187. P. Happonen, S. Voutilainen, J. T. Salonen, Coffee drinking is dose-dependently related to the risk of acute coronary events in middle-aged men. *Journal of Nutrition* **2004**, *134,* 2381–2386.

188. P. M. Kris-Etherton, C. L. Keen, Evidence that the antioxidant flavonoids in tea and cocoa are beneficial for cardiovascular health. *Current Opinion in Lipidology* **2002**, *13,* 41–49.

189. I. J. Buerge, T. Poiger, M. D. Müller, H.-R. Buser, Caffeine, an anthropogenic marker for wastewater contamination of surface waters. *Environmental Science & Technology* **2003**, *37,* 691–700.

190. D. Ryan, R. Shellie, P. Tranchida, A. Casilli, L. Mondello, P. Marriott, Analysis of roasted coffee bean volatiles by using comprehensive two-dimensional gas chromatography–time-of-flight mass spectrometry. *Journal of Chromatography A* **2004**, *1054*, 57–65.

191. A. Nehlig, G. Debry, Coffee and cancer: a review of human and animal data. *World Review of Nutrition and Dietetics* **1996**, *79*, 185–221.

192. Y. Lin, A. Tamakoshi, T. Kawamura, Y. Inaba, S. Kikuchi, Y. Motohashi, M. Kurosawa, Y. Ohno, Risk of pancreatic cancer in relation to alcohol drinking, coffee consumption and medical history: findings from the Japan collaborative cohort study for evaluation of cancer risk. *International Journal of Cancer* **2002**, *99*, 742–746.

193. K. B. Michels, L. Holmberg, L. Bergkvist, A. Wolk, Coffee, tea and caffeine consumption and breast cancer incidence in a cohort of swedish women. *Annals of Epidemiology* **2002**, *12*, 21–26.

194. A. Tavani, C. La Vecchia, Coffee and cancer: a review of epidemiological studies 1990–1999. *European Journal of Cancer Prevention* **2000**, *9*, 241–256.

195. O. Strubelt, C.-P. Siegers, H. Breining, J. Steffen, Tierexperimentelle Untersuchungen zur chronischen Toxizität von Kaffee und Coffein. *Zeitschrift für Ernährungswissenschaft* **1973**, *12*, 252–260.

196. M. P. Zeegers, F. E. Tan, R. A. Goldbohm, P. A. Van den Brandt, Are coffee and tea consumption associated with urinary tract cancer risk? A systematic review and meta-analysis. *International Journal of Epidemiology* **2001**, *30*, 353–362.

197. A. Tavani, C. La Vecchia, Coffee, decaffeinated coffee, tea and cancer of the colon and rectum: a review of epidemiological studies, 1990-2003. *Cancer Causes and Control* **2004**, *15*, 743–757.

198. A. Tavani, M. Bertuzzi, R. Talamini, S. Gallus, M. Parpinel, S. Franceschi, F. Levi, C. La Vecchia, Coffee and tea intake and risk of oral, pharyngeal and esophageal cancer. *Oral Oncology* **2003**, *39*, 695–700.

199. A. Nehlig, G. Debry, Potential teratogenic and neurodevelopmental consequences of coffee and caffeine exposure: a review on human and animal data. *Neurotoxicology and Teratology* **1994**, *16*, 531–543.

200. A. Nehlig, G. Debry, Effects of coffee and caffeine on fertility, reproduction, lactation, and development. Review of human and animal data. *Journal de Gynecologie, Obstetrique et Biologie de la Reproduction* **1994**, *23*, 241–256.

201. P. Bucheli, M. H. Taniwaki, Research on the origin and on the impact of post-harvest handling and manufacturing on the presence of ochratoxin A in coffee. *Food Additives and Contaminants* **2002**, *19*, 655–665.

202. M. S. García-Falcón, B. Cancho-Grande, J. Simal-Gándara, Minimal clean-up and rapid determination of polycyclic aromatic hydrocarbons in instant coffee. *Food Chemistry* **2005**, *90*, 643–647.

203. H. Klein, K. Speer, E. H. F. Schmidt, Polycyclische aromatische Kohlenwasserstoffe in Roh- und Röstkaffee. *Bundesgesundheitsblatt* **1993**, *36*, 98–100.

204. D. A. Balentine, *Tea;* in *Kirk-Othmer. Encyclopedia of Chemical Technology*, 4th ed.; J. I. Kroschwitz, M. Howe-Grant, Eds.; John Wiley & Sons: New York, 1997; 746–768.

205. J. Cao, S. F. Luo, J. W. Liu, Y. Li, Safety evaluation on fluoride content in black tea. *Food Chemistry* **2004**, *88*, 233–236.

206. T. A. Morck, S. R. Lynch, J. D. Cook, Inhibition of food iron absorbtion by coffee. *American Journal of Clinical Nutrition* **1983**, *37*, 416–420.

207. I. M. Zijp, O. Korver, L. B. Tijburg, Effect of tea and other dietary factors on iron absorbtion. *Critical Reviews in Food Science and Nutrition* **2000**, *40*, 371–398.

208. A. Flores López, J. Juncá Piera, Iron deficiency anemia caused by coffee ingestion. *Medicina Clinica* **1994**, *102*, 239.

209. E. H. Temme, P. G. Van Hoydonck, Tea consumption and iron status. *European Journal of Clinical Nutrition* **2002**, *56*, 379–386.

210. M. Nelson, J. Poulter, Impact of tea drinking on iron status in the UK: a review. *Journal of Human Nutrition and Dietetics* **2004**, *17*, 43–54.

211. S. J. Jordan, D. M. Purdie, A. C. Green, P. M. Webb, Coffee, tea and caffeine and risk of epithelial ovarian cancer. *Cancer Causes and Control* **2004**, *15*, 359–365.

212. V. Kumar, S. D. Ravindranath, A. Shanker, Fate of hexaconazole residues in tea and its behavior during the brewing process. *Chemical Health & Safety* **2004**, 21–25.

213. V. Kumar, D. K. Tewary, S. D. Ravindranath, A. Shanker, Investigation in tea of fenazaquin residue and its transfer in brew. *Food and Chemical Toxicology* **2004**, *42*, 423–428.

214. S. Jaggi, C. Sood, V. Kumar, S. D. Ravindranath, A. Shanker, Leaching of pesticides in tea brew. *Journal of Agricultural and Food Chemistry* **2001**, *49*, 5479–5483.

215. C. Wilson, M. Dettenkofer, D. Jonas, F. D. Daschner, Pathogen growth in herbal teas used in clinical settings: a possible source of nosocomial infection? *American Journal of Infection Control* **2004**, *32*, 117–119.

216. D. Lin, L. Zhu, Polycyclic aromatic hydrocarbons: pollution and source analysis of a black tea. *Journal of Agricultural and Food Chemistry* **2004**, *52*, 8268–8271.

217. D. Lin, Y. Tu, L. Zhu, Concentrations and health risk of polycyclic aromatic hydrocarbons in tea. *Food and Chemical Toxicology* **2005**, *43*, 41–48.

218. P. R. van Weeren, J. A. Morales, L. L. Rodríguez, H. Cedeño, J. Villalobos, L. J. Poveda, Mortality supposedly due to intoxication by pyrrolizidine alkaloids from Heliotropium indicum in a horse population in Costa Rica: a case report. *Veterinary Quaterly* **1999**, *21*, 59–62.

219. M. Levi, H. J. Guchelaar, J. Woerdenbag, Y. P. Zhu, Acute heptatitis in a patient using a chinese herbal tea: a case report. *Pharmacy World and Science* **1998**, *20*, 43–44.

220. V. Jha, K. S. Chugh, Nephropathy associated with animal, plant, and chemical toxins in the tropics. *Seminars in Nephrology* **2003**, *23*, 49–65.

221. W. Sperl, H. Stuppner, I. Gassner, W. Judmaier, O. Dietze, W. Vogel, Reversible hepatic veno-occlusive disease in an infant after consumption of pyrrolizidine-containing herbal tea. *European Journal of Pediatrics* **1995**, *154*, 112–116.

222. A. Y. Smith, R. M. Feddersen, K. D. Gardner, C. J. Davis, Cystic renal cell carcinoma and acquired renal cystic disease associated with consumption of chaparral tea: a case report. *The Journal of Urology* **1994**, *152*, 2089–2091.

223. N. H. Oberlies, N. C. Kim, D. R. Brine, B. J. Collins, R. W. Handy, C. M. Sparacino, M. C. Wani, M. E. Wall, Analysis of herbal teas made from the leaves of comfrey (Symphytum officinale): reduction of N-oxides results in order of magnitude increases in the measurable concentration of pyrrolizidine alkaloids. *Public Health Nutrition* **2004**, *7*, 919–924.

224. D. Rode, Comfrey toxicity revisited. *Trends in Pharmacological Sciences* **2002**, *23*, 497.

225. F. Stickel, H. K. Seitz, The efficacy and safety of comfrey. *Public Health Nutrition* **2000**, *3*, 501–508.

226. J. A. Bakerink, S. M. Gospe, R. J. Dimand, M. W. Eldridge, Multiple organ failure after ingestion of pennyroyal oil from herbal tea in two infants. *Pediatrics* **1996**, *98*, 944–947.

176

227. C. K. Hsu, P. Leo, D. Shastry, W. Meggs, R. Weisman, R. S. Hoffman, Anticholinergic poisoning associated with herbal tea. *Archives of Internal Medicine* **1995**, *155*, 2245–2248.

228. E. S. Johanns, L. E. van der Kolk, H. M. van Gemert, A. E. Sijben, P. W. Peters, I. de Vries, An epidemic of epileptic seizures after consumption of herbal tea. *Nederlands Tijdschrift voor Geneeskunde* **2002**, *146*, 813–816.

229. R. J. Ko, M. S. Greenwald, S. M. Loscutoff, A. M. Au, B. R. Appel, R. A. Kreutzer, W. F. Haddon, T. Y. Jachson, F. O. Boo, G. Presicek, Lethal ingestion of chinese herbal tea containing the toad venom Ch'an Su. *The Western Journal of Medicine* **1996**, *164*, 71–75.

230. B. Mackay, Alcohol rivals tobacco for health impact: WHO. *JAMC* **2004**, *170*, 1778.

231. L. J. Su, L. Arab, Alcohol consumption and risk of colon cancer: evidence from the national health and nutrition examination survey I epidemiologic follow-up study. *Nutrition and Cancer* **2004**, *50*, 111–119.

232. A. Altieri, C. Bosetti, S. Gallus, S. Franceschi, L. Dal Maso, R. Talamini, F. Levi, E. Negri, T. Rodriguez, C. La Vecchia, Wine, beer and spirits and risk of oral and pharyngeal cancer: a case-control study from Italy and Switzerland. *Oral Oncology* **2004**, *40*, 904–909.

233. R. Doll, Nature and nurture: possibilities for cancer control. *Carcinogenesis* **1996**, *17*, 177–184.

234. J. C. Ruf, Overview of epidemiological studies on wine, health and mortality. *Drugs under Experimental and Clinical Research* **2003**, *29*, 173–179.

235. M. A. Denke, Nutritional and health benefits of beer. *The American Journal of the Medical Sciences* **2000**, *320*, 320–326.

236. A. A. de Lorimier, Alcohol, wine, and health. *The American Journal of Surgery* **2000**, *180*, 357–361.

237. I. M. Donaldson, Bon santé: is wine good for your health? *Internal Medicine Journal* **2004**, *34*, 221–223.

238. C. A. R. Rosa, C. E. Magnoli, M. E. Fraga, A. M. Dalcero, D. M. N. Santana, Occurrence of ochratoxin A in wine and grape juice marketed in Rio de Janeiro, Brazil. *Food Additives and Contaminants* **2004**, *21*, 358–364.

239. N. Bellí, S. Marín, V. Sanchis, A. J. Ramos, Review: ochratoxin A in wines, musts and grape juices: occurrence, regulations and methods of analysis. *Food Sci. Tech. Int.* **2002**, *8,* 325–335.

240. C. A. Uthurry, F. Varela, B. Colomo, J. A. Suárez Lepe, J. Lombardero, J. R. García del Hierro, Ethyl carbamate concentrations of typical spanish red wines. *Food Chemistry* **2004**, *88,* 329–336.

241. A. Kaufmann, Lead in wine. *Food Additives and Contaminants* **1998**, *15,* 437–445.

242. C. S. Stockley, L. H. Smith, K. G. Tiller, B. L. Gulson, C. D. Osborn, T. H. Lee, Lead in wine: a case study on two varieties at two wineries in South Australia. *Australian Journal of Grape and Wine Research* **2003**, *9,* 47–55.

243. C. G. Elinder, B. Lind, B. Nilsson, A. Oskarsson, Wine: an important source of lead exposure. *Food Additives and Contaminants* **1988**, *5,* 641–644.

244. S. Mangas, R. Visvanathan, M. van Alphen, Lead poisoning from homemade wine: a case study. *Environmental Health Perspectives* **2001**, *109,* 433–435.

245. E. Loder, R. Goldstein, D. Biondi, Placebo effects in oral triptan trials: the scientific and ethical rationale for continued use of placebo controls. *Cephalalgia* **2005**, *25,* 124–131.

246. M. Linde, A. Fjell, J. Carlsson, C. Dahlof, Role of the needling per se in acupuncture as prophylaxis for menstrually related migraine: a randomized placebo-controlled study. *Cephalalgia* **2005**, *25,* 41–47.

247. R. B. Bausell, L. Lao, S. Bergman, W. L. Lee, B. M. Berman, Is acupuncture analgesia an expectancy effect? Preliminary evidence based on participants' perceived assignments in two placebo-controlled trials. *Evaluation and the Health Professions* **2005**, *28,* 9–26.

248. P. White, G. Lewith, P. Prescott, J. Conway, Acupuncture versus placebo for the treatment of chronic mechanical neck pain. A randomized, controlled trial. *Annals of Internal Medicine* **2004**, *141,* 911–919.

249. P. Lichtenberg, U. Heresco-Levy, U. Nitzan, The ethics of the placebo in clinical practice. *Journal of Medical Ethics* **2004**, *30,* 551–554.

250. B. Nemery, B. Fischler, M. Boogaerts, D. Lison, J. Willems, The Coca-Cola incident in Belgium, June 1999. *Food and Chemical Toxicology* **2002**, *40,* 1657–1667.

251. P. Fürst, D. Schrenk, Der belgische Dioxinskandal: Ursachen und gesundheitliche Relevanz. *Umweltmedizin in Forschung und Praxis* **1999**, *4,* 317–322.

252. A. Bernard, Food contamination by PCBs/dioxins in Belgium: analysis of an accident with improbable health consequences. *Bulletin et Memoires de l'Academie Royale de Medecine de Belgique* **2000**, *155,* 195–201.

253. E. S. Epel, E. H. Blackburn, J. Lin, F. S. Dhabhar, N. E. Adler, J. D. Morrow, R. M. Cawthon, Accelerated telomere shortening in response to life stress. *Proceedings of the National Academy of Sciences of the USA* **2004**, *101,* 17312–17315.

254. C. Pignalberi, R. Ricci, M. Santini, Psychological stress and sudden death. *Italian Heart Journal, Supplement* **2002**, *3,* 1011–1021.

255. D. P. Phillips, G. C. Liu, K. Kwok, J. R. Jarvinen, W. Zhang, I. S. Abramson, The hound of the Baskervilles effect: natural experiment on the influence of psychological stress on timing of death. *BMJ* **2001**, *323,* 1443–1446.

256. D. R. Morse, J. Martin, J. Moshonov, Psychosomatically induced death: relative to stress, hypnosis, mind control, and voodoo: review and possible mechanisms. *Stress Medicine* **1991**, *7,* 213–232.

257. M. L. Burstall, B. G. Reuben, A. J. Reuben, Pricing and reimbursement regulation in Europe: an update on the industry perspective. *Drug Information Journal* **1999**, *33,* 669–688.

258. N. A. Shaat, B. Benveniste, Natural oil of bitter almonds. *Perfumer & Flavorist* **1991**, *16,* 17–24.

259. S. L. Reynolds, A. R. C. Hill, M. R. Thomas, P. Y. Hamey, Occurrence and risks associated with chlormequat residues in a range of foodstuffs in the UK. *Food Additives and Contaminants* **2004**, *21,* 457–471.

260. K. Granby, M. Vahl, Investigation of the herbicide glyphosate and the plant growth regulators chlormequat and mepiquat in cereals produced in Denmark. *Food Additives and Contaminants* **2001**, *18,* 898–905.

261. J. Kuhlmann, The influence of food on bioavailability and effect of drugs. *Klinische Pharmakologie* **1995**, *12,* 1–24.

262. E. Tanaka, Clinically important pharmacokinetic drug–drug interactions: role of cytochrome P_{450} enzymes. *Journal of Clinical Pharmacy and Therapeutics* **1998**, *23,* 403–416.

263. D. G. Bailey, J. Malcolm, O. Arnold, J. D. Spence, Grapefruit juice–drug interactions. *British Journal of Clinical Pharmacology* **1998**, *46,* 101–110.

264. Z. Li, N. N. Vachharajani, R. Krishna, On the assessment of effects of food on the pharmacokinetics of drugs in early development. *Biopharmaceutics & Drug Disposition* **2002**, *23,* 165–171.

265. W. Sneader, *Chronology of drug introductions,* in *Comprehensive Medicinal Chemistry;* P. D. Kennewell, Ed.; Pergamon Press: Oxford, 1990; 7-80.

266. B. Schläppi, The lack of hepatotoxicity in the rat with the new and reversible MAO-A inhibitor moclobemide in contrast to iproniazid. *Arzneimittel-Forschung* **1985**, *35,* 800–803.

267. G. S. Bleumink, A. C. van Vliet, A. van der Tholen, B. H. Stricker, Fatal combination of moclobemide overdose and whisky. *Netherlands Journal of Medicine* **2003**, *61,* 88–90.

268. J. M. Friedman, Obesity in the new millenium. *Nature* **2000**, *404,* 632–634.

269. C. P. Kordik, A. B. Reitz, Pharmacological treatment of obesity: therapeutic strategies. *Journal of Medicinal Chemistry* **1999**, *42,* 181–201.

270. A. J. Lambert, B. J. Merry, Effect of caloric restriction on mitochondrial reactive oxygen species production and bioenergetics: reversal by insulin. *Am. J. Physiol. Regul. Integr. Comp. Physiol.* **2004**, *286,* R71–R79.

271. D. K. Ingram, R. M. Anson, R. De Cabo, J. Mamczarz, M. Zhu, J. Mattison, M. A. Lane, G. S. Roth, Development of caloric restriction mimetics as a prolongevity strategy. *Ann. N. Y. Acad. Sci.* **2004**, *1019,* 412–423.

272. S. Nemoto, T. Finkel, Ageing and the mystery at Arles. *Nature* **2004**, *429,* 149–152.

273. T. Finkel, A toast to long life. *Nature* **2003**, *425,* 132–133.

274. H. Y. Cohen, C. Miller, K. J. Bitterman, N. R. Wall, B. Hekking, B. Kessler, K. T. Howitz, M. Gorospe, R. De Cabo, D. A. Sinclair, Calorie restriction promotes mammalian cell survival by inducing the SIRT1 deacetylase. *Science* **2004**, *305,* 390–392.

275. Aus der Vorlesung 'Toxikologie II', H. Naegli, F.R. Althaus, Veterinärmedizinische Fakultät der Universität Zürich, Institut für Pharmakologie und Toxikologie, Sommersemester 2004.

Glossar

Acetylcholin	Neurotransmitter.
Adrenalin	Neurotransmitter (Abb. 2.6).
aerob	Sauerstoff benötigend.
Aflatoxine	stark leberschädigende und krebserregende Mycotoxine des Pilzes *Aspergillus flavus.*
Aglycon	zuckerfreies Fragment eines natürlichen Kohlenhydratderivates.
Agonist	Substanz, die an einem Rezeptor binden und ihn aktivieren kann.
Akupunktur	das Einstechen langer Nadeln in den Körper zum Erkennen und Heilen von Krankheiten.
akute Toxizität	Toxizität unmittelbar nach Verabreichung eines Giftes.
Alkaloide	Stickstoff-haltige, basische, meist stark giftige Naturstoffe, z.B. Nicotin, Morphin, Cocain und Chinin.
Alkohol	gebräuchliche Bezeichnung für Ethanol, CH_3CH_2OH.
Alkohole	organische Verbindungen mit einer Hydroxylgruppe.
Alkylgruppe	einwertiges, doppelbindungsfreies Molekülfragment, das nur aus Kohlenstoff und Wasserstoff besteht, z.B. Methyl ($-CH_3$), Ethyl ($-CH_2CH_3$), Propyl ($-(CH_2)_2CH_3$).
Alkylierung	Einführung einer Alkylgruppe in ein Molekül; Alkylierungsmittel sind oft mutagen, weil sie auch DNA alkylieren können.
Allergene	Substanzen, die Allergien auslösen können.
Amide	organische Verbindungen, die eine Aminocarbonylgruppe ($R-C(=O)NR_2$) enthalten.
Amine	basische organische Verbindungen, in denen Stickstoff an eine, zwei oder drei Alkyl- oder Arylgruppen gebunden ist (RNH_2, R_2NH, R_3N).
Aminoglycoside	Glycoside mit einer oder mehreren Amino- statt Hydroxylgruppen. Gruppe von Antibiotika; dazu gehört z.B. Streptomycin:
Anabolika	Substanzen, die das Wachstum beschleunigen.
anaerob	nicht Sauerstoff benötigend.

Analgetika	schmerzlindernde Substanzen.
Androgen	Substanz, die männliche Geschlechtsmerkmale entstehen läßt.
Anion	negativ geladenes Ion, z.B. Chlorid (Cl^-).
Antagonist	Substanz, die an einem Rezeptor bindet, ihn aber nicht aktiviert.
Antidepressiva	stimmungsaufhellende Substanzen.
Anxiolytika	Substanzen, die Angst unterdrücken.
Arylgruppe	einwertiges Molekülfragment, das formal durch Abstraktion eines Wasserstoffatoms von einem Aromaten entsteht, z.B. Phenyl ($-C_6H_5$), Biphenylyl ($-C_6H_4-C_6H_5$).

Barbiturate   Derivate der Barbitursäure, die seit 1904 (Veronal, Bayer) als Schlafmittel verwendet werden; wirken auf manche Menschen euphorisierend, so daß Suchtgefahr besteht. Überdosierung führt durch Atem- und Herzstillstand zum Tode, und ist eine der häufigsten Suizidarten.

Veronal
(5,5-Diethylbarbitursäure)

Basen	Substanzen, die anderen Molekülen Protonen (H^+) entreißen, z.B. Amine, Alkaloide und Natriumhydroxid.
Beanstandungs-quoten	Anteil der Proben, die bei den Lebensmittelkontrollen nicht die erforderliche Qualität aufweisen. Es werden sowohl Stichproben als auch von Verbrauchern eingereichte Waren untersucht. Jährlich veröffentlichen die Lebensmittelkontrollen einen Bericht, der auch im Internet einzusehen ist.
ß-Blocker	ß-Adrenozeptorenblocker, Antagonisten des ß-Adrenalinrezeptors; führen zu gesteigerter Herzfrequenz, erschlaffter glatter Muskulatur, und gesenktem Blutdruck; Anwendungen: Prophylaxe von Migräne, Angina pectoris und Herzinfarkt, Behandlung von Alkohol-Entzugserscheinungen und Glaucoma simplex (Steigerung des Augeninnendruckes).
Calciumpropionat	Calciumsalz der Propionsäure.
Carbonsäuren	organische Verbindungen mit einer Carboxylgruppe [R-(C=O)OH]. Wässrige Lösungen dieser Stoffe sind sauer (pH < 7).
Cellulose	Polymer der Glucose. Hauptbestandteil von Holz.

Chemikalie   Synonym für Substanz, Verbindung, Stoff; ein Material, das sich durch Chromatographie, Destillation oder Kristallisation nicht in weitere Komponenten auftrennen läßt.

Chlorakne   Pusteln und andere Hautveränderungen, die bei Vergiftung mit chlorierten Aromaten auftreten.

Chromatographie   Methode zur Auftrennung von Stoffgemischen. Eine Flüssigkeit oder ein Gas, die sog. mobile Phase, wird dazu durch ein Rohr (eine 'Säule') geleitet, das mit einem Material mit hoher Oberfläche gefüllt ist, z.B. feinem Sand (Silicagel). Das zu analysierende Stoffgemisch wird auf den Säulenbeginn aufgetragen, und man bestimmt, z.B. durch Messung der Lichtabsorbtion, des Brechungsindexes oder der Wärmeleitfähigkeit am Ende der Säule, wann Stoffe aus der Säule austreten. Stoffe, die stark an dem Säulenmaterial binden, bewegen sich langsamer als die mobile Phase, und werden länger zurückgehalten als Stoffe, die weniger stark am Säulenmaterial binden. Verschiedene Substanzen bewegen sich immer unterschiedlich schnell durch eine gegebene Säule, und können so voneinander getrennt werden.

chronisch   zeitlich bedingt.

chronische Toxizität   Schädigung des Körpers durch wiederholte Verabreichung geringer Mengen eines Giftes über längere Zeiten.

Cystein   proteinogene α-Aminosäure.

Destillation   Methode zur Auftrennung von Stoffgemischen durch Verdampfung und Kondensation. Beim Erhitzen eines Gemisches verdampfen die Substanzen mit niedrigerem Siedepunkt schneller als Stoffe mit höherem Siedepunkt. So verdampft beim Erhitzen von Wein (12% Alkohol) zunächst ein Alkohol-Wasser-Gemisch, das bis zu 86% Alkohol (Siedepunkt 78 °C) enthält. Chemische Veränderungen der Stoffe durch zu starkes Erhitzen lassen sich vermeiden, indem man bei niedrigem Druck destilliert (Vakuumdestillation).

Diaminopimelinsäure

Dibenzodioxin   Heterocyclus, zu dessen chlorierten Derivaten das TCDD gehört.

Dioxin gängiges Synonym für TCDD; für Chemiker ein sechsgliedriger Heterocyclus mit zwei Sauerstoffatomen und zwei Doppelbindungen.

DNA Desoxyribonucleinsäure; Träger der genetischen Information.

Dopamin Neurotransmitter (Abb. 11.4).

EDTA Ethylendiamintetraessigsäure; bildet mit manchen Metallionen stabile Komplexe, die gut über die Nieren ausgeschieden werden. Das Calciumsalz von EDTA verwendet man zur Behandlung von Bleivergiftungen.

Enzym Protein, das chemische Reaktionen katalysiert.

epidemiologische Vergleich der Erkrankungsraten in großen Menschengruppen als Funk-
Studien tion einer beliebigen Erkrankungsursache (Noxe).

Epoxid dreigliedriger Heterocyclus mit einem Sauerstoffatom. Epoxide sind Alkylierungsmittel und reagieren irreversibel mit Proteinen und DNA.

Ester organische Verbindungen mit einer Alkoxycarbonylgruppe [R-C(=O)-OR]. Ester können aus Alkoholen und Carbonsäuren durch Wasserabspaltung (Kondensation) hergestellt werden. Die 'Verseifung' eines Esters ist dessen Spaltung in ein Carbonsäuresalz und einen Alkohol durch Behandlung mit Laugen.

Estrogen Substanz, die weibliche Geschlechtsmerkmale entstehen läßt.

Fett Ester aus Fettsäuren und Glycerin (Kap. 1.3.3).

Gen der Teil eines DNA-Moleküls, der ein bestimmtes Protein oder eine funktionelle RNA kodiert. 'Gen-freie' Lebensmittel gibt es nicht (abgesehen von Wasser, Zucker, Salz und destillierten, alkoholischen Getränken).

Gestagene Substanzen, die die Schwangerschaft erhalten und eine weitere Schwangerschaft vor der Entbindung verhindern.

Gicht ernährungsbedingte Stoffwechselkrankheit, bei der Harnsäure in Gelenken und anderen Körperteilen auskristallisiert.

Glucose Traubenzucker.

Glucosidasen Glycosid-spaltende Enzyme.

Glutathion	Tripeptid γ-Glu-Cys-Gly-OH; häufigste Verbindung mit geringem Molekulargewicht in pflanzlichen oder tierischen Zellen. Dient u.a. zum Schutz lebensnotwendiger Proteine vor Alkylierungs- und Oxidationsmitteln.
Glycoside	Kondensationsprodukt eines Alkohols und eines Kohlenhydrates.
goitrogen	Kropf-erzeugend, strumigen.
gr.	griechisch.
Häm	roter Eisen(II)-Porphyrin-Komplex; wichtiger Baustein von Proteinen, die Sauerstoff transportieren oder speichern, z.B. Hämoglobin und Myoglobin.
hepatisch	durch die Leber.
Heteroatome	alle Atome außer Kohlenstoff und Wasserstoff; meistens N, O oder S.
Heterocyclen	cyclische organische Verbindungen, die mindestens ein Heteroatom enthalten.
Homöopathie	Behandlung einer Krankheit mit kleinen Dosen eines Mittels, das in hoher Dosierung Vergiftungssymptome verursacht, die der Krankheit ähneln. Dabei werden die 'Arzneien' oft so stark verdünnt, daß kein realer, stoffbedingter therapeutischer Effekt mehr eintreten kann. In diesen Fällen beruht die Wirksamkeit dieser Therapieform nur auf dem Placebo-Effekt (Kap. 11.4).
Hormon	vom gr. hormao (ich treibe an, ich errege); Substanz, die von bestimmten Organen in die Blutbahn ausgeschüttet werden, und die Aktivität anderer Organe beeinflußt.
Hydrolyse	Spaltung durch Wasser.
Hydroxylgruppe	-O-H
Hydroxylierung	Einführung einer Hydroxylgruppe in ein Molekül.
Hypnotika	Stoffe, die den Schlaf einleiten.
Hypochondrie	übertriebene Sorge um die eigene Gesundheit.

Inhibition	Hemmung.
ip	intraperitoneal, Einspritzung in die Bauchhöhle.
Isotope	Atome mit gleich vielen Protonen aber unterschiedlicher Anzahl Neutronen.
Isotopenmuster	Die meisten reinen Substanzen sind Gemische verschiedener Isotope. Das Isotopenmuster gibt die Isotopenverteilung für jedes Atom in den Molekülen an. Fossile Kohlenwasserstoffe enthalten weniger radioaktiven Kohlenstoff (^{14}C) als Kohlenstoffderivate unserer jetzigen Biosphäre. Daher lassen sich Derivate fossiler Kohlenstoffquellen von nicht-fossilen Derivaten anhand des Isotopenmusters unterscheiden.
iv	intravenös.
kanzerogen	krebserregend.
Katalyse	Beschleunigung einer chemischen Reaktion mit einer Substanz, dem Katalysator, die bei der Reaktion selbst nicht chemisch verändert wird. Daher genügen geringe Mengen des Katalysators, um große Stoffmengen zur Reaktion zu bringen. Fast alle biochemischen Prozesse werden durch Enzyme katalysiert.
Kation	positiv geladenes Ion.
Komplex	Verbindung aus einem Metallatom und organischen Molekülen, sog. Liganden. Das Metall und die Liganden können elektrisch geladen oder neutral sein.
Kondensation	eine chemische Reaktion, bei der als Nebenprodukt Wasser entsteht.
Konformation	dreidimensionale Struktur flexibler Moleküle. Proteine können nur dann ihre biologische Funktion ausführen, wenn sie die korrekte Konformation angenommen haben. Beim Erhitzen entfalten sich Proteine, und verlieren dabei ihre biologische Aktivität.
Kontaminanten	unerwünschte Verunreinigungen.
Korrelation	das Vorliegen eines Zusammenhanges zwischen zwei Größen; meistens wird eine positive Korrelation gemeint, d.h. die Zunahme der einen Größe geht mit der Zunahme der anderen Größe einher.

Krebs	Erkrankung, bei der eine mutierte Zelle beginnt, sich ständig zu vermehren, und dabei die Eigenschaften des ursprünglichen Gewebes verliert. Das wachsende Geschwulst heißt auch Karzinom oder Tumor. Um ausreichend mit Nährstoffen versorgt zu werden, induzieren Tumoren das Wachstum von Blutgefäßen zum Tumor hin (Angiogenese), was ihn wie eine Spinne oder einen Krebs aussehen läßt; daher der Name.
Kristallisation	das Wachstum von Kristallen in einer konzentrierten Lösung oder der Schmelze eines Stoffes. Kristalline Feststoffe lassen sich durch Umkristallisation reinigen, weil sich an der Kristalloberfläche bevorzugt der Stoff anlagert, aus dem der Kristall besteht. Sättigt man z.B. Wasser mit Kochsalz, das 10% eines anderen Salzes enthält, und läßt die Lösung zur Hälfte eintrocknen, dann ist das auskristallisierte Kochsalz, das durch Filtration abgetrennt werden kann, meistens viel reiner als das ursprüngliche Kochsalz.
Kropf	Vergrößerung der Schilddrüse; wird meistens durch Iodmangel verursacht.
ß-Lactame	viergliedrige cyclische Amide. Gruppe von Antibiotika; dazu gehört z.B. das Penicillin.
Lactone	cyclische Carbonsäureester.
lat.	lateinisch.
Lauge	wässrige Lösung eines Alkalimetalloxides oder -hydroxides. Natronlauge ist eine Lösung von Natriumhydroxid (NaOH) in Wasser. Laugen sind stark basisch.
LD$_{50}$	Dosis einer Substanz in Milligramm oder Gramm per Kilogramm Körpergewicht, bei der 50% der Versuchstiere sterben (LD = lethal dosis).
Leberzirrhose	meist tödliche Entzündung und Schrumpfung der Leber.
Lipide	Fette (Kap. 1.3.3).
Maillard Reaktion	Reaktion von Kohlenhydraten mit Aminen, die beim Backen oder Rösten von Nahrungsmitteln eintritt. Dabei entstehen u.a. flüchtige, heterocyclische organische Verbindungen, die das typische Aroma gebackener Lebensmittel hervorrufen.

Metaboliten   die Folgeprodukte der biochemischen Umwandlungen einer Substanz in einem lebenden Organismus.

Mikrogramm (µg) 10^{-6} g; 1 µg = 0.000001 g.

Milligramm   ein tausendstel Gramm (1 mg = 0.001 g = 0.000001 kg); Gewicht eines Würfels Wasser mit 1 mm Kantenlänge.

Mol 6.022×10^{23} Teilchen.

Mutagen   Substanz, die DNA chemisch verändern oder dessen Replikation stören kann. Mutagene sind oft, doch nicht immer krebserregend.

Mycotoxin   Schimmelpilzgift.

Nanogramm (ng) 10^{-9} g. 1 ng = 0.000000001 g.

Nekrose   lokaler Gewebstod.

Nephro-   Nieren-

Neuroleptika   antipsychotische Wirkstoffe.

Neurotransmitter   kleine, organische Moleküle, meistens Amine, die bei der Signalübertragung in Nerven beteiligt sind, und u.a. Blutdruck, Herzfrequenz und unsere Stimmung regulieren.

Nitrat NO_3^-, Salz der Salpetersäure (HNO_3).

Nitrit NO_2^-, Salz der Salpetrigen Säure (HNO_2).

Oligomere   Moleküle, die durch Verknüpfung anderer Moleküle ('Monomere') entstehen; ist die Anzahl miteinander verbundener Monomere groß (etwa > 50), dann heißen diese Produkte Polymere. Alle Kunststoffe, z.B. Polyethylen, Polystyrol, Polyacrylate, Polyurethane, usw. sind Polymere.

Oligosaccharide   Oligomere aus Kohlenhydraten.

Oxalate   Salze der Oxalsäure ($HO_2C\text{-}CO_2H$).

Oxidation   Reaktion, bei der einem Molekül ein oder mehrere Elektronen durch ein Oxidationsmittel entrissen werden. Das Oxidationsmittel wird dabei reduziert.

Penicillamin	3,3-Dimethylcystein; Aminosäure, die mit Metallionen stabile, gut lösliche Komplexe bildet, und deshalb zur Behandlung von Blei-, Kupfer-, Quecksilber-, Gold-, Kobalt- und Zinkvergiftungen verwendet wird.
peripheres Nervensystem	Nerven, die Signale von den Sinnesorganen zum zentralen Nervensystem (Gehirn und Rückenmark) und vom zentralen Nervensystem in die Organe und den Bewegungsapparat leiten.
pH	negativer, dekadischer Logarithmus der Protonenkonzentration ($[H^+]$ oder $[H_3O^+]$ in mol/l). In reinem Wasser bei 22 °C ist $[H^+] = 10^{-7}$ mol/l, und der pH Wert daher 7. Wässrige Säuren enthalten höhere Protonenkonzentrationen als reines Wasser, und der pH Wert ist < 7. In wässrigen Basen ist $[H^+] < 10^{-7}$ mol/l und der pH Wert deshalb > 7. Früchte und Fruchtsäfte sind oft sauer (Zitrone: pH = 2.5; Apfel: pH = 3.3), Seife hingegen basisch.
Pharmakokinetik	Zeitlicher Verlauf der Wirkstoffkonzentration im Körper.
Phytate	Salze der Phytinsäure.
po	per os, oral, durch den Mund.
Propionsäure	Konservierungsmittel (Abb. 4.1), schützt besonders vor Schimmelpilzbefall.
Protease	Protein-spaltendes Enzym.
Psychopharmaka	Wirkstoffklasse, die das zentrale Nervensystem beeinflußt. Dazu gehören Beruhigungsmittel (Sedativa), Anxiolytika, Antidepressiva, Neuroleptika, Hypnotika, usw.
Quinolone	Gruppe von Antibiotika; dazu gehört z.B. Ciprofloxacin (Ciprobay):
Radioaktivität	energiereiche Strahlung, die beim Zerfall instabiler Isotope entsteht. Man unterscheidet α-, ß-, und γ-Strahlen; α-Strahlen sind Heliumkerne, ß-Strahlen Elektronen, und γ-Strahlen elektromagnetische Wellen. Radioaktivität wirkt mutagen, und kann Krebs verursachen.

Reduktion	Reaktion, bei der einem Molekül ein oder mehrere Elektronen durch ein Reduktionsmittel zugeführt werden. Das Reduktionsmittel wird hierbei oxidiert.
Resorbtion	Übergang einer oral verabreichten Substanz ins Blut.
reversibel	umkehrbar.
Rezeptoren	Proteine, die Neurotransmitter, Hormone oder andere Substanzen (Agonisten) mit hoher Selektivität binden, und dann eine biochemische Reaktionskaskade auslösen. Bindet eine Substanz an einem Rezeptor, ohne dabei die biochemische Reaktion auszulösen, dann ist diese Substanz ein Antagonist. Die meisten Rezeptoren findet man auf der Oberfläche von Zellen, und dienen, ähnlich wie unser Geruchssinn, als chemische Sinnesorgane der Zelle.
RNA	Ribonucleinsäure.
Röntgen-strukturanalyse	Methode zur Ermittlung der Struktur kristalliner Verbindungen. Dazu wird ein Kristall der zu untersuchenden Substanz in einem Röntgenstrahl bekannter Wellenlänge langsam gedreht, und das Beugungsmuster aufgenommen. Aus diesem Muster läßt sich die Struktur der kristallinen Substanz berechnen.
Saccharose	Zucker.
Säuren	Substanzen, die an andere Moleküle Protonen (H^+) abgeben.
sc	subkutan, unter die Haut.
Schwermetall	Metalle mit einer Dichte > 5 kg/l.
Sesquiterpene	Terpene, die 15 Kohlenstoffatome enthalten.
Sorbinsäure	Konservierungsmittel (Abb. 4.1), schützt besonders vor Schimmelpilzbefall.
Stärke	Polymer der Glucose, das Pflanzen als Energiespeicher (Reservekohlenhydrat) dient. Getreide und Kartoffeln enthalten viel Stärke.
Steroide	Gruppe von Hormonen; die Grundstruktur ist ein tetracyclischer Kohlenwasserstoff (Abb. 2.3).
γ-Strahlen	energiereiche elektromagnetische Wellen, die beim radioaktiven Zerfall instabiler Atomkerne entstehen. γ-Strahlen sind energiereicher und somit schädlicher als Röntgenstrahlen.

strumigen	Kropf-erzeugend, goitrogen.
Substrat	Substanz, die von einem Enzym chemisch verändert wird.
Sulfonamide	organische Verbindungen mit einer Amino-sulfonylgruppe (R-SO$_2$NR$_2$). Gruppe von Anti-biotika; dazu gehört z.B. Sulfadoxin (Fansidar):
Symbiose	Zusammenarbeit zweier Arten, von der beide profitieren.
Symptome	auffällige Anzeichen am Organismus.
Synaptischer Spalt	Raum zwischen zwei Nervenzellen, durch den die Signalübertragung mit Hilfe von Neurotransmittern erfolgt.
TCDD	2,3,7,8-Tetrachlordibenzodioxin (Kap. 3.3.2).
Teratogen	Substanz, die die Organentwicklung des Embryos stört und zu Mißbildungen führt. Thalidomid (Contergan) ist z.B. teratogen.
Tricyclus	Molekül, das drei Ringe enthält.
Verdampfungs-enthalpie	erforderliche Energie, um eine Substanz zu verdampfen ohne dabei die Temperatur zu erhöhen. Z.B. ist die Verdampfungsenthalpie von Wasser 40.7 kJ/mol, d.h. zur Umwandlung von einem Liter (55.6 mol) Wasser bei 100 °C in Wasserdampf müssen dem flüssigen Wasser 2261 kJ (540 kcal) zugeführt werden.
Verfügbarkeit, orale	Anteil einer Substanz, die nach oraler Verabreichung ins Blut gelangt.
zentrales Nervensystem	Gehirn und Rückenmark.

Bildquellenverzeichnis

United States Department of Agriculture, Natural Resources Conservation Service, Plants Database (http://plants.usda.gov/index.html und http://photogallery.nrcs.usda.gov)

US Fish and Wildlife Service, Digital Library System (http://images.fws.gov)

Department of Health and Human Services, Centers for Disease Control and Prevention (http://phil.cdc.gov/phil/home.asp)

United States Department of Agriculture, Agricultural Research Service (http://www.ars.usda.gov/is/graphics/photos/index.html). Photos von Peggy Greb, Stephen Ausmus, Scott Bauer und Jack Dykinga.

USDA NRCS Texas State Office (http://www.tx.nrcs.usda.gov), Photos von Clarence A. Rechenthin.

Image Archive of Central Texas Plants (http://www.sbs.utexas.edu/mbierner/bio406d/PlantPics_archive.htm)

MorgueFile (http://www.morguefile.com)

Wikipedia (http://de.wikipedia.org); Photo von Harry Berger.

Enius AG (http://www.schimmel-schimmelpilze.de)

PixelQuelle.de (http://www.pixelquelle.de), Photos von Anna-Lena Ramm, Carina Fuller, Emily Roesly, Martin Schrittenloher, Dieter Wendelken, Sergej Stroh, Stefan Greitzke, Manfred Duda, Uwe Röskamp, Markus Hein, Franz Mairinger, Henning Hraban Ramm, Freddy Amend, B. Fohrn, T. Spangenberg und M. W. Lambrecht.

Das Photo zu Kapitel 6.2 (ein Markt in Bishkek, Kirgistan) hat freundlicherweise Jeffrey Leigh Sedgwick zur Verfügung gestellt.

Bildtafeln aus:

Otto Wilhelm Thomé, *Flora von Deutschland Österreich und der Schweiz,* 1885, Gera, Deutschland.

C.A.M. Lindman, *Bilder ur Nordens Flora*, 1917-1926 (http://runeberg.org/nordflor/inneh.html).

Britton, N.L., und A. Brown, *Illustrated flora of the northern states and Canada*, 1913. Courtesy of Kentucky Native Plant Society. Scanned by Omnitek Inc.

Jacob Sturm, *Deutschlands Flora in Abbildungen*, 1796.

Wilhelm Busch, *Max und Moritz, 1865; Hans Huckebein, der Unglücksrabe,* 1867.

Sachregister

Periodensystem der Elemente

Ib	IIb	IIIb 3. Hauptgruppe	IVb 4. Hauptgruppe	Vb 5. Hauptgruppe	VIb 6. Hauptgruppe Chalkogene	VIIb 7. Hauptgruppe Halogene	0 0. Hauptgruppe Edelgase
							He, 2 Helium - °C -269 °C 0.18 g/l, 4.00
		B, 5 Bor 2030 °C 2550 °C 2.35 kg/l, 10.81	**C**, 6 Kohlenstoff 3550 °C 4830 °C 2.2 kg/l, 12.01	**N**, 7 Stickstoff -210 °C -196 °C 1.25 g/l, 14.01	**O**, 8 Sauerstoff -219 °C -183 °C 1.43 g/l, 16.00	**F**, 9 Fluor -220 °C -188 °C 1.7 g/l, 19.00	**Ne**, 10 Neon -249 °C -246 °C 0.9 g/l, 20.18
		Al, 13 Aluminium 660 °C 2450 °C 2.70 kg/l, 26.98	**Si**, 14 Silicium 1410 °C 2680 °C 2.33 kg/l, 28.09	**P**, 15 Phosphor 44 °C 280 °C 1.82 kg/l, 30.97	**S**, 16 Schwefel 119 °C 445 °C 2.07 kg/l, 32.06	**Cl**, 17 Chlor -101 °C -35 °C 3.2 g/l, 35.45	**Ar**, 18 Argon -189 °C -183 °C 1.78 g/l, 39.95
Ni, 28 Nickel 1453 °C 2730 °C 8.9 kg/l, 58.70	**Cu**, 29 Kupfer 1083 °C 2595 °C 8.96 kg/l, 63.55	**Zn**, 30 Zink 420 °C 906 °C 7.13 kg/l, 65.38	**Ga**, 31 Gallium 30 °C 2237 °C 5.91 kg/l, 69.72	**Ge**, 32 Germanium 937 °C 2830 °C 5.32 kg/l, 72.59	**As**, 33 Arsen - °C - °C 5.72 kg/l, 74.91	**Se**, 34 Selen 217 °C 685 °C 4.79 kg/l, 78.96	**Br**, 35 Brom -7 °C 58 °C 3.12 kg/l, 79.90 / **Kr**, 36 Krypton -157 °C -152 °C 3.7 g/l, 83.80
Pd, 46 Palladium 1552 °C 3140 °C 12.0 kg/l, 106.42	**Ag**, 47 Silber 961 °C 2210 °C 10.5 kg/l, 107.87	**Cd**, 48 Cadmium 321 °C 765 °C 8.65 kg/l, 112.41	**In**, 49 Indium 156 °C 2080 °C 7.31 kg/l, 114.82	**Sn**, 50 Zinn 232 °C 2270 °C 7.30 kg/l, 118.69	**Sb**, 51 Antimon 631 °C 1380 °C 6.69 kg/l, 121.75	**Te**, 52 Tellur 450 °C 990 °C 6.24 kg/l, 127.60	**I**, 53 Iod 114 °C 183 °C 4.94 kg/l, 126.90 / **Xe**, 54 Xenon -112 °C -108 °C 5.89 g/l, 131.29
Pt, 78 Platin 1769 °C 3830 °C 21.4 kg/l, 195.08	**Au**, 79 Gold 1063 °C 2970 °C 19.3 kg/l, 196.97	**Hg**, 80 Quecksilber -38 °C 357 °C 13.6 kg/l, 200.59	**Tl**, 81 Thallium 303 °C 1457 °C 11.9 kg/l, 204.38	**Pb**, 82 Blei 327 °C 1725 °C 11.4 kg/l, 207.20	**Bi**, 83 Wismut 271 °C 1560 °C 9.8 kg/l, 208.98 / **Po***, 84 Polonium 254 °C 962 °C 9.3 kg/l, 209	**At***, 85 Astat 302 °C 337 °C - kg/l, 210	**Rn***, 86 Radon -71 °C -62 °C 9.73 g/l, 222

Tb, 65 Terbium 1356 °C 2800 °C 8.27 kg/l, 158.93	**Dy**, 66 Dysprosium 1407 °C 2600 °C 8.54 kg/l, 162.50	**Ho**, 67 Holmium 1461 °C 2600 °C 8.80 kg/l, 164.93	**Er**, 68 Erbium 1497 °C 2900 °C 9.05 kg/l, 167.26	**Tm**, 69 Thulium 1545 °C 1727 °C 9.33 kg/l, 168.93	**Yb**, 70 Ytterbium 824 °C 1196 °C 6.98 kg/l, 173.04
Bk*, 97 Berkelium - °C - °C - kg/l, 247	**Cf***, 98 Californium - °C - °C - kg/l, 251	**Es***, 99 Einsteinium - °C - °C - kg/l, 254	**Fm***, 100 Fermium - °C - °C - kg/l, 257	**Md***, 101 Mendelevium - °C - °C - kg/l, 258	**No***, 102 Nobelium - °C - °C - kg/l, 259

Periodensystem der Elemente

	Ia 1. Hauptgruppe Alkalimetalle	IIa 2. Hauptgruppe Erdalkalimetalle	IIIa	IVa	Va	VIa	VIIa	VIII
1. Periode	**H**, 1 Wasserstoff -259 °C -253 °C 0.09 g/l, 1.01							
2. Periode	**Li**, 3 Lithium 181 °C 1330 °C 0.53 kg/l, 6.94	**Be**, 4 Beryllium 1277 °C 2970 °C 1.85 kg/l, 9.01						
3. Periode	**Na**, 11 Natrium 98 °C 892 °C 0.97 kg/l, 22.99	**Mg**, 12 Magnesium 650 °C 1107 °C 1.74 kg/l, 24.31						
4. Periode	**K**, 19 Kalium 64 °C 760 °C 0.86 kg/l, 39.10	**Ca**, 20 Calcium 838 °C 1440 °C 1.55 kg/l, 40.08	**Sc**, 21 Scandium 1539 °C 2730 °C 3.0 kg/l, 44.96	**Ti**, 22 Titan 1668 °C 3260 °C 4.54 kg/l, 47.88	**V**, 23 Vanadin 1900 °C 3450 °C 6.1 kg/l, 50.94	**Cr**, 24 Chrom 1875 °C 2200 °C 7.19 kg/l, 52.00	**Mn**, 25 Mangan 1245 °C 2097 °C 7.43 kg/l, 54.94	**Fe**, 26 Eisen 1536 °C 3000 °C 7.86 kg/l, 55.85	**Co**, 27 Cobalt 1495 °C 2900 °C 8.9 kg/l, 58.93
5. Periode	**Rb**, 37 Rubidium 39 °C 688 °C 1.53 kg/l, 85.47	**Sr**, 38 Strontium 768 °C 1380 °C 2.6 kg/l, 87.62	**Y**, 39 Yttrium 1509 °C 2927 °C 4.47 kg/l, 88.91	**Zr**, 40 Zirkon 1852 °C 3580 °C 6.49 kg/l, 91.22	**Nb**, 41 Niob 2468 °C 4927 °C 8.57 kg/l, 91.22	**Mo**, 42 Molybdän 2610 °C 5560 °C 10.2 kg/l, 95.94	**Tc***, 43 Technetium 2140 °C 5030 °C 11.5 kg/l, 98.91	**Ru**, 44 Ruthenium 2500 °C 3900 °C 12.4 kg/l, 101.07	**Rh**, 45 Rhodium 1966 °C 3730 °C 12.4 kg/l, 102.91
6. Periode	**Cs**, 55 Cäsium 29 °C 690 °C 1.90 kg/l, 132.91	**Ba**, 56 Barium 714 °C 1640 °C 3.76 kg/l, 137.33	**Lu**, 71 Lutetium 1652 °C 3327 °C 9.84 kg/l, 174.97	**Hf**, 72 Hafnium 2222 °C 5400 °C 13.3 kg/l, 178.49	**Ta**, 73 Tantal 2996 °C 5425 °C 16.5 kg/l, 180.95	**W**, 74 Wolfram 3410 °C 5930 °C 19.3 kg/l, 183.85	**Re**, 75 Rhenium 3180 °C 5900 °C 21.0 kg/l, 186.21	**Os**, 76 Osmium 3050 °C 5500 °C 22.6 kg/l, 190.20	**Ir**, 77 Iridium 2454 °C 4500 °C 22.7 kg/l, 192.22
7. Periode	**Fr***, 87 Francium 27 °C 677 °C - kg/l, 223.0	**Ra***, 88 Radium 700 °C 1140 °C 5.0 kg/l, 226.03	**Lr***, 103 Lawrencium						

Symbol (* = radioaktiv), Ordnungszahl

Fe, 26
Eisen
1536 °C
3000 °C
7.86 kg/l, 55.85

Name
Schmelzpunkt
Siedepunkt
Dichte, Atommasse (g/mol)

Übergangselemente

Lanthanoide	**La**, 57 Lanthan 920 °C 3470 °C 6.17 kg/l, 138.91	**Ce**, 58 Cer 795 °C 3468 °C 6.67 kg/l, 140.12	**Pr**, 59 Praseodym 935 °C 3127 °C 6.77 kg/l, 140.91	**Nd**, 60 Neodym 1024 °C 3027 °C 7.00 kg/l, 144.24	**Pm***, 61 Promethium 1027 °C 2460 °C 7.22 kg/l, 145	**Sm**, 62 Samarium 1072 °C 1790 °C 7.54 kg/l, 150.36	**Eu**, 63 Europium 828 °C 1439 °C 5.26 kg/l, 151.96	**Gd**, 64 Gadolinium 1312 °C 3000 °C 7.89 kg/l, 157.25
Actinoide	**Ac***, 89 Actinium 1050 °C - °C 10.1 kg/l, 227	**Th***, 90 Thorium 1750 °C 3850 °C 11.7 kg/l, 232.04	**Pa***, 91 Protactinium 1230 °C - °C 15.4 kg/l, 231.04	**U***, 92 Uran 1132 °C 3818 °C 19.1 kg/l, 238.03	**Np***, 93 Neptunium 637 °C 3900 °C 19.5 kg/l, 237.05	**Pu***, 94 Plutonium 640 °C 3235 °C 19.8 kg/l, 244	**Am***, 95 Americium 994 °C - °C 13.7 kg/l, 243	**Cm***, 96 Curium 1340 °C 3100 °C 13.5 kg/l, 247